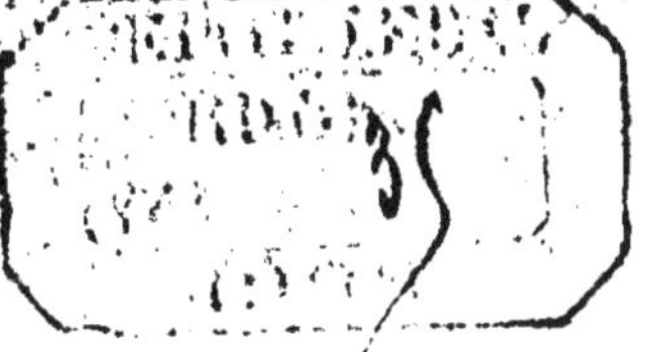

LES
PREMIERS SOINS

ET

SECOURS D'URGENCE

AUX VICTIMES

d'Accidents, de Malaises subits

ou

d'Empoisonnements

PAR

H. PHILIPPE

Docteur en médecine
Pharmacien de première classe
Lauréat des Concours de la Faculté de Médecine et de Pharmacie de Lyon
Lauréat du Concours Lefranc
Membre de la Société nationale de Médecine
Membre de la Société de Pharmacie de Lyon
et de plusieurs autres Sociétés savantes

LIBRAIRIE EMMANUEL VITTE

LYON | **PARIS**
3, PLACE BELLECOUR, 3 | 14, RUE DE L'ABBAYE, 14

1908

LES
PREMIERS SOINS ET SECOURS D'URGENCE

AUX VICTIMES

d'Accidents, de Malaises subits ou d'Empoisonnements

PRÉCÉDÉS DE

La Pratique des Pansements antiseptiques
et des Médications usuelles

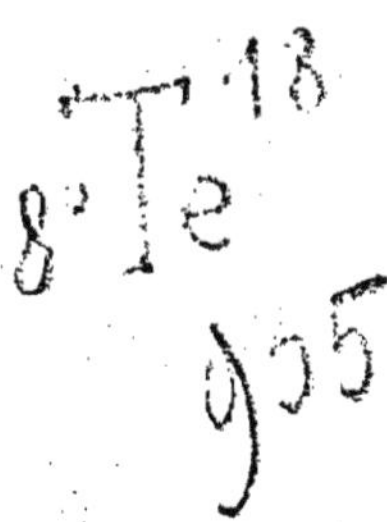

LES
PREMIERS SOINS

ET

SECOURS D'URGENCE

AUX VICTIMES

d'Accidents, de Malaises subits

OU

d'Empoisonnements

PAR

H. PHILIPPE

Docteur en médecine
Pharmacien de première classe
Lauréat des Concours de la Faculté de Médecine et de Pharmacie de Lyon
Lauréat du Concours Lefranc
Membre de la Société nationale de Médecine
Membre de la Société de Pharmacie de Lyon
et de plusieurs autres Sociétés savantes

LIBRAIRIE EMMANUEL VITTE

LYON | **PARIS**

3, PLACE BELLECOUR, 3 | 14, RUE DE L'ABBAYE (VIᵉ)

1907

UTILITÉ DE CE LIVRE

ET

MANIÈRE D'EN FAIRE USAGE

L'idée de cet ouvrage nous a été suggérée par le désir que nous avons entendu maintes fois exprimé dans des conversations d'avoir sous la main un recueil capable d'indiquer exactement ce qu'il convient de faire en présence d'un accident ou d'une indisposition subite. Nous croyons donc avoir répondu à un désidératum, à un besoin.

Qu'un manuel pratique et facile à consulter, qu'un recueil contenant les indications et les moyens nécessaires pour apporter un secours prompt et efficace à une personne dans la détresse puisse être utile et rendre des services appréciables, c'est assurément bien évident.

Cette évidence apparaîtra plus nette et plus frappante encore si l'on considère combien la fréquence des accidents s'est multipliée de nos jours, parallèlement au développement du machinisme, de l'automobilisme, de la facilité des voyages et des moyens de transport. De même à mesure qu'augmentent et se vulgarisent l'industrie des produits chimiques, la photographie, la fabrication des poudres fulgurantes et explosives, le nombre des victimes de ces industries va sans cesse grandissant.

Il semble que le revers de la médaille de ces inventions merveilleuses, de ce progrès en marche pour de nouvelles conquêtes aussi surprenantes que celles accomplies actuellement, c'est le nombre des mutilés et des mourants que ce progrès sème sur son passage.

Au point de vue qui nous occupe, l'homme ressemble à l'enfant qui, dans son imagination jeune et féconde, invente des jeux périlleux dont il est trop souvent la première victime.

Le bilan des catastrophes grandes et petites de tous genres arrivées pendant une période des dix dernières années par exemple est vraiment effrayant et fournit la preuve de ce que nous avançons : incendie et explosion de mines, explosion de navires, déraillement de chemins de fer, naufrage, etc., etc., la liste en serait longue.

Mais est-il besoin de rappeler ces grands événements malheureux où ont péri des milliers d'existences humaines ? A chaque instant et pour ainsi dire à chaque pas, l'infortune guette et frappe une victime.

A la ville, à la campagne nous sommes exposés aux accidents les plus variés : une chute, une blessure, une morsure peuvent nous atteindre. Ces maux soignés trop tard ou mal soignés peuvent avoir des conséquences graves.

Sur les routes, dans la rue, le heurt d'une bicyclette, le choc d'une voiture, d'une automobile sont sans cesse les causes de nombreux malheurs qui réclament des soins immédiats.

Les accidents si fréquents de l'asphyxie, des fractures, des hémorragies, etc., fournissent encore des occasions très nombreuses de mettre à profit les renseignements et les indications contenus dans ce livre.

Ces renseignements et ces indications seront enfin d'un précieux secours dans les indispositions familiales : indigestions, congestions, syncopes, vomissements, etc.

Pour prêter aide et secours, pour apporter un soulagement à des souffrances cuisantes, un regain de vie et de forces et par là même le salut à un malheureux anéanti par un coup imprévu et brutal, quelques pratiques simples, bien observées suffiront le plus souvent. Ces pratiques sont indiquées plus loin avec un luxe d'explications et de détails capables d'éviter l'embarras et l'hésitation.

Toute personne doit être, comme le bon Samaritain, toujours empressée et capable d'assister son semblable dans le malheur. Les lois divines et humaines lui en font une obligation morale. Pour être capable d'une assistance efficace, il faut toutefois posséder quelques notions élémentaires sur ce qu'il convient de faire ou de ne pas faire en telle circonstance. Ce livre sera donc indispensable en une foule d'occasions.

Cependant, qu'on le sache bien, nous n'avons pas voulu supprimer, ni même affaiblir le rôle prééminent du médecin. On doit l'appeler chaque fois qu'un accident grave se produit et suivre ses conseils. Mais avant son arrivée ou bien à son défaut, il est urgent de secourir la victime d'un accident, car le temps précieux, parfois irréparable est celui qui suit immédiatement l'accident.

Ainsi en est-il pour un noyé, un asphyxié, un électrocuté (individu frappé par la foudre ou par la décharge d'un fil électrique à haute tension), pour une hémorragie et pour bon nombre d'autres cas pressants où la vie de la victime dépend des prompts secours qu'une personne charitable et instruite des moyens à mettre en œuvre sera capable de prodiguer immédiatement.

Cet ouvrage que nous présentons avec confiance

au public résume plus de vingt-cinq années de pratique. Il est au courant des plus récentes découvertes de la médecine et de l'hygiène. Les termes les plus simples, les plus faciles à être compris par tout le monde ont toujours été employés dans le cours du texte et si le terme technique, scientifique est parfois obligatoire, il est expliqué aussitôt. Des figures nombreuses facilitent la compréhension de ce livre.

A côté de formules compliquées et plus médicales à l'usage des médecins et des pharmaciens, pour lesquels ce recueil sera un aide-mémoire précieux, parce qu'il est à propos de chaque accident aussi complet que possible, nous avons indiqué une foule de ces notions élémentaires, de ces pratiques simples, inoffensives dont nous parlons plus haut et qui pourront, disons le encore une fois, suffire dans la grande majorité des accidents et permettre très souvent, sauf mort immédiate, au médecin d'arriver à temps.

Une très large place a été faite à la prophylaxie, c'est-à-dire à l'exposé des précautions rationnelles ou hygiéniques à prendre pour éviter le plus possible les accidents, les méprises redoutables et l'atteinte des maladies contagieuses. Le temps où se fait la contagion dans le cours d'une maladie,

x

la manière dont elle a lieu faute de précautions, les préceptes d'une désinfection efficace et réelle sont décrits avec soin. Nous avons pensé qu'un manuel pratique susceptible d'être consulté à chaque instant devait renfermer toutes ces données indispensables.

Ce livre est divisé en trois parties bien distinctes. Les deux premières contiennent :

L'une, la pratique des pansements antiseptiques ;

L'autre, les médications usuelles, nécessaires à l'application des soins et secours d'urgence exposés dans la troisième partie.

Les deux premières divisions sont en quelque sorte la préface du livre proprement dit. Elles renferment les notions indispensables pour exécuter un pansement selon toutes les règles de l'antisepsie moderne et la manière d'utiliser les médicaments d'urgence qu'on doit toujours avoir sous la main afin de parer à tout événement malheureux imprévu.

Pour faire un usage méthodique de ce livre nous demanderions au lecteur de le lire en entier et de retenir les indications et méthodes contenues dans les deux premières parties. Ces indications seront mises à profit au moment du besoin lorsqu'un accident se produira. Elles serviront à la bonne application des médicaments et des moyens appropriés à chaque événement subit décrit dans la troisième partie.

Nous aimons à espérer que ce travail pourra contribuer à la sauvegarde de bon nombre d'existences et que son concours sera utile à toute personne dévouée qui voudra porter secours à son semblable.

Ce 12 juin 1907.

PREMIÈRE PARTIE

La pratique des pansements antiseptiques.

NOTIONS GÉNÉRALES

Les immortels travaux de Pasteur ont démontré qu'au point de vue de la santé, l'homme et les animaux sont placés au milieu d'ennemis invisibles, infiniment petits, acharnés à leur perte. Ces notions, hier encore, extraordinaires sont universellement admises aujourd'hui. Nous les rappelons seulement pour montrer que la méthode de pansement exposée dans cet ouvrage repose sur des observations, sur des faits acceptés par tous les médecins ou chirurgiens comme incontestables. C'est de l'ère pastorienne que la chirurgie date ses plus audacieuses interventions et enregistre ses plus merveilleux succès.

Ces ennemis invisibles à nos yeux sans le secours d'instruments, sans microscope, sont répandus autour de nous sur tous les objets qui nous entourent. Ils abondent en quantité sur la poussière des routes, sur la terre, sur les immondices, dans les égouts. On les compte dans ces derniers par millions en l'espace de quelques centimètres cubes.

Les noms de ces ennemis sont ceux de *bacilles, germes nuisibles, bactéries, micro-organismes, microbes*.

Ces germes nuisibles ou microbes sont également répandus dans l'air atmosphérique, mais en quantité relativement minime.

Enfin ces infiniment petits, nuisibles à notre santé, répandus partout, se trouvent également sur la peau qui recouvre tout notre corps. Notre peau, siège de transpiration et de productions graisseuses continuelles, retient facilement la poussière et par là même les souillures de celle-ci. Mais à l'état normal cette peau nous protège contre les atteintes de nos ennemis. Tant qu'elle n'est pas éraillée ou coupée nous vivons dans ce milieu nocif sans nous en apercevoir.

Nous arrive-t-il un accident? une coupure, une écorchure, une blessure quelconque? la barrière protectrice qui nous préservait de nos ennemis est rompue, le mal entre chez nous par les bacilles ou microbes qui ont pénétré dans nos chairs. Ils y sont apportés soit par l'instrument qui a coupé, soit par la main qui a touché la plaie, soit par la terre qui a pu la souiller, soit même par l'eau qui a servi à laver la plaie si cette eau n'est pas débarrassée des germes nuisibles qu'elle peut contenir, en d'autres termes si elle n'est pas stérilisée ou antiseptique. Enfin cette plaie recevra encore des bacilles, elle sera encore infectée si les linges, si les pansements qu'on y applique ne sont pas stérilisés.

Quel est le résultat de l'entrée de ces microbes dans la plaie? c'est l'infection avec toutes ses conséquences : gonflement de la partie atteinte, chaleur, fièvre, rougeur et enfin suppuration ou production du pus.

Si l'on n'y porte remède le mal peut gagner les parties voisines et produire des phlegmons, des abcès sur place ou plus ou moins éloignés. Il arrive chaque jour qu'une plaie de la main ou des doigts mal soignée produit une douleur qui s'irradie au pli du coude et même à l'aisselle. Cette douleur atteste que l'infection s'est propagée à ces régions éloignées dont les ganglions sont gonflés et douloureux. Ainsi, des phlegmons, des abcès peuvent résulter d'une piqûre, d'une blessure qui semble de peu d'importance en premier lieu.

Toutefois ces abcès en formation peuvent être arrêtés dans leur développement par des soins minutieux de pansement, c'est-à-dire par une désinfection rigoureuse de la blessure, ce qui montre bien, d'une façon péremptoire, la cause première et de l'inflammation d'une plaie et aussi de la production des abcès.

C'est ce qui fait dire au docteur Gangolphe, chirurgien major de l'Hôtel-Dieu, dans son *Guide pratique de petite chirurgie* : « La plupart du temps les plaies opératoires « ou accidentelles guériraient très simplement, très vite, « sans suppuration, sans fièvre si des germes ou *microbes* « n'avaient été déposés à leur intérieur ou à leur surface. »

Et plus loin : « Les microbes ont un rôle prépondérant « dans l'apparition des complications des plaies. »

Nous venons de dire que tous les objets qui nous entourent, que la terre, l'eau et même l'air sont contaminés, toutefois certains endroits paraissent plus infectés que d'autres.

L'atmosphère des hôpitaux a été analysée et l'on a constaté 12 à 15.000 germes nocifs par mètre cube dans les salles des malades.

On connaît les expériences célèbres de Pasteur qui démontra par le raclage des murs des salles d'hôpitaux et par l'analyse des produits retirés de cette opération que les germes des maladies contagieuses et de l'infection des plaies pullulaient sur ces murs, sur les rideaux des lits, sur les linges employés à cette époque pour les pansements, linges non purifiés et laissés la plupart du temps à découvert dans les salles des malades.

L'eau de source bien filtrée par le gravier et le sable est

presque indemne de tout germe, tandis que la première eau de pluie, celle qui lave l'air et entraîne toutes les impuretés qu'il renferme est souillée d'une assez grande quantité de microbes.

Après ce lavage, l'eau de pluie est à peu près débarrassée de tout germe.

L'eau d'un fleuve qui traverse une ville est beaucoup plus souillée à sa sortie qu'à son entrée dans la ville. En effet, cette eau vient de recevoir des immondices, des égouts, elle est infectée de tous les microbes que ceux-ci transportent par quantités énormes. Toutefois ce fleuve ainsi infecté se nettoie peu à peu et se purifie lui-même de ses impuretés. Le courant de l'eau, la dilution de l'eau sale dans une grande quantité d'eau plus propre, l'oxygène que contient naturellement l'eau exposée à l'air, les rayons du soleil sont autant de causes qui purifient le fleuve contaminé et à quelques kilomètres de sa sortie de la ville, il se trouve à l'état de propreté qu'il avait avant son entrée.

La terre arable, la poussière des routes sont souillées d'un grand nombre de germes ou microbes. On le conçoit facilement si l'on prend garde à tout ce qu'elles reçoivent de détritus, de débris d'animaux ou de fumiers. Elles contiennent, en particulier, les microbes si redoutables du tétanos et de la gangrène gazeuse.

On trouve encore beaucoup le germe du tétanos dans les étables, dans les écuries, sur la peau et dans les crottins du cheval (théorie de Verneuil). Aussi les cavaliers, les palefreniers, les valets d'écurie, les maréchaux-ferrants sont les plus fréquentes victimes du tétanos.

Ces principes étant bien établis, comment débarrasser une plaie des souillures, des germes dont nous venons de parler? comment la prémunir contre l'infection et ses conséquences? en d'autres termes comment guérir une plaie?

Le moyen à employer c'est le pansement antiseptique.

Qu'est-ce qu'un pansement antiseptique ?

C'est un pansement fait, soit avec des gazes, des linges *aseptiques*, mot qui signifie *privés de microbes*, et des solutions antiseptiques pour lavage ou bien encore : soit avec des gazes, du coton *antiseptiques* et des solutions *antiseptiques*, c'est-à-dire capables de tuer ces microbes sur place (1).

Nous venons de démontrer que la cause, l'origine de l'infection d'une blessure ouverte, d'une coupure, d'une plaie quelconque sont des germes ou microbes répandus partout. Pour soigner et guérir une plaie, il faudra donc enlever ces germes par des lavages d'eau stérilisée ou mieux les détruire sur place au moyen de poudres et de solutions antiseptiques. Lavage de la plaie, lavage de la peau qui l'entoure, application de poudres antiseptiques, occlusion de la plaie pour la préserver du contact de l'air, occlusion faite avec gaze et coton antiseptiques, voilà en résumé ce qu'est un pansement antiseptique.

En réalité, c'est la nature elle-même qui se guérit, c'est elle-même qui répare ses blessures, selon le vieil adage *medicus curat, natura sanat*. Le pansement a pour but d'enlever tout obstacle à cette réparation spontanée.

Nota. — L'antisepsie rend des services bien plus fré-

---

(1) On pourrait aussi pratiquer des pansements complètement aseptiques, c'est-à-dire avec gaze, coton et eau stérilisés, mais ces pansements qui exigent plus de minutieuses précautions ne peuvent guère se faire que dans les hôpitaux.

quents qu'on ne le suppose généralement. Que de fois n'arrive-t-il pas qu'une démangeaison, une cuisson provoquée par le frottement, par la marche, une éruption boutonneuse plus ou moins bien définie disparaît comme par enchantement après un ou plusieurs pansements antiseptiques.

Voyons maintenant comment il convient de mettre en œuvre ces principes.

Pansement d'une plaie récente.

Une blessure vient de se produire. Nous supposons le cas le plus simple, la blessure est légère : c'est une coupure peu profonde, une écorchure.

Le pansement sera facile, mais encore faut-il procéder avec soin et méthode pour obtenir un bon résultat.

Laver la plaie avec une solution antiseptique : eau boriquée saturée ou eau phéniquée à 2 grammes pour eau 100 grammes ou sublimé à 0 gr. 50 pour eau 1000. (*Voir* plus loin *Formules* et *Préparations*.)

Laver également et minutieusement le pourtour de la plaie de façon que le pansement appliqué ne soit pas sali et ne vienne infecter la plaie.

Pour ces lavages, prendre avec les doigts des touffes de coton antiseptique ou hydrophile, les imbiber d'une des solutions ci-dessus indiquées, passer à plusieurs reprises ces touffes ainsi mouillées sur la plaie afin de la débarrasser du sang et de toute saleté, puis avec frottement un peu dur sur la peau qui entoure la blessure. Dès qu'une touffe est salie on la jette et on en prend une autre propre. Nous disons avec intention de passer ces touffes de coton avec un frottement un peu dur sur la peau, car celle-ci est toujours enduite d'une sécrétion grasse, huileuse, dont un lavage avec frottement un peu appuyé peut seul la débarrasser et par conséquent la désinfecter.

Après ces lavages de la plaie et de son pourtour, appliquer sur elle une de ces poudres antiseptiques : aristol, iodoforme, salol, bismuth, etc.

Mettre par dessus un morceau de gaze aseptique ou boriquée. Cette gaze à mailles lâches a pour but de laisser suinter la plaie et d'absorber aussitôt les exsudats.

Sur cette gaze appliquer un peu de coton hydrophile ou boriqué pour rendre le pansement plus occlusif, c'est-à-dire plus à l'abri de l'air et des poussières et aussi pour rendre le pansement plus facile.

Enfin, le tout sera maintenu par une bande souple.

Le pansement doit être refait chaque jour une fois et plus souvent s'il fait mal, mais dès qu'au troisième ou quatrième pansement le pus ne s'est pas formé, on se contente de mettre chaque jour un peu de poudre antiseptique sans faire aucun lavage. La plaie doit être considérée comme guérie et le pansement ne doit rester à demeure que pour protéger la blessure contre des heurts ou des chocs tant que la cicatrisation n'est pas achevée et la réfection de la peau complète.

Pour refaire un pansement, il faut tout enlever, même la poudre et laver comme la première fois.

Nous ferons remarquer que s'il s'agissait d'un pansement sérieux, l'opérateur devrait avant tout se désinfecter les mains et dans ce but se laver les mains au savon, puis les passer dans une solution antiseptique. Toutefois ce sont des précautions qu'il est toujours bon de prendre, avant de faire un pansement quelconque.

Si encore il s'agissait d'aider un chirurgien dans une des grandes opérations : accouchements, laparotomie, etc., il faudrait de toute rigueur une désinfection scrupuleuse et complète des ongles et des doigts par lavages au savon, brossage des ongles à la brosse et au savon, bain antiseptique des mains au sublimé.

En indiquant les pansements d'une blessure légère nous n'avons pas parlé d'arrêter l'hémorragie. Celle-ci est arrêtée par simple pansement ou avec un peu de compression. ou par des moyens que nous indiquons plus loin. (*Voir Hémorragie*).

Lorsqu'une blessure quelconque légère ou sérieuse s'est produite sur une région du corps recouverte de poils ou de cheveux, il faut, autant que possible, les couper ou mieux les raser, car ces poils difficiles à désinfecter souillent la plaie et amènent ainsi la suppuration. Cependant les blessures légères, à la tête, lavées soigneusement et les cheveux étant écartés peuvent guérir sans avoir à couper ou raser ceux-ci.

Quand la peau où siège la blessure est souillée d'un corps gras ou huileux, il faut absolument, avant de faire le pansement, la débarrasser de ce corps gras, soit par le savonnage à l'eau tiède, soit par des lavages à l'éther ou à la benzine. Se servir pour cette opération de touffe de coton hydrophile.

Pour tout pansement l'usage des éponges doit être proscrit ; leur désinfection est trop difficile et ne peut être convenablement faite que dans les hôpitaux. Sauf exceptions nécessaires, on préfère l'emploi de touffes de coton ou de tampons de coton que l'on jette au fur et à mesure qu'ils sont souillés. La charpie autrefois très employée est aujourd'hui avantageusement remplacée par le coton hydrophile ou boriqué.

Nota. — Instruit par l'expérience, nous recommandons à l'opérateur qui soigne une blessure même légère de faire asseoir le blessé, d'insister pour qu'il soit à l'aise et sans contrainte, pour qu'il ne regarde pas la plaie ; toutes ces précautions préviendront un mal de cœur, des nausées et quelquefois une syncope.

Il ne s'agit point ici d'une question de vigueur, ni de force ou de santé, nous avons vu de forts gaillards, garçons bouchers, garçons boulangers, véritables hercules, se trouver mal et tomber à terre pour un bobo soigné au doigt.

En faisant un pansement qui dure quelques minutes jeter de temps à autre les yeux sur votre blessé, si vous le voyez pâlir, s'énerver, fermer ou clignoter les yeux (*voir Syncope*), faites-le aussitôt coucher la tête un peu basse et continuez le pansement.

Réunion des bords d'une plaie.

Nous avons supposé le cas d'une blessure légère à soigner. Si la plaie était plus profonde, le pansement à faire serait le même, sauf à s'occuper d'hémorragie s'il y a lieu.

Une précaution est nécessaire dans les cas de blessure profonde, il convient de réunir les bords de la plaie non seulement pour arrêter une hémorragie, mais encore pour hâter la guérison. Cette réunion des bords d'une plaie sera même indispensable en cas de simple déchirure de la peau à un endroit visible, au visage, au front, aux mains, aux bras d'une dame ou d'une jeune fille, afin d'empêcher une cicatrice apparente.

On dit que la réunion des lèvres d'une plaie se fait par *première intention* lorsqu'elle a lieu sans suppuration.

Elle est dite de *seconde intention* lorsqu'elle n'a lieu que tardivement et après suppuration.

C'est à obtenir la réunion des bords d'une plaie par première intention que l'on doit consacrer ses efforts, pour éviter des cicatrices.

On réunit les bords d'une plaie de plusieurs façons : en premier lieu, il est souvent facile de rapprocher les deux sections de la blessure et de les maintenir ainsi rapprochés par la bande lorsqu'on fait le pansement. En second lieu, on peut employer le taffetas vulnéraire ou taffetas d'Angleterre que l'on place après l'avoir trempé rapidement dans une solution antiseptique et après rapprochement des bords de la plaie ou enfin un tissu spécial adhérent appelé leucoplaste.

Nous ne conseillons pas les bandelettes de diachylum très employées autrefois. Elles ne sont pas faciles à désinfecter ; d'autre part, le diachylum laisse un enduit cireux très adhérent et qu'il faut cependant enlever si la plaie vient à suppurer.

En troisième lieu, pour réunir les bords d'une plaie, il y a la suture ou couture des deux lèvres de la blessure. C'est de tous les moyens le meilleur.

Aux médecins et aux chirurgiens appartient la tâche de suturer une plaie. Toutefois nous devons ajouter que dans les hôpitaux il arrive aux infirmiers et infirmières de pratiquer des sutures pour de petites plaies. Voici à ce sujet quelques indications :

Pour obtenir une soudure entre les bords de la plaie, il importe que la plaie soit récente sinon le chirurgien devrait aviver ses bords.

La suture se pratique au moyen d'une aiguille recourbée et d'un fil d'argent ou de catgut. Cette aiguille et ces fils doivent être conservés dans une solution phéniquée à 25 grammes par litre d'eau ou bien dans une solution ordinaire de formol.

Les doigts de l'opérateur doivent être désinfectés comme

il a été dit plus haut, par un lavage au savon, puis par une solution antiseptique.

Si l'on emploie le fil d'argent, on termine la couture en tordant l'une sur l'autre les deux extrémités du fil. Si on se sert du catgut il faut le nouer. S'il n'y a pas de complications on enlève ces fils au bout de cinq à six jours.

On ne doit pas fermer une plaie sur toute son étendue, mais laisser quelques espaces pour l'écoulement des liquides. Appliquer sur la suture le pansement antiseptique déjà indiqué.

Si du pus venait à se former dans la plaie suturée, si le malade se plaignait de douleurs plus vives, il faudrait aussitôt enlever les points de suture, faire sourdre la plaie en pressant, laver et replacer le pansement antiseptique. Même lorsqu'on est obligé d'enlever les sutures après 24 ou 48 heures tout le bénéfice de cette mesure n'est pas perdu, car les bords de la blessure ayant été rapprochés quelque temps garderont cette position et se souderont le plus souvent sans cicatrice.

Pansement d'une plaie suppurante.

Lorsqu'une plaie récente est salie de terre, d'immondices, de sang coagulé, de débris de chair meurtrie, etc., il importe de faire des lavages répétés et soignés pour rendre la plaie tout à fait propre et aseptique. Ensuite on appliquera le pansement sus indiqué. Il sera même indispensable d'enlever les débris de chair voués à n'être que des tissus morts et capables d'amener bien vite de la suppuration.

Si maintenant nous avons à panser une plaie qui suppure, c'est-à-dire qui donne du pus, les prescriptions déjà mentionnées lui sont applicables, en outre, il faut débarrasser la plaie du pus qu'elle sécrète.

S'il s'agit d'une plaie ancienne laissée sans soins ou soignée par des applications dangereuses et salissantes tirées du répertoire des préjugés populaires, enlevez tous les débris qui ont pu rester adhérents, pressez pour faire sourdre les petits abcès qui ont pu se former ou le sang coagulé et déjà en suppuration, étendez vos lavages et vos pansements jusqu'à l'irritation périphérique de la plaie mal soignée.

Après un nettoyage méthodique et antiseptique la chair doit apparaître avec sa couleur rosée naturelle. Si une couche blanche apparaît sur la chair c'est qu'il reste encore du pus. Pour ne pas causer au malade une douleur trop vive, on est parfois obligé de ne pas pousser trop loin le nettoyage et les lavages. Un second pansement devra enlever le pus.

Des irrigations d'eau stérilisée ou antiseptique et tièdes ou chaudes, si possible, faites jusque dans les replis et les anfractuosités de la plaie sont un excellent moyen de lavage. On pratique ces irrigations soit avec un seau, soit avec des tampons de coton hydrophile imbibés de solution et pressés ensuite. Un mince filet d'eau suffit pour entraîner les souillures.

On peut aussi pratiquer le lavage dans les plaies anfractueuses avec le jet un peu fort d'un pulvérisateur.

Mais les irrigations et les pulvérisations ne peuvent dispenser de faire baigner le membre ou la partie blessée dans un bain antiseptique pendant une demi-heure ou une heure. Lorsqu'on ne peut baigner la plaie suppurante il convient d'y mettre des compresses imbibées de la solution désinfectante et renouvelées souvent ou encore un *pansement humide* antiseptique dont nous parlons ci-dessous.

Nous insistons sur la nécessité pour une plaie ancienne et infectée d'enlever la peau morte, les croûtes voisines de la plaie. C'est dans ces endroits que se logent les germes nuisibles producteurs de l'infection. Il faut débarrasser la plaie de toutes ces parties mortes, soit en les enlevant avec des ciseaux fins, soit même par un raclage méthodique pratiqué avec un instrument désinfecté.

En dernier lieu et, si c'est nécessaire, pour compléter l'antisepsie on appliquera un pansement humide.

Pansement humide.

On applique ce pansement aux plaies suppurantes ou encore à celles qui sont anfractueuses, irrégulières et pour lesquelles on a sujet de craindre que le nettoyage aseptique n'ait pas été suffisant. Il est évident que le contact prolongé d'une solution antiseptique avec une plaie infectée ou suppurante aura une action plus marquée que les irrigations ou les pulvérisations rapides. C'est un des meilleurs moyens d'empêcher la formation du pus.

Ce pansement humide consiste, après avoir fait le pansement ordinaire antiseptique *sans toutefois y mettre de la poudre*, à mouiller celui-ci avec une solution antiseptique et à l'envelopper d'une toile imperméable : taffetas ciré, gutta-percha, toile de caoutchouc, etc., afin de prévenir l'évaporation.

Quand on suppose que le pansement est sec, on enlève la toile imperméable, on arrose de nouveau et on replace la toile.

On peut encore, plus simplement et sans enveloppement de toile imperméable, mouiller de temps à autre et régulièrement le pansement avec une des solutions suivantes.

Les solutions antiseptiques habituellement mises en usage sont le plus souvent celles de sublimé à 1 gr. pour eau 1000 ou 0,50 centigr. pour eau : 1000, parfois celles de permanganate de potasse, celles d'acide salicylique. (*Voir Formule* et *Préparation*.plus loin.) Jamais on ne fera usage de solutions phéniquées, même faiblement dosées à cause des gangrènes fréquentes auxquelles ces applications prolongées donnent lieu, ni de solutions boriquées à cause de leur faible pouvoir antiseptique.

Quelques précautions sont à signaler : on ne se servira pas pour des enfants ou pour des personnes albuminuriques dont les reins éliminent très mal le poison, de solutions sublimées fortes ; tout au plus et avec circonspection fera-t-on usage de solutions à 0,25 centigr. de sublimé pour eau 1000.

Un pansement humide est pratiqué seulement un jour ou quelques jours car il provoque assez vite une irritation de la peau, des démangeaisons tout autour de la plaie.

Pansement d'une plaie atone, d'un ulcère.

On appelle atone une plaie insensible aux pansements, une plaie qui ne guérit pas en l'espace de quelques jours. Souvent cette plaie atone est une plaie mal soignée. Nous avons vu quels soins particuliers on doit donner à une plaie suppurante : déterger la plaie, enlever minutieusement toutes les croûtes salissantes qui encombrent ou qui entourent la plaie, les peaux mortes, etc., puis lavage, nettoyage antiseptiques. Une plaie atone est trop souvent une plaie ancienne, suppurante qui ne guérit pas faute de soins méthodiques, rigoureusement appliqués.

Cependant il faut bien reconnaitre que, malgré tous les pansements méthodiques, certaines plaies deviennent atones et passent à l'état d'ulcères. Plusieurs causes dans ce cas arrêtent la cicatrisation d'une plaie. Ces causes sont ou générales et tiennent à l'état de santé du sujet ou locales et doivent être attribuées à la partie blessée.

Les causes générales sont celles de maladies graves internes : albuminurie, diabète, etc. (*Voir* plus loin *Causes* qui, en général, empêchent ou retardent la guérison d'une plaie.)

Les causes locales tiennent au manque de tonicité, de vitalité des tissus. Nous avons dit au début de cette étude que la nature elle-même se guérit et que le pansement n'a qu'un but, celui d'enlever tout obstacle à la cicatrisation d'une blessure, mais pour que la guérison soit spontanée, il faut que les tissus soient sains et par là même capables de réparer leurs pertes.

Les varices (ulcère variqueux), le broiement des tissus, la longue suppuration sont les causes locales les plus fréquentes.

Ce n'est point trop de toute la science d'un médecin expérimenté pour guérir une plaie atone, un ulcère.

Nous conseillons d'y avoir recours plutôt qu'aux panacées vantées à grand renfort de réclame par certains guérisseurs, rebouteurs ou autres charlatans. Leurs remèdes ne font trop souvent qu'occuper le malade, le distraire de son mal, au lieu de le guérir. Ce sont, en général, des onguents, des pommades qui salissent et irritent la plaie et entretiennent une suppuration désagréable et funeste.

Pour être scrupuleusement exact nous reconnaissons que certains remèdes charlatanesques paraissent avoir quelque efficacité ; c'est sans aucun doute parce qu'il entre dans leur composition des produits antiseptiques. C'est là tout leur secret, mais ils frappent l'imagination par des formules mystérieuses et des histoires fantastiques faisant remonter la découverte du remède à une époque où l'antisepsie était totalement ignorée.

Ne vaudrait-il pas beaucoup mieux traiter ces plaies par des pansements antiseptiques bien faits, la guérison serait plus sûre et en un temps relativement court ?

Pour guérir les ulcères, on a préconisé une foule de méthodes, ce qui prouve qu'avec la même on ne réussit pas toujours. On a conseillé les cautérisations avec diverses substances, les incisions autour de la plaie et dans le tissu resté sain. L'emploi de larges vésicatoires a été essayé comme aussi l'application de substances renfermant beaucoup de tanin, le vin aromatique par exemple. Les baumes, les plantes plus ou moins fortifiantes ont été aussi mis à contribution. Avec plus de succès depuis quelque temps déjà on implante sur la surface atone de l'ulcère des greffes hypodermiques.

Sans vouloir entrer dans la discussion de tous ces procédés, discussion longue et inutile, nous conseillons une méthode basée à la fois sur le procédé de Bier et sur celui du Dr Paul Reclus, chirurgien des hôpitaux de Paris. « Nous ne saurions trop, dit celui-ci, recommander les « lotions d'eau chaude. Deux ou trois fois par jour, le « membre où siège l'ulcère sera plongé dans un bain dont « on élèvera la température jusqu'à ce qu'elle atteigne « 50 à 55 degrés.

« Là où les bains locaux sont difficilement applicables « on mettra des compresses de tarlatane imbibées d'eau, « toujours à 50 ou 55 degrés. Les séances devront durer « au moins dix minutes. »

En même temps que ces séances de balnéation chaude on appliquera au-dessus de l'ulcère, c'est-à-dire entre le tronc et l'ulcère une bande de caoutchouc qui arrêtera la circulation veineuse et qui apportera une quantité de sang à l'ulcère. Ces applications de bande élastique un peu serrée au-dessus de l'ulcère sont parfois douloureuses,

on diminuera leur durée si le patient ne peut facilement
les supporter. Chaque jour on s'habitue à les endurer plus
longtemps. On arrivera ainsi à les supporter une heure
chaque jour. Pour l'application de cette méthode se confier à un médecin.

Quand doit-on refaire un pansement ?

On doit défaire et recommencer tout pansement qui
fait mal, qui est mal supporté; peut-être la bande est-elle
trop serrée, peut-être une infection s'est-elle produite?
Cependant il ne faut pas oublier qu'un pansement qui
vient d'être fait produit une certaine cuisson ou une démangeaison qui se continue pendant une heure ou deux.

Si le pansement, rigoureusement exécuté, reste bien en
place on peut le laisser ainsi deux jours même trois jours ;
mais si on craint que la désinfection de la plaie n'ait pas
été rigoureuse, si on craint un peu de suppuration, mieux
vaut faire le pansement chaque jour.

Lorsque le premier pansement soigneusement fait reste
bien appliqué, le second pansement n'exige plus comme le
premier une désinfection minutieuse ; puisque celle-ci
a été faite et maintenue, on peut se contenter de mettre
un peu de poudre antiseptique sur la plaie après avoir
enlevé avec une touffe de coton aseptique ou boriqué les
exsudats de la blessure. Appliquer par dessus le pansement
gaze, coton et bande. La réfection des parties blessées
est ainsi plus rapide sans lavages. Ceux-ci toutefois sont
encore nécessaires si la suppuration continue après le premier, le deuxième ou le troisième pansement.

Lorsqu'une croûte se forme sans être mêlée de pus,
lorsqu'en exerçant sur elle une pression on ne provoque
pas la sortie d'un peu de pus, il faut la laisser ; la plaie se
referme et guérit.

Dans le cas contraire, c'est-à-dire s'il y a de la suppuration même en petite quantité, il est nécessaire d'enlever les croûtes par des applications tièdes de solution stérilisée ou antiseptique et de pratiquer au moyen des lavages, des irrigations, etc., une bonne désinfection de la plaie.

Le troisième pansement sera encore plus espacé du second que celui-ci du premier lorsque le mal est en voie de guérison et qu'il n'y a pas de suppuration. Cependant on devra chaque jour et même deux fois par jour remettre un peu de poudre antiseptique afin d'empêcher le pansement de coller à la plaie par l'exsudat de la blessure.

Nota. — Pour détacher un pansement collé à la plaie on emploie une solution antiseptique, tiède ou chaude, mais on peut avec avantage se servir de l'eau oxygénée médicinale ou neutre appliquée sans être chauffée. A cet effet on humecte tout le pansement avec cette eau oxygénée qui est antiseptique et qui dégage au contact des chairs et des tissus une quantité de bulles d'oxygène capables de soulever et de décoller peu à peu le pansement sans faire souffrir.

De l'emploi des onguents, des pommades pour pansements antiseptiques.

Nous avons insisté sur la nécessité de l'antisepsie pour obtenir une prompte guérison des plaies. Dans tout ce qui précède il n'a pas été question de pommades ou d'onguents et avec intention car l'application de ces corps gras empêche, à notre avis, les lavages aseptiques ou antiseptiques, retient les poussières qui viennent du dehors et toutes les saletés dont une plaie peut être souillée. En outre, ces corps gras opposent une barrière presque infranchissable à l'écoulement du pus et à la sortie des exsudats de la peau ou des tissus.

« Que la banale pommade à l'oxyde de zinc (1) si inof-
« fensive en apparence et qui constitue souvent pour le
« praticien, une sorte de panacée dans le traitement de toute
« dermatose, puisse devenir dangereuse, voilà qui pourra
« paraître paradoxal... »

« On pourrait aller plus loin et dire que la vaseline elle-
« même, la simple vaseline appliquée d'une façon incon-
« sidérée sur certaines lésions cutanées peut les entretenir
« au lieu de les guérir et parfois les aggraver considéra-
« blement, les exacerber, leur donner une poussée nou-
« velle. »

« Si la pommade à l'oxyde de zinc peut se montrer
« nocive appliquée sur une dermatose irritable, irritée,
« œdématiée, suintante, c'est qu'elle réalise l'occlusion à
« peu près complète de la peau : les produits de sécrétion du
« revêtement cutané sont retenus à sa surface, sa pers-
« piration ne s'effectue plus. Il s'ensuit une inflammation
« locale, une dilatation des capillaires, des phénomènes
« congestifs. »

Sans doute on peut préparer des pommades antiseptiques et les appliquer sur des plaies bien lavées auparavant,
mais à quels dangers, nous venons de le voir, on s'expose
et combien il est difficile avec ces pommades d'obtenir une
bonne antisepsie.

Donc, d'une façon générale, il est bon de s'abstenir d'appliquer des onguents et des pommades sur une plaie.

Si pourtant nous admettons dans certains cas et en
faisant de nombreuses réserves, l'emploi de pommades

____

(1) Dr L.-M. Pautrier : « Médecine pratique », *Revue médicale*,
1905, p. 195.

antiseptiques, nous ne saurions trop nous élever contre l'usage de l'*onguent de la mère* et de toute pommade appliquée « pour faire donner » ou encore pour attirer le mal en dehors » selon une autre expression courante et journalière. Que de fois n'avons-nous pas vu des boutons se multiplier, des plaies suppurantes s'irriter, des furoncles faire naître une quantité de petits furoncles voisins par l'application de pommades salissantes et d'onguents populaires ?

Ces idées de faire donner ou d'attirer le mal au moyen d'onguent ou de pommade quelconque sont absolument erronées. C'est par l'usage des cataplasmes chauds et humides et souvent renouvelés qu'on peut obtenir la sortie du pus et de l'humeur sanieuse d'un abcès, d'un furoncle, etc., etc., grâce à la chaleur humide du cataplasme, chaleur et humidité qui dilatent et ramollissent les tissus gonflés et enflammés.

A quels signes reconnaître qu'une plaie va mieux et guérit ?

Les anciens médecins pour dire qu'une plaie va mieux et se trouve en bonne voie de guérison avaient remarqué l'aspect du pus, *pus de bonne nature, pus louable*.

Indépendamment de cette remarque difficile à décrire, une plaie est en voie de guérison lorsque deux heures après le pansement alors que la cuisson produite par celui-ci est passée, la douleur de la blessure tend à diminuer, quand la partie blessée est moins enflammée, moins rouge, moins chaude ; quand la plaie diminue d'étendue. S'il y a eu de la fièvre avant les pansements, fièvre attribuée à l'infection de la plaie, la température doit baisser et même disparaître.

Le malade doit ressentir après un pansement régulièrement appliqué un certain bien-être.

Causes qui retardent ou empêchent la guérison d'une plaie.

D'après ce que nous avons vu, il est évident qu'une plaie ne guérit pas lorsqu'elle est mal soignée, lorsque les substances employées ne sont pas stérilisées ou antiseptiques : solutions, poudres, gazes, coton.

Une plaie bien soignée peut être infectée de nouveau, soit parce que le pansement n'a pas tenu en place, soit parce qu'un liquide venu du dehors a souillé encore la plaie, soit enfin parce qu'un abcès circumvoisin vient à crever et infecter la blessure.

Dans tous ces cas, c'est un retard pour la guérison et le premier pansement est à refaire avec toutes les précautions et les soins qu'il comporte.

Certaines maladies internes graves : diabète, albuminurie, anémie profonde, alcoolisme, cancer, etc., retardent la guérison des plaies. D'autres maladies plus spéciales, la tuberculose, la furonculose et plus encore la syphilis peuvent produire des abcès ou des plaies spontanées très longues à guérir.

Dans chacun de ces cas, il faut en même temps que les pansements externes instituer un traitement interne dont un médecin devra indiquer les règles.

Causes qui favorisent la guérison des plaies.

Un bon état général, le repos de la partie blessée, le calme de l'esprit, le sommeil pendant la nuit, l'absence de tare antérieure telle que l'alcoolisme, la syphilis, etc., sont autant de facteurs qui favorisent la prompte guérison d'une plaie ou d'une blessure.

Il importe que la partie blessée soit mise au repos pendant toute la durée des pansements, que le membre blessé soit maintenu en position élevée, le pied sur une chaise, le bras en écharpe supporté par un mouchoir passé autour du cou.

Si le blessé est agité, s'il souffre de sa blessure on pourra lui faire prendre une potion calmante avec extrait thébaïque 0 gr. 05 ou encore une à deux cuillerées à bouche de sirop de chloral.

Si l'état général est défectueux par suite de maladies signalées à l'article précédent, le médecin devra s'attacher à en atténuer l'influence.

Des divers objets nécessaires à un pansement antiseptique.

Nous avons dit que pour pratiquer un pansement antiseptique, il fallait, d'abord, faire un lavage, puis, quand il n'y a pas suppuration, appliquer une poudre antiseptique, et par dessus celle-ci mettre gaze, coton et bande. A ces objets ajoutons les instruments dont il est parfois nécessaire de se servir.

Les divers objets de pansement sont donc :

De la gaze,
Du coton à pansement,
Des bandes,
Des instruments,
Des solutions,
De la poudre antiseptique.

Voyons quelles sont les conditions requises pour que ces objets puissent servir aux pansements.

Gaze, coton, bandes.

La gaze à pansement est, selon les cas, hydrophile, boriquée, salolée, sublimée, iodoformée, etc. On la prépare en grand dans les manufactures où elle subit un léger apprêt ainsi qu'une désinfection lorsqu'elle doit être simplement hydrophile. Si elle doit, en outre, être boriquée, sublimée, etc., on l'imprègne de substances médicamenteuses : acide borique, sublimé, salol, thymol, iodoforme.

Il importe que toutes ces manipulations soient faites avec soins et précautions pour que cette gaze, après les différentes opérations subies, ne vienne pas contaminer les plaies sur lesquelles on l'applique, étant elle-même souillée. Il est aussi très important que cette gaze renferme la dose médicamenteuse nécessaire pour la rendre antiseptique et qu'elle ne soit pas, par exemple, colorée par du safran pour remplacer en partie la dose d'iodoforme absente.

Après ces manipulations, la gaze à pansement est roulée en paquets pour être vendue dans les pharmacies.

Cette gaze ainsi préparée n'est pas complètement aseptique. Elle sert pourtant d'une façon courante pour les pansements journaliers. Elle suffit parce qu'une asepsie ou une antisepsie rigoureuse ne sont pas indispensables. On peut, d'ailleurs, avant de l'appliquer sur la plaie la mouiller légèrement avec une solution antiseptique ; mais quand il s'agit de grandes blessures, lorsqu'il faut panser une plaie chirurgicale, il est de toute nécessité d'employer des gazes et des cotons stérilisés.

Ces gazes et ces cotons stérilisés sont ainsi appelés parce qu'après avoir subi les différentes manipulations que nous venons de mentionner, ils sont enfermés dans des boîtes métalliques qui seront ouvertes au moment du besoin par le médecin ou le chirurgien. Ces boîtes sont portées dans une étuve et soumises à la température de 120 degrés sous pression de vapeurs humides. Le contenu de ces boîtes est ainsi stérilisé et reste en cet état tant que la boîte n'est pas ouverte.

Le coton hydrophile, boriqué, sublimé, iodoformé, etc., passe par les mêmes opérations que la gaze à pansement, il subit même une opération de plus : le dégraissage, qui a pour but d'enlever au coton les matières grasses naturelles qui l'empêchent de s'humecter.

Ce dégraissage effectué, le coton hydrophile peut prendre les différentes substances médicamenteuses que l'on désire y incorporer.

On peut aussi le stériliser par le procédé ci-dessus indiqué pour la gaze à pansement.

Les bandes qui servent à maintenir en place le pansement sont en général de l'étoffe singalette légèrement apprêtée. Elles ne sont pas habituellement stérilisées. Cependant pour un pansement aseptique appliqué dans toute sa rigueur, on fait usage de bandes stérilisées.

Désinfection des instruments.

Un instrument, quel qu'il soit, doit toujours être désinfecté avant de servir à un pansement. Tous les traités techniques décrivent la manière de procéder pour cette désinfection. Elle consiste à les maintenir une demi-heure dans l'eau bouillante ou mieux encore dans la vapeur d'eau à 120 degrés et sous pression.

On les stérilise encore en les laissant dans une solution phéniquée forte (acide phénique 50 gr. eau 1000) ou bien dans la solution ordinaire de formol. On les retire de ce bain au moment de s'en servir. Un autre procédé très simple et très bon consiste à flamber les instruments sur la lampe à alcool avant d'en faire usage.

Dans la pratique journalière on peut encore désinfecter les instruments dont on a besoin en les mettant quelques minutes dans une solution forte de sublimé ou d'acide phénique ou de formol, puis les faisant passer avec frottement dur sur un tampon de coton imbibé d'une de ces solutions antiseptiques.

PRÉPARATION DES SOLUTIONS ASEPTIQUES ET ANTISEPTIQUES

Préparation d'une solution aseptique. — Eau stérilisée. — L'eau commune ayant bouilli est aseptique, c'est-à-dire privée de germes nuisibles, mais il faut qu'elle soit maintenue environ une *demi-heure à grande ébullition*.

Si on voulait une eau stérilisée dans toutes les règles on devrait la chauffer au-dessus de 100° soit à 115° ou 120° et sous pression dans une étuve construite à cet effet. L'appareil est disposé de façon que cette eau quand elle a été stérilisée ne soit pas exposée à l'air en se refroidissant et ne puisse en aucune manière être de nouveau contaminée avant son usage.

Préparation de l'eau boriquée. — On prépare facilement l'eau boriquée en faisant bouillir *ensemble :* acide borique 40 grammes, eau quantité suffisante pour obtenir après ébullition un litre d'eau. Il faut maintenir l'eau bouillante pendant 20 minutes ou une demi-heure et filtrer.

Pour cette solution et celles que l'on prépare en faisant bouillir, il est nécessaire de mettre beaucoup plus d'eau que la quantité indiquée afin de compenser l'eau évaporée pendant l'ébullition et d'obtenir finalement les proportions exactes voulues.

L'acide borique (40 grammes par litre d'eau) reprécipite à froid n'étant pas aussi soluble dans l'eau froide que dans l'eau chaude ; on obtient une solution qui reste toujours claire en ajoutant, avant de faire bouillir, 1 gr. 25 à 2 gr. de magnésie calcinée par litre ou mieux encore 2 grammes de borate de soude par litre de solution. Ce dernier sel non seulement augmente la solubilité de l'acide borique, mais encore le pouvoir antiseptique de l'eau boriquée ; en outre, comme sel alcalin, il diminue l'acidité de l'eau boriquée et la rend moins irritante pour certaines applications délicates.

La solution boriquée a un pouvoir antiseptique faible, il est vrai, mais son grand avantage c'est d'être à peu près inoffensive, c'est-à-dire peu toxique ou poison.

Préparation de la solution phéniquée. — Pour obtenir l'eau phéniquée à usage thérapeutique on prépare en premier lieu la solution forte :

Acide phénique pur........................... 50 gr.
Eau.. un litre

eau ayant bouilli, si possible. Cette solution forte sert à obtenir par dédoublement avec de l'eau des solutions moitié moins fortes, c'est-à-dire au titre de 25 °/oo ou encore à 20 °/oo ou même 10°/oo, solutions que l'on désigne encore : 5 °/o, 2,5 °/o, 2, °/o, 1 %.

L'acide phénique n'est pas très soluble dans l'eau, il faut ajouter 25 grammes d'alcool et 25 grammes de glycérine aux 50 grammes d'acide phénique pur (solution forte) pour obtenir une dissolution complète, ou mieux encore ajouter peu à peu le mélange d'acide phénique, de glycérine et d'alcool à l'eau et agiter chaque fois. Se servir autant que possible d'eau ayant bouillie, mais ne pas faire bouillir l'eau et l'acide ensemble, celui-ci étant volatil s'évaporerait en grande partie à l'ébullition.

Beaucoup de chirurgiens suppriment de leur arsenal de pansement la solution phéniquée à cause des inconvénients qui peuvent résulter de son emploi. En effet, l'eau phéniquée par des applications réitérées et prolongées occasionne souvent des gangrènes bien connues sous le nom de *gangrènes phéniquées*. Cependant la solution phéniquée employée avec discernement et modération comme nous allons l'expliquer plus loin, peut parfois être très utile. Elle est plus pénétrante, plus cautérisante et donne de bons résultats sur les plaies infectées ou anciennes. Elle nous a rendu maintes fois des services. Aussi à l'exemple de bon nombre de chirurgiens (Gangolphe, chirurgien-major de l'Hôtel-Dieu ; Terrier, professeur à Paris, chirurgien des hôpitaux) nous conservons l'eau phéniquée parmi nos solutions à utiliser aux pansements.

Préparation de la solution sublimée. — Comme pour l'eau phéniquée on tient toute prête la solution forte ainsi composée :

Bichlorure mercurique (ou sublimé)............ 1 gr.
Eau .... un litre

Se servir, si on veut, d'eau ayant bouilli et colorer en vert ou en rouge pour prévenir les méprises. Avec ce titre de solution il est facile d'obtenir par dédoublement des solutions plus faibles, c'est-à-dire contenant seulement 0 gr. 50 ou 0 gr. 25 par litre de bichlorure de mercure.

Nous disons plus haut qu'on peut mêler au principe actif de l'eau ayant bouilli, mais après 48 heures de préparation le sublimé a stérilisé tous les germes contenus dans cette eau. La solution peut alors servir aux différents usages thérapeutiques pour lesquels elle est préparée.

On peut dissoudre le gramme de sublimé ou de bichlorure en chauffant légèrement l'eau dans laquelle on veut le mettre. On hâte la dissolution en ajoutant 1 gramme d'acide tartrique ou une petite pincée de sel de cuisine. On ne devra pas faire bouillir l'eau et le sublimé dans un récipient métallique, le sublimé détériorerait ce récipient et serait lui-même altéré.

Il est recommandé de colorer en vert ou en rouge, les solutions sublimées dans le but d'éviter les méprises, car elles sont très toxiques. Leur usage exige quelques précautions et un peu de discernement sans lesquels des accidents redoutables seraient à craindre. (*Voir* plus loin *Empoisonnement par le mercure.*) Mais ces précautions indiquées ci-dessous (*Voir Usage* et *Mode d'emploi de ces solutions*), étant bien prises et elles sont fort simples, on se servira souvent et avec profit de cet excellent antiseptique.

Préparation de la solution salicylée. — Cette solution se prépare habituellement avec la formule suivante :

    Acide salicylique............................... 2 gr.
    Eau .... un litre

On fait chauffer l'eau et l'acide salicylique pour dissoudre celui-ci. A froid, cette solution se trouble et une partie de l'acide se précipite au fond du récipient. On empêche le trouble et le dépôt de cette solution en lui ajoutant 2 grammes de salicylate de soude. Cette addition augmente son pouvoir antiseptique. A cette dose, cette solution est inoffensive.

Préparation de la solution chloralée. — On la prépare avec les proportions suivantes :

    Chloral .... 1 gr.
    Eau bouillie.................................... un litre

Le chloral est très soluble dans l'eau, inutile de rien ajouter pour dissoudre. Cette solution est inoffensive.

Préparation de la solution au permanganate de potasse. — On peut préparer des solutions de permanganate à diverses doses, celle qui est faite le plus souvent est de :

Permanganate de potasse...................... 1 gr.
Eau *distillée*............................... un litre

Le permanganate de potasse est comme le chloral très soluble dans l'eau, il est donc inutile de rien ajouter pour la dissolution ; mais les solutions au permanganate s'altèrent très vite, c'est-à-dire après deux ou trois jours et forment un dépôt dans les récipients en verre où elles doivent être contenues. Elles ont, en outre, l'inconvénient de colorer en brun tout ce qu'elles touchent.

Pour le lavage des muqueuses urétrales, vaginales et autres, on ne doit pas employer, en général, une solution au-dessus de ce titre : 0 gr. 50 de permanganate par litre d'eau distillée.

Par contre on fait usage de solutions à 2 grammes même 5 grammes par litre dans des cas spéciaux.

Nota. — Nous venons d'inscrire les solutions aseptiques ou antiseptiques les plus usuelles, mais on peut préparer et les chirurgiens font usage de temps à autre de solutions différentes, c'est ainsi qu'ils emploient la solution de chlorure de zinc titrée à 1 % lorsqu'ils ont à désinfecter des plaies de mauvaise nature ou des plaies anciennes ou anfractueuses, lorsqu'ils ont à cautériser et enlever des excroissances de chair.

Eau oxygénée. — L'eau oxygénée employée au pansement des plaies doit être de préférence une *eau neutre*, c'est-à-dire débarrassée des acides qu'elle contient habituellement, elle doit titrer dix à douze volumes par litre.

On l'emploie à l'état de pureté sur les plaies pour les nettoyer ou sur un pansement pour le détacher sans faire souffrir.

Eau iodée. — Cette eau antiseptique est ainsi préparée : iode : 5 grammes dissous dans iodure : 10 grammes et eau : 1000 grammes. Elle est utilisée beaucoup en gynécologie, c'est-à-dire pour les accouchements.

Eau formolée. — On pourrait sans la causticité du formol et l'irritation qu'il produit sur la chair mise à nu, employer une solution aqueuse à 0 gr. 50 de formol pur ou 0 gr. 25 par litre d'eau.

USAGE ET MODE D'EMPLOI DE CES SOLUTIONS ANTISEPTIQUES

Eau stérilisée. — L'eau bouillie et mieux encore stérilisée dans l'autoclave à 120°, mise en suite à l'abri de toute contamination est pour les pansements la meilleure de toutes les solutions puisqu'elle est absolument inoffensive quelle que soit l'étendue des lavages à effectuer quels que soient les organes internes à panser.

Dans les opérations chirurgicales aussi délicates et aussi étendues que la laparotomie, l'ablation ou la section d'un rein, du foie, etc., les lavages sont pratiqués exclusivement à l'eau stérilisée, mais ce sont là des plaies que le chirurgien a faites, il ne les a point infectées, parce que ses instruments, ses doigts, les linges dont il se sert sont aseptiques. Lorsqu'il s'agit de plaies, de blessures accidentelles souillées de toutes façons et par toutes sortes d'objets, on emploie de préférence les solutions antiseptiques suivantes.

Solutions boriquée, chloralée, salicylée. — Dans la pratique journalière des pansements, on pourra sans indication spéciale pour soigner des enfants, des vieillards, des personnes affaiblies, se servir des solutions boriquées, chloralées, salicylées, faites au titre indiqué ci-dessus.

Toutefois il y a une gradation à établir dans le pouvoir antiseptique de ces trois solutions. L'eau boriquée est assurément celle dont l'action est le plus faiblement antiseptique ; mais on renforce cette action par addition d'un peu de borate de soude. On ne saurait pourtant l'employer sans inconvénient pour les pansements faits après interventions chirurgicales, sur le péritoine et les organes internes.

La solution chloralée à la dose inscrite plus haute est plus antiseptique que la solution boriquée et la solution salicylée un peu plus que les deux précédentes. Cette solution salicylée a toutefois quelques inconvénients. Des applications réitérées sur une plaie, des lavages fréquents finissent par ronger les tissus et les irriter à cause de l'acide salicylique. Cet acide est le principe actif des préparations coricides.

Solution phéniquée. — La solution phéniquée forte, c'est-à-dire celle qui est dosée à 50 grammes d'acide pur par litre n'est pas celle employée le plus souvent. Avec elle cependant on désinfecte les instruments, les fils à suture : catgut, fil d'argent, etc., en les laissant dans un bain prolongé de cette solution. On en use aussi pour cautériser profondément des plaies anciennes ou anfractueuses, embarrassées de croûtes ou des plaies torpides. On prend garde à ne pas cautériser de larges surfaces et afin de limiter l'espace, on fait usage de petits tampons imbibés avec cette eau phéniquée.

La solution phéniquée à 25 grammes par litre, c'est-à-dire la solution forte étendue de moitié d'eau est celle dont on se sert le plus souvent. On use aussi de la solution à 10 grammes °/oo.

A ces deux derniers titres on pratique de grands lavages ou des pulvérisations (pansements de Lister).

Par précaution, quelques praticiens terminent le pansement phéniqué par un dernier lavage à l'eau boriquée, afin d'enlever le surplus de la solution phéniquée.

Si les plaies à soigner ont une large surface, il sera bon de ne pas user que de l'eau phéniquée pour les pansements, surtout si l'on craint chez la personne blessée une affection des reins. En tous cas on prendra garde, soit en diminuant le titre de la solution, soit en limitant le champ de son application à ne pas provoquer des phénomènes dyspeptiques et l'apparition des urines brunes, premier signe d'intoxication.

Un autre danger à redouter, danger fréquent dans la pratique journalière des pansements, c'est la gangrène phéniquée. Elle est le résultat de pansements faits sans discernement et sans précaution. Elle est fréquente surtout aux doigts de la main et voici comment elle se produit : pour une plaie légère d'un doigt, pour une petite coupure on applique après le premier lavage des compresses d'eau phéniquée recouvrant tout le doigt, compresses que l'on humecte de nouveau et souvent sans examen de la blessure et sans souci des conséquences. Aussi après huit ou dix jours de ce traitement déplorable, le doigt se trouve momifié et raidi, incapable de se plier aux phalanges et insensible au toucher, il est mort et impropre à tout usage.

On préviendra la gangrène phéniquée en surveillant la plaie traitée et en ne faisant pas du pansement phéniqué une application continue.

Solution sublimée. — De tous les antiseptiques usités pour les pansements le plus employé et aussi le plus actif est le *sublimé* ou bichlorure mercurique.

On fait usage de la solution forte contenant 1 gramme par litre ou bien de celle qui est dédoublée 0 gr. 50 par litre ou encore de celle qui ne contient que 0 gr. 25.

On diminue même ce dernier titre pour usages spéciaux : lavage oculaire, lavage urétral ; pour ces différents cas les solutions sont diluées à 0 gr. 15 et 0 gr. 10 par litre.

La solution forte (1 gramme par litre) est employée pour la désinfection rapide des instruments métalliques ; nous disons rapide parce qu'un contact prolongé détériorerait ceux-ci. Elle sert aussi au lavage des mains de l'opérateur, lavage indispensable quand il s'agit de grandes opérations. Elle est utilisée journellement pour laver et désinfecter les plaies qui ne sont pas étendues et chez les adultes. On l'emploie également aux nettoyage et lavage antiseptiques des parties avoisinantes des plaies ou des furoncles.

Pour les plaies étendues, anfractueuses, pour les enfants blessés, pour les albuminuriques, les personnes affaiblies, pour tous ceux que l'on soupçonne atteints d'une maladie des reins, on devra préférer les solutions plus diluées, c'est-à-dire à 0 gr. 25 de sublimé par litre. Certains auteurs conseillent même de ne jamais faire usage de solution de sublimé pour lavage des plaies des albuminuriques et des personnes malades des reins.

Il est recommandé dans les grands lavages utérins pratiqués après un accouchement, après une fausse couche de ne jamais employer des solutions de sublimé au-dessus du titre de 0 gr. 25 par litre.

Souvent, en effet, il reste après ces grands lavages dans

l'utérus et grâce à la position horizontale de l'accouchée, une certaine quantité de solution au bichlorure, or celui-ci est un poison mortel à la dose de 0 gr. 30, il peut l'être encore à plus faibles doses pour quelques personnes tout particulièrement susceptibles à l'égard de ce médicament. (*Voir* plus loin *Empoisonnement par le mercure.*) On aura donc soin après ces lavages utérins ou ces injections de pratiquer de grandes irrigations avec l'eau boriquée ou l'eau bouillie. Un ou deux litres d'eau boriquée ou d'eau bouillie utilisée comme dernière injection suffisent à déplacer la solution de sublimé restée dans l'utérus et à prévenir les accidents.

Poudres antiseptiques.

S'il ne s'agissait ici que d'énumérer toutes les poudres antiseptiques connues, la liste en serait longue. En effet, chaque jour on fait une combinaison chimique nouvelle qui possède des propriétés microbicides, mais pour obtenir de bons résultats dans l'application d'une poudre aux pansements, il faut qu'elle réunisse à la qualité de ne point irriter la plaie ou de l'irriter peu un pouvoir antiseptique réel, pouvoir qui doit être aussi pénétrant que possible.

À ce point de vue l'iodoforme est à signaler, car sa poudre se combine avec le pus au moment même où celui-ci se produit et de cette combinaison résulte un dégagement d'iode qui est un très puissant antiseptique ; mais l'iodoforme a des inconvénients. On lui reproche son odeur fort désagréable et ses dangers d'intoxication. (*Voir* plus loin aux *Intoxications.*) Toutefois son emploi est parfois indispensable pour le traitement des plaies souillées, sanieuses ou encore anfractueuses, c'est-à-dire difficiles à nettoyer. L'iodoforme est encore le spécifique à employer dans les abcès tuberculeux, mais il sert journellement à d'autres pansements. A cause des dangers d'empoisonnement qu'il peut occasionner, on ne doit jamais répandre sur une plaie plus de 4 à 5 grammes d'iodoforme.

On lui préfère aujourd'hui son succédané l'*aristol* composé d'iode comme l'iodoforme, et à peu près dépourvu d'odeur désagréable.

Le *salol* est un antiseptique moins fort, moins actif que le précédent. Il rend pourtant des services dans le pansement des plaies lorsqu'il est appliqué en poudre fine et tamisée. Malheureusement il irrite parfois les tissus sur lesquels il est jeté et quelquefois provoque de l'eczéma. En particulier sur les muqueuses et sur les muqueuses des gencives plus spécialement, il a suscité une inflammation et une irritation telles qu'on a dû renoncer à son emploi dans les poudres et les élixirs dentifrices. On atténue beaucoup cette action irritante locale, en le mêlant avec d'autres poudres telles que le talc *stérilisé*, et surtout le bismuth.

Cette dernière substance, le *bismuth* (sous-nitrate) en poudre, est souvent employée dans les pansements. Le bismuth possède un pouvoir antiseptique réel, mais moins puissant que les poudres sus-indiquées. Il a par contre un grand avantage, c'est celui de n'être pas irritant, ni toxique ou à peu près pas toxique. Aussi on peut l'appliquer sur de grandes surfaces. Il fait merveille, comme nous le dirons plus loin, dans le pansement des brûlures, sur la peau irritée des tout petits enfants, dans les cas de cuissons ou de démangeaisons résultant de la marche, d'un frottement ou d'une irritation quelconque.

Cette qualité précieuse du sous-nitrate de bismuth qui semble devoir être attribuée à la base du sel, au métal employé, a fait surgir l'idée de combiner le bismuth métal ou son oxyde à d'autres substances capables de renforcer son pouvoir antiseptique, c'est ainsi que de nombreuses préparations à base de bismuth ont vu le jour : *l'airol, le bismuthol, la bismuthose, le pyrogaliate de bismuth, le xéroforme*, etc. Toutes ces combinaisons ne semblent pas donner des avantages bien marqués sur le sous-nitrate de bismuth.

Signalons encore l'oxyde de zinc pur comme léger antiseptique non irritant.

On emploie aussi pour les pansements *l'orthoforme* produit à base d'acide benzoïque. Il serait d'après les auteurs comme le bismuth un antiseptique non irritant et non toxique.

Le menthol est quelquefois employé dans la pratique des pansements. A cet effet, il doit être finement pulvérisé et pour lui conserver son état pulvérulent il est bon de le mêler à d'autres poudres telles que le bismuth ou le talc stérilisé, addition faite en petite quantité. Le menthol en effet possède les qualités suivantes : il est antiseptique comme le bismuth, il est analgésique, c'est-à-dire qu'il diminue la douleur, enfin il est vaso-constricteur, ce qui signifie qu'il resserre les fibres des canaux sanguins artériels ou veineux. Cette dernière propriété est utile pour diminuer l'inflammation d'une plaie par ralentissement de l'afflux du sang à la partie blessée.

Après cette étude générale sur les avantages et les inconvénients des différentes poudres antiseptiques les plus employées, nous devons conclure que sur les plaies sérieuses mal désinfectées ou suppurantes on emploiera l'iodoforme, l'aristol ou encore l'orthoforme. S'il s'agit d'une plaie irritable, d'une plaie qui a quelque tendance à devenir eczémateuse on se servira simplement du sous-nitrate de bismuth.

Pour la pratique journalière, voici la formule d'une poudre antiseptique qui donne de bons résultats. Elle ne saurait toutefois servir pour les plaies eczémateuses. Elle demande, au contraire, une certaine surveillance à cause du salol qui entre dans sa composition :

Aristol .... 10 gr.
Acide borique... 10 gr.
Sous-nitrate de bismuth......................... 20 gr.
Salol... 20 gr.

Pulvériser chacune de ces substances, les mêler au mortier, ensuite au tamis, afin d'obtenir une poudre très homogène. Conserver dans une boîte fermée pour en user au besoin. Cette poudre est très antiseptique et assez adhérente, qualité qui facilite son emploi.

Nous répétons qu'il faut prendre garde pour une plaie qui suppure, à ne pas boucher cette plaie, par une occlusion complète avec la poudre ; ce serait empêcher l'écoulement du pus et en provoquer l'infiltration aux alentours de la plaie et même aux ganglions les plus proches.

DEUXIÈME PARTIE

Médications usuelles

ET

Médications nécessaires aux Soins et Secours d'urgence

Antidiarrhéiques.

Dans la troisième partie de ce manuel consacré aux traitements d'urgence, nous aurons à plusieurs reprises l'occasion de combattre une diarrhée intense, à invasion rapide, qu'elle résulte d'un malaise subit ou qu'elle soit les conséquences funestes d'un poison irritant de l'estomac et des intestins, comme la bryone, la coloquinte, l'ellébore, etc., il importe donc de fixer les principes d'une médication antidiarrhéique.

On a conseillé contre la diarrhée la décoction (*voir ce mot*) de racines de fraisier, de ratanhia, de bistorte, de graines de riz, également la décoction blanche de Sydenham, les pilules de cynoglosse et l'électuaire de diascordium. Il est indiqué de suivre en même temps un régime qui exclut de l'alimentation les fruits non cuits, la salade et le bouillon gras, et qui comporte une diète mitigée, c'est-à-dire une réduction dans la quantité des aliments ingérés à chaque repas. Encore, doit-on, parmi ceux-ci rechercher ceux qui sont légers et digestes.

On a conseillé aussi les sirops de ratanhia, de cachou,

mais tous ces moyens, bons en eux-mêmes, ont une action lente et faible. Ils ne peuvent suffire quand il s'agit d'apporter un prompt secours à une personne gravement atteinte comme le serait une personne intoxiquée par un des poisons mentionnés plus loin.

Voici une formule qui donne de meilleurs résultats : faire prendre cette potion par grandes cuillerées à bouche

Extrait thébaïque	0 gr. 05 centigr.
Teinture de ratanhia...............	10 gr.
Teinture de cachou.................	15 gr.
Sirop de fleurs d'oranger...........	30 gr.
Eau, q. s. pour avoir en tout........	150 gr.

toutes les heures, et dans les cas urgents, toutes les demi-heures et même plus souvent.

On peut encore combattre la diarrhée par une potion au bismuth dont la formule serait :

Sous-nitrate de bismuth	4 gr.
Extrait thébaïque.................	0 gr. 05 centigr.
Sirop de coings...................	30 gr.
Eau, q. s. pour avoir en tout........	150 gr.

Les doses ci-dessus sont celles d'un adulte, mais on peut donner sans crainte un gramme, deux grammes de bismuth et même plus à des enfants.

Outre sa propriété antidiarrhéique, le bismuth neutralise dans une certaine mesure les poisons irritants végétaux. L'eau de chaux possède aussi le pouvoir d'être un contre-poison en même temps qu'un antidiarrhéique. On la donnera soit en potions, soit en lavements ainsi composés :

LAVEMENT :

Eau de chaux seconde	100 gr.
Eau de riz.......................	100 gr.
Laudanum de Sydenham.............	XX gouttes

Selon l'âge, on peut faire prendre aux enfants quelques gouttes de laudanum ou un peu d'extrait thébaïque, mais jamais aucune parcelle de l'un ou de l'autre aux enfants âgés de moins d'un an.

Antispasmodiques.

Les antispasmodiques ont la propriété spéciale de combattre les troubles du système nerveux quand celui-ci du moins n'est pas atteint d'une lésion organique.

Ces médicaments selon leur nature, selon la façon dont ils sont administrés ont pour effet tantôt de le calmer, tantôt de le stimuler. Par ce simple exposé, il est facile de se rendre compte combien leur action est précieuse dans la thérapeutique d'urgence dans laquelle il est souvent nécessaire de s'occuper des troubles nerveux. Ces troubles jouent un grand rôle au point de vue des conséquences funestes d'un accident, d'un événement brutal et imprévu, d'une intoxication quelconque.

Nombreuses sont les substances réputées antispasmodiques, mais pour faire un choix parmi elles, nous retiendrons comme étant les plus actives :

Le *chloroforme*, *l'éther*, les *bromures*, le *camphre*, le *chloral*, le *musc*, le *castoréum*, *l'asa fœtida*, le *thé*, *l'eau de laurier-cerise*, *l'eau de fleurs d'oranger*, la *valériane*, le *valérianate de zinc*, le *valérianate d'ammoniaque*, les *odeurs empyreumatiques*.

Certains parmi ces médicaments peuvent jouer un rôle différent suivant le mode de les administrer. Ils peuvent être ou bien des excitants, des stimulants, ou bien, au contraire, des calmants. C'est ainsi que l'éther administré en injections hypodermiques, le camphre injecté de même sous la peau à l'état d'huile camphrée sont des stimulants très énergiques. Ces mêmes substances données en potion sont calmantes.

Une formule souvent employée est celle du Codex, potion calmante.

Potion antispasmodique du Codex :

Liqueur d'Hoffmann (éther et alcool)......	4 gr.
Sirop de fleurs d'oranger...................	30 gr.
Eau de fleurs d'oranger...................	30 gr.
Eau de tilleul	90 gr.

à faire prendre cette potion tout entière si besoin est, par grandes cuillerées à soupe, espacées de dix minutes à un quart d'heure.

A signaler aussi :

La *potion antispasmodique opiacée du Codex*. On l'obtient en ajoutant à la formule ci-dessus quinze à vingt gouttes de laudanum. Elle est par cette addition plus calmante que la première.

On fait prendre le bromure, le chloral en sirop. Chaque cuillerée à soupe contient 1 gramme de bromure ou un gramme de chloral.

On peut administrer jusqu'à 6 grammes de bromure et jusqu'à 3 ou 4 grammes de chloral dans la journée. On peut encore les réunir dans une potion selon la formule indiquée plus loin (voir p. 45.)

De même on administre l'éther en sirop, une cuillerée à bouche ou à soupe, on le fait prendre encore dans des capsules gélatineuses, deux ou trois ou cinq de ces capsules à intervalles de quelques minutes.

Le camphre peut être administré en pilules de 0,10 centigrammes, trois à quatre par jour et même plus, mais le bromure de camphre aux mêmes doses a une action plus prompte et plus sûre.

On calme également les troubles nerveux par les infusions de valériane, par des préparations au valérianate d'ammoniaque, par des potions contenant de l'eau de laurier-cerise, comme celle-ci :

Eau de laurier-cerise .... 10 gr.
Sirop diacode......................... 30 gr.
Eau de tilleul .... 85 gr.

par grandes cuillerées à bouche de temps à autre, suivant le besoin.

Antivomitifs.

On ne doit pas empêcher les vomissements de se produire quand ils ont pour cause une indigestion, une indisposition alimentaire, un empoisonnement, ou les coliques violentes d'une obstruction intestinale (coliques du miserere), mais au contraire les favoriser au début. Cependant lorsque la cause des vomissements est autre que celles énumérées ci-dessus, par exemple nerveuse, lorsque, d'autre part, même à la suite d'indigestion ou d'empoisonnement, les vomissements ont duré un temps suffisant, lorsque les efforts pour vomir n'amènent plus de matières d'un estomac vide, il faut s'occuper à faire cesser les vomissements.

La liste des substances antivomitives est longue et variée, ce qui démontre que leurs effets ne sont pas constants et que les résultats obtenus par elles ne sont pas toujours prompts et satisfaisants.

Les antivomitifs qui se trouvent le plus aisément sous la main sont : la *limonade gazeuse* à donner par demi-verrées de temps à autre, l'*eau de Seltz*, à faire prendre de même, les *eaux minérales gazeuses* de Saint-Alban, de Saint-Galmier, etc., la *glace* cassée en petits morceaux et dont on avale quelques-uns de temps à autre.

Comme antivomitifs : le *repos complet au lit, l'appli-*

cation de linges chauds, de fers chauds, de cataplasmes chauds sur le creux de l'estomac.

Les moyens médicamenteux sont plus actifs que ceux dont nous venons de parler et pourtant ils échouent eux-mêmes parfois, d'où la nécessité fréquente d'en essayer plusieurs.

En premier lieu : la *potion de Rivière*, qui est préparée dans deux flacons étiquetés n° 1 et n° 2 ; on prend une cuillerée à bouche du n° 1 et aussitôt après une cuillerée à bouche du n° 2, on renouvelle cette dose tous les quarts d'heure ; l'eau *chloroformée* que l'on peut prescrire dans une potion :

> Eau chloroformée saturée .... 100 gr.
> Sirop de codéine...................... 30 gr.

une cuillerée à bouche tous les quarts d'heure, la *créosote* dont on prendra dix à quinze gouttes dans un peu d'eau sucrée, le *bicarbonate de soude* dont on fera prendre une demi-cuillerée à café dans un peu d'eau, l'*éther*, quelques gouttes : dix à quinze sur du sucre, ou deux ou trois capsules d'éther, le *chloroforme*, quatre à cinq gouttes, pas davantage sur un peu de sucre.

Voici une formule antivomitive préconisée par le Dr Gaston Lyon :

> Menthol................................. 0 gr. 50
> Alcool à 93°............................ 15 gr.
> Sirop de codéine....................... 30 gr.
> Eau chloroformée .... 250 gr.

une cuillerée à soupe de temps à autre, jusqu'à cessation des vomissements.

Ou bien celle du Dr Huchard, de Paris :

> Teinture d'iode .... 5 gr.
> Chloroforme........................... 5 gr.

En faire prendre cinq gouttes à renouveler une ou deux fois seulement pendant la journée.

Enfin on a préconisé les bons effets d'une potion calmante à 0,05 centigrammes d'extrait thébaïque, ou le sirop thébaïque une demi-cuillerée à bouche, puis, une demi-heure après autant, de même pour le sirop de morphine. A noter les avantages réels obtenus par le bromure associé au chloral d'après la formule :

Hydrate de chloral	2 gr.
Bromure de potassium	4 gr.
Sirop diacode	30 gr.
Eau de Menthe	10 gr.
Eau, q. s. pour	125 gr.

à faire prendre par cuillerées à soupe toutes les demi-heures, et même plus souvent si besoin était.

Le bromure de strontium aux mêmes doses serait plus actif et aurait une action antivomitive plus marquée que celui de potassium.

Balnéation.

Selon la température de l'eau d'un bain on le dit bain *froid*, bain *tiède* ou bain *chaud*.

Les bains froids ont une température au-dessous de 28° centigrades.

Les bains tièdes sont compris entre 28° et 34°.

Les bains chauds sont pris au-dessus de cette dernière température.

Il est certain que cette division n'est pas absolue, mais elle est nécessaire pour s'entendre au sujet des divers traitements.

Les bains froids sont uniquement prescrits par le médecin traitant dans les cas de fièvre typhoïde, dans quelques autres fièvres ou affections aiguës où le malade a une température très élevée.

C'est le bain tiède qui est le plus souvent employé. A l'aide de quelques frictions, il nettoye, il enlève l'enduit gras et sébacé qui recouvre la peau et favorise ainsi les fonctions de celle-ci. Il assouplit les membres et facilite le jeu des articulations.

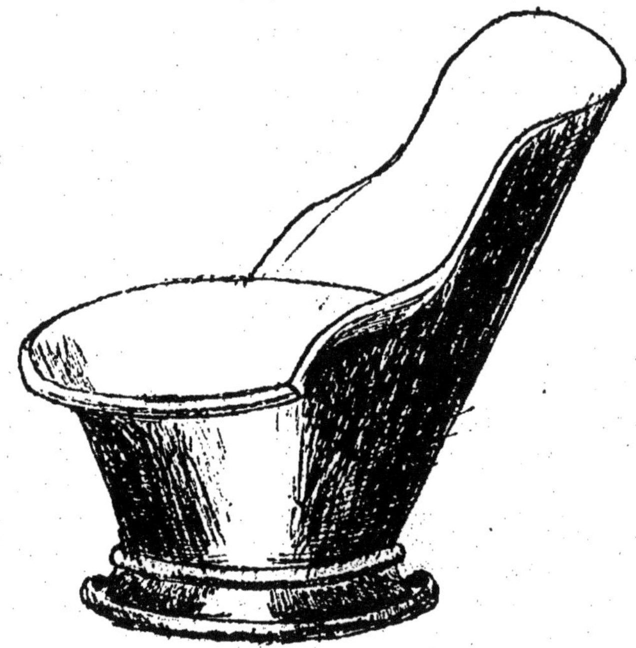

Fig. 1. — Bain de siége.

Le bain tiède exerce encore en maintes circonstances une action heureuse. Il attire le sang à la peau et décongestionne les organes intérieurs. C'est ainsi que son action produit de bons effets sur les hémorroïdes enflammées et congestionnées. Il calme les nerfs, amène souvent le sommeil chez un enfant, chez une personne agitée, incapable de dormir depuis plusieurs nuits. Il fait quelquefois cesser aussitôt les contractions nerveuses ou méningitiques, les accès de crises dans certaines maladies. Enfin il peut apporter un soulagement notable dans les cas de coliques très douloureuses : coliques hépatiques, néphrétiques, etc.

On ne se mettra au bain que quatre heures après le dernier repas.

Il faut rester environ trois quarts d'heure à une heure dans un bain tiède pour en retirer un bon résultat.

Chacun sait ce qu'on entend par *bain de siège* (*Fig.* 1), *bain de pied*. Lorsqu'on veut rendre un bain médicamenteux on ajoute à l'eau, soit de l'amidon, soit de la gélatine, soit des plantes médicinales.

On prépare le bain d'amidon en délayant au préalable et dans l'eau froide : 1 kilog d'amidon en poudre ; on ajoute cet amidon ainsi délayé à l'eau du bain.

Le bain gélatineux est obtenu en mettant simplement 500 grammes de gélatine dans l'eau du bain.

Les bains alcalins sont ceux dans lesquels on met 250 grammes de sous-carbonate de soude pour chaque bain ou encore la même quantité de bicarbonate de soude.

On ajoute parfois aux bains une infusion de valériane ou de tilleul en préparant cette infusion à raison de 1 kilog de valériane ou de tilleul pour 10 litres d'eau bouillante que l'on vide ensuite dans le bain.

Bande élastique de caoutchouc.

Dans le but d'arrêter une hémorragie on fait usage d'une bande en caoutchouc dite *bande hémostatique*. (*Fig.* 2, 3 et 4.)

On applique cette bande en l'étirant sur l'endroit d'où le sang jaillit. La compression qu'elle produit arrête aussitôt et complètement toute hémorragie.

Cette bande est très simple, elle est toute en caoutchouc et peut avoir les dimensions suivantes : largeur 4 à 5 centimètres, longueur environ 1 mètre. Elle porte ou ne porte pas une garniture avec crochets pour maintenir les deux bouts de la bande appliquée.

Les bandes types élastiques en usage dans les hôpitaux sont celles d'Esmarch et de Nicaise. Elles servent non seulement à faire cesser une hémorragie, mais encore à refouler vers le cœur le sang d'un membre que l'on veut amputer.

Fig. 2. — Bande hémostatique.

Fig. 3. — Bande hémostatique avec liens.

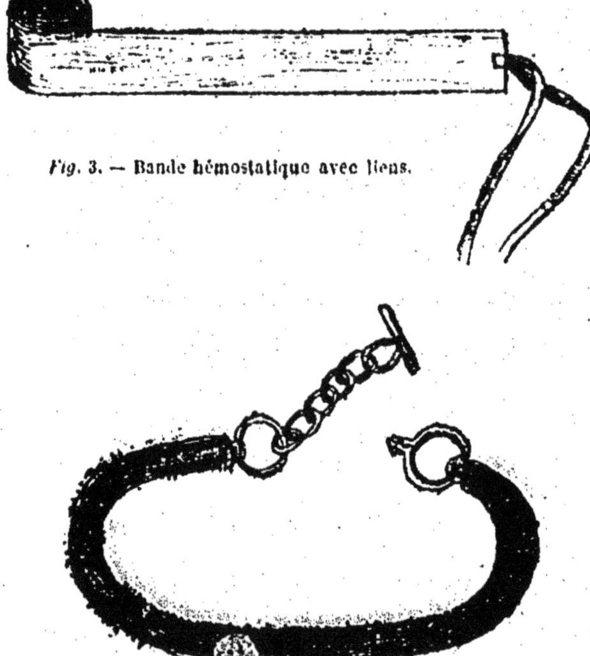

Fig. 4. — Bande hémostatique avec crochets.

Au point de vue de l'asepsie, la bande de caoutchouc simple sans crochet, ni agrafes métalliques est préférable, parce qu'on peut la tenir dans un bain de sublimé à 1 °/₀₀ et l'appliquer ensuite sur une hémorragie quelconque, sans crainte d'infécter la plaie.

Bouillons nutritifs pour malades.

On hache en morceaux 400 à 500 grammes de viande maigre de bœuf. On choisit de préférence la viande de la cuisse, du filet ou de toute autre partie bien charnue et *maigre*.

On met ensemble la viande et l'eau *froide non salés* (cette méthode donne un rendement bien supérieur à d'autres) deux litres environ, car elle se réduira beaucoup par l'ébullition. On obtient ainsi par ébullition prolongée de 3 à 4 heures un *consommé*, c'est-à-dire un bouillon qui contient bon nombre des principes de la viande.

Il est facile de parfumer ce consommé au goût du malade en y ajoutant poireau, persil, etc., et du sel après la cuisson.

Le bouillon pourra être préparé de même façon avec les viandes de veau ou de poulet. Ces dernières plus légères et plus digestes sont par contre moins nutritives.

Quand le bouillon ou consommé est prêt, il est bon de le dégraisser. S'il est refroidi depuis quelque temps, la graisse monte naturellement à la surface et se prend en une croûte qu'il est facile d'enlever, s'il est chaud on le passe à travers un linge fin préalablement mouillé.

Lorsqu'il est nécessaire d'avoir chaque jour un consommé pour un malade, mieux vaut se servir d'ustensiles spéciaux pour la cuisson appelés *marmites américaines*.

Calmants.

Les calmants occupent une très large place en médecine. Ce n'est point exagérer que d'affirmer que la moitié des moyens thérapeutiques, médicaments ou autres, utilisés dans l'art de guérir sont des calmants.

Aussi, nous nous contenterons de mentionner les grandes lignes de division des calmants, d'indiquer les principaux et parmi ceux-ci les plus facilement utilisables, lorsqu'il s'agit de prodiguer les premiers secours d'urgence.

Notons, en premier lieu, les moyens sédatifs ou calmants non médicamenteux :

Les douches, les grands bains tièdes, même les bains froids à eau courante, les lotions froides, les lavements tièdes, le repos au lit, la distraction, les promenades au grand air et sans fatigue extrême.

En second lieu, nous avons les calmants antispasmodiques, calmants spéciaux des nerfs énumérés plus haut (*voir Antispasmodiques* et leur mode d'emploi) : éther, chloroforme, camphre, bromures, chloral, musc, castoréum, eau de laurier-cerise, eau de fleurs d'oranger, valérianates.

A ces deux premiers groupes ajoutons : l'opium, la belladone, la jusquiame, la morelle, la stramoine, la digitale et toutes les préparations que l'on retire de ces plantes ou de l'opium.

On a fait une division parmi ces narcotiques et l'on admet le groupe des calmants inébriants. Ce groupe comprend le chanvre indien et ses composés, le haschich, la coque du Levant, l'acide carbonique, le nitrite d'amyle, le protoxyde d'azote.

Enfin, un dernier groupe contient les antinévralgiques : antipyrine, la phénacétine, le pyramidon.

Il importe d'utiliser judicieusement ces diverses sortes de médicaments. Dans cet ordre d'idées, on trouvera des indications plus précises à leur sujet aux différents chapitres où ils sont mentionnés plus spécialement.

Malgré cela et même en cas d'urgence, il appartient aux médecins et aux pharmaciens presque exclusivement de prescrire des préparations médicamenteuses calmantes.

On a souvent intérêt pour arriver plus promptement au calme désirable, à réunir plusieurs calmants dans une seule potion ou préparation. De même quand la chose est possible, il est bon de ne pas négliger un des moyens calmants indiqués dans le premier groupe en même temps qu'on fait usage des médicaments narcotiques.

Cataplasmes.

Le cataplasme est une bouillie claire, cuite à l'eau et préparée à la farine de lin, à l'amidon, à la fécule de pomme de terre ou encore à toute autre substance capable de former une pâte légère et de conserver assez longtemps la chaleur et l'humidité.

Pour faire un cataplasme de farine de lin on délaye cette farine avec un peu d'eau tiède ou froide sans laisser de grumeau, on ajoute ensuite deux fois autant d'eau que de farine de lin.

On fait cuire en maintenant pendant quelques instants le mélange à l'ébullition et en remuant sans cesse pour éviter que la pâte ne s'attache au fond de la casserole et ne brûle.

Après cuisson, la pâte qui doit rester un peu claire est étendue bouillante sur un linge fin et léger d'une dimension deux fois supérieure aux dimensions à donner au cataplasme. Les quatre bouts de ce linge sont repliés et même faufilés pour mieux retenir la pâte du cataplasme. C'est le côté où le linge n'est pas replié qui est appliqué sur la partie malade du corps. Au lieu de linge fin on peut étendre le cataplasme sur de la tarlatane un peu serrée qui n'est utilisée qu'une fois.

On conserve beaucoup plus longtemps la chaleur et l'humidité d'un cataplasme si on a le soin de le recouvrir d'une couche d'ouate, recouverte à son tour par du taffetas gommé.

« Un cataplasme de farine de graine de lin (1) préparé « avec de la farine *bien fraîche*, convenablement protégé « par un taffetas gommé, soigneusement recouvert de « compresses d'ouate et fixé par un bon bandage, peut « rester en place, en moyenne 5 à 6 heures, sans trop se « refroidir, sans se dessécher et sans s'aigrir sensible-« ment. »

Pour empêcher un cataplasme d'aigrir, un bon moyen consiste à ajouter à la farine au moment où on la délaye un peu de formol soit une demi-cuillerée à café pour 200 grammes environ de farine de lin. Toutefois on y prendra garde, cette addition qui est antiseptique peut irriter certaines peaux délicates.

Au lieu d'employer l'eau pure on peut dans le but de rendre le cataplasme plus antiseptique et moins suscep-tible d'aigrir faire usage d'eau boriquée ou d'une autre solution antiseptique mais on évitera de se servir de l'eau phéniquée qui pourrait irriter par des applications répétées ou amener la gangrène dite phéniquée, surtout s'il s'agit des doigts de la main ou du pied.

Le *cataplasme sinapisé* est obtenu en saupoudrant de farine de moutarde le côté à appliquer sur la peau. Ce cataplasme est utilisé pour provoquer une révulsion, une rubéfaction de la peau en même temps qu'un effet émol-lient.

Le cataplasme laudanisé est celui sur lequel on verse du

---

(1) *Manuel pratique de l'infirmière et de la garde-malade,* Bourneville.

côté qui s'applique sur la peau quelques gouttes de laudanum : 30 à 40 gouttes.

Le cataplasme de fécule de pomme de terre a sur celui de lin certains avantages : il est moins salissant, il ne produit pas de la rougeur, des boutons, comme il peut arriver avec l'autre, en outre il n'aigrit pas aussi vite. On peut comme celui de lin l'empêcher d'aigrir rapidement si on ajoute un peu de formol. A ce sujet même observation que ci-dessus.

Sa préparation par contre exige un peu plus d'attention pour le réussir. Avec peu de fécule on obtient un grand cataplasme. On prend par exemple 100 grammes de fécule, on délaye ces 100 grammes dans deux fois autant d'eau, puis on complète la quantité nécessaire pour ajouter ensuite en tout un litre d'eau froide. On chauffe *doucement* et on agite constamment avec une cuillère, jusqu'à ce que le mélange qui est d'abord blanc, opaque, prenne une teinte claire, transparente, opaline. C'est le moment où le mélange va s'épaissir et se prendre en masse. On le surveillera davantage. Dès qu'il commence à devenir plus épais on l'enlève du feu, on remue encore quelques instants et vigoureusement. On étend sur un linge cette pâte qui doit rester avec la consistance d'une épaisse gelée. Si elle était dure, si elle formait une masse solide, il faudrait la jeter et recommencer.

A la campagne il arrive parfois qu'on n'a sous la main ni farine de lin, ni amidon, ni fécule, il est possible à la rigueur de confectionner un cataplasme avec des pommes de terre cuites à l'eau et délayées dans un peu d'eau chaude ou de la mie de pain mouillée et chauffée dans une casserole. Ces deux matières seront étendues comme la farine de lin en pâte un peu claire sur un linge fin.

On prépare encore des cataplasmes avec de la pulpe de carotte, de la pulpe de pruneaux ou d'oignons de lis, ou d'oignons ordinaires. Pour obtenir une pulpe, on rape la substance à pulper, on la passe ensuite au tamis.

On peut obtenir des cataplasmes instantanés en humectant d'eau bouillante des morceaux de toile portant sur un côté de la farine de lin desséchée et déshuilée.

A signaler aussi comme cataplasmes instantanés ceux de Lelièvre, de Langlebert ou d'Hamilton.

Compresses.

La compresse consiste simplement en une application d'un linge mouillé avec une solution médicamenteuse froide, tiède ou chaude sur la partie malade. On peut aussi se servir d'une large touffe de coton hydrophile que l'on mouille et que l'on recouvre ou non d'un linge. On se sert encore pour compresses d'un papier buvard épais.

Décoction.

Le mot décoction tiré du latin signifie cuisson et sert à désigner une opération qui consiste à faire cuire ensemble l'eau et certaines parties de plantes médicamenteuses au lieu de les laisser infuser.

On fait cuire les parties dures ou ligneuses des plantes, les écorces, les racines, le bois, les feuilles, tandis qu'on fait infuser les parties délicates : les fleurs, les sommités fleuries.

La décoction dure environ un quart d'heure à partir du moment où l'eau bout. On met à peu près 30 à 40 grammes de la substance pour un litre d'eau, soit une bonne pincée par litre.

Dépuration.

La médication dépurative est celle qui excite et active les fonctions des émonctoires naturels. Les émonctoires naturels sont les organes qui rejettent hors du corps les déchets de la nutrition, tels sont les intestins qui rejettent les excréments ou selles, les reins qui excrètent l'urine, la peau qui exsude la transpiration, les poumons qui exhalent la transpiration pulmonaire.

Cette dernière, l'exhalation pulmonaire, qui s'effectue par la respiration ou pour mieux dire par l'expiration de l'air inspiré, est plus considérable qu'on ne le suppose généralement.

Toutes les substances qui auront une influence marquée sur ces émonctoires seront donc des dépuratifs au sens vrai du mot.

Il faut y ajouter celles qui stimulent les fonctions si complexes et si nombreuses du foie, lequel est un organe éliminateur par excellence. Il rejette, en effet, par la bile et même il brûle les substances toxiques et les résidus infectieux de la nutrition.

D'après ce que nous venons de dire, les purgatifs, les diurétiques, les sudorifiques, les cholagogues (substances capables d'exciter la sécrétion de la bile) sont des dépuratifs. L'iode et les iodures sont aussi des agents dépurateurs de l'organisme.

Douches.

Les douches sont appelées *froides, tièdes* ou *chaudes,* selon que l'eau projetée sur le corps au moyen d'appareils est froide, tiède ou chaude. (*Fig. 5.*)

La douche froide produit une sensation très vive de suffocation, la pâleur de la peau et un frisson. Ces sensa-

tions désagréables font place en quelques secondes à une
vive réaction caractérisée par un appel de sang à la peau,
une rougeur vive de celle-ci et un état de bien-être remarquable. Le corps se trouve après une douche plus souple,
plus fort, plus agile. Les douches doivent être de très
courte durée de quelques secondes : 10 à 15 secondes pour
commencer et ensuite de 25 à 40 secondes (L. Fleury) et

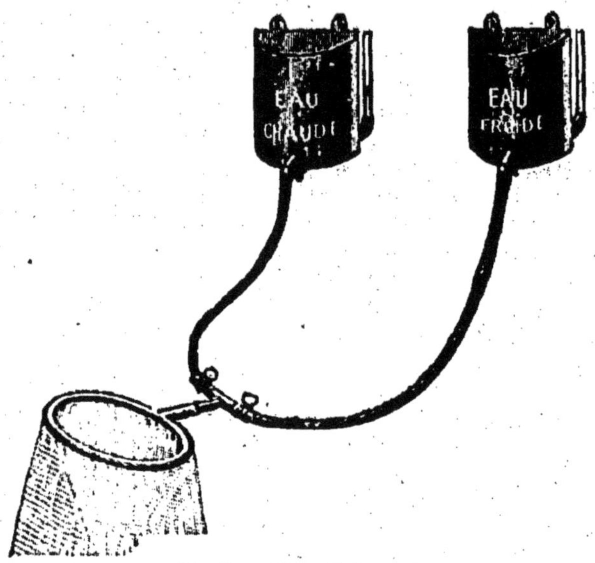

Fig. 5. — Appareil à douche.

tout au plus d'une minute. Une douche prolongée au-delà
de ce temps peut avoir des inconvénients sérieux.

Pour la douche en pluie on a soin de se couvrir la tête
mais le meilleur appareil c'est celui qu'on appelle *douche-
collier* comme le montre la figure 6.

Un tuyau caoutchouc met en communication le collier-
douche avec un robinet d'eau fraîche.

Il arrive souvent qu'on ne peut supporter d'emblée
l'impression pénible d'une douche froide. Dans ce cas,

pour s'y habituer, il est bon de faire pendant quelques temps des affusions ou lotions froides.

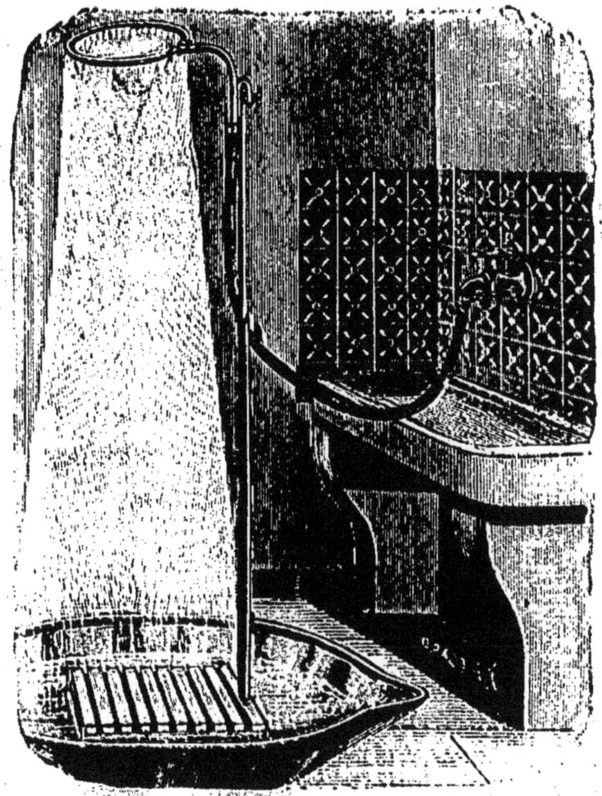

Fig. 6. — Appareil à douche.

Si la douche laissait un mal de tête on prendrait aussitôt après un bain de pieds chaud.

Doses.

Les doses des médicaments et des poisons indiquées dans le cours de cet ouvrage et aux *Empoisonnements* sont des doses pour adultes c'est-à-dire pour personnes de 20 à 25 ans au moins. Lorsqu'il s'agit d'une quantité de médicaments à faire prendre aux enfants ou aux vieillards, cette quantité est indiquée avec l'âge.

Afin d'établir une échelle des doses selon les âges nous dirons que :

> La dose entière pour les adultes étant représentée par : 1 ou l'unité, un enfant de 12 ans ne devra prendre que la demi-dose, soit.   1/2
> Un enfant de 4 ans ne devra prendre que le quart de dose, soit...................... 1/4
> Un enfant de 2 ans ne devra prendre que le huitième, soit...................... 1/8

Pour les âges intermédiaires on admet des doses oscillant entre les quantités inscrites ci-dessus.

On admet que pour les vieillards on doit diminuer un peu les doses inscrites pour les adultes. On diminue aussi ces doses quand il s'agit de personnes faibles ou convalescentes.

Ce tableau ci-dessus qui est classique et adopté par tous les praticiens comme règle n'est cependant pas d'une exactitude absolue. Ainsi les enfants sont très sensibles à l'opium, on ne devra pas en donner aux enfants âgés de moins d'un an. Par contre ils supportent des doses de belladone plus fortes que celles qu'on devrait leur formuler d'après le tableau. Il en est de même pour le calomel, etc.

AUTRE TABLEAU DES DOSES.

Il faut en général :

> 20 gouttes d'eau pour peser............... 1 gr.
> 50 gouttes d'alcool à 55° ou d'eau-de-vie ou de teinture médicamenteuse pour peser... 1 gr.
> La cuillerée à bouche contient eau......... 15 gr.
> La cuillerée à dessert contient eau......... 10 gr.
> La cuillerée à café contient eau........... 5 gr.
> Le verre à liqueur contient eau........... 20 gr.
> Le verre à Bordeaux contient eau .... 50 à 60 gr.
> Le grand verre à boire (très variable) contient eau .... 200 gr.

Eau albumineuse.

L'eau albumineuse est utilisée en boisson contre la diarrhée, la dysenterie. Elle est surtout employée dans les cas d'empoisonnements et en particulier contre l'empoisonnement par les sels de mercure, le sublimé spécialement.

On la prépare en délayant quatre blancs d'œufs dans un litre d'eau froide.

Eau blanche.

L'eau blanche est obtenue en vidant 30 à 40 grammes d'extrait de saturne ou sous-acétate de plomb liquide dans un litre d'eau ordinaire. Il faut agiter chaque fois avant d'en faire usage.

L'eau blanche est employée en compresses pour application sur les coups, sur les contusions, etc.

Eau de mauve, de guimauve.

Cette eau est simplement une infusion de fleurs ou de feuilles de ces plantes. C'est une eau émolliente, adoucissante, utile dans certains cas d'empoisonnement, lorsque l'estomac est irrité, corrodé par des poisons caustiques ou acides.

Electrisation.

L'électricité a reçu de nos jours de nombreuses applications en médecine et en recevra, selon toute vraisemblance, beaucoup d'autres. Nous en dirons quelques mots pour indiquer ce qu'on peut attendre des progrès déjà réalisés dans cette branche spéciale de l'art de guérir, mais ce qui nous intéresse le plus c'est l'aide puissante de l'électrisation dans les secours d'urgence.

L'électricité est utilisée en médecine :

1º Dans les attaques de paralysie ou d'apoplexie pour stimuler l'énergie d'un nerf qui tient sous sa dépendance les muscles qui sont ou paraissent paralysés.

2º Dans les cas d'arrêt de la vie végétative, à la suite d'asphyxie proprement dite ou de pendaison récente ou de suffocation, en général chaque fois qu'il est indiqué de réveiller et d'exciter les fibres nerveuses ayant sous leur dépendance les fonctions du cœur et des poumons.

Pour ces deux cas on fait usage le plus souvent de la *faradisation*, mode d'application de l'électricité que nous décrivons plus loin.

L'électricité est encore utilisée :

3º Dans les cas de névralgie rebelle à tout autre moyen.

4º Dans la constipation occasionnée par le défaut de tonicité et de motricité de l'intestin.

5º Dans les cas où il est nécessaire de brûler les tissus pour élargir un canal trop resserré, de cautériser une fistule afin de la guérir. On fait usage de courants électriques portant une sorte de thermo-cautère chauffé au rouge.

Enfin la radiothérapie a ouvert des horizons nouveaux à l'art médical. On guérit par elle certains cancers superficiels. Par elle aussi, on scrute les tumeurs situées dans les profondeurs des tissus et les déformations osseuses provenant d'une balle à feu ou d'une fracture.

Lorsqu'on veut avoir recours aux bons offices de l'électricité, on s'adresse en général à deux sources d'électricité bien différentes :

L'une l'électricité statique ;

L'autre l'électricité dynamique.

C'est l'appareil bien connu appelé *machine électrique* qui produit l'électricité statique. Le malade est placé

sur un tabouret ou sur un plateau à pieds isolants et reçoit
tantôt directement la source électrique avec laquelle il
est en communication, il prend alors un *bain électrique*,
tantôt des décharges légères d'électricité, par de petites
étincelles électriques.

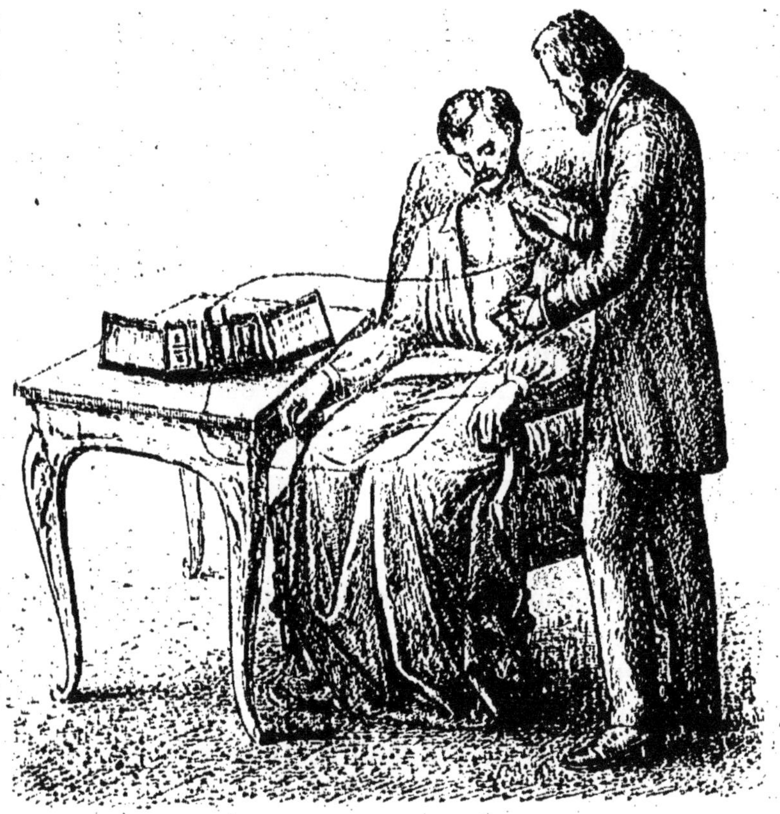

Fig. 7. — Électrisation.

L'autre source d'électricité appelée dynamique est obtenue, soit avec des piles, elle prend alors suivant ces piles
le nom de galvanique (piles de Galvani) ou de voltaïque
(piles de Volta), soit avec des appareils spéciaux (appareil

de Gaiffe, de Chardin, de Trouvé) et dans ce cas l'électricité est dite d'*induction*.

L'action de l'électricité sur les nerfs et par là même sur les muscles se manifeste par des commotions, par des contractions musculaires, plus ou moins énergiques, suivant la puissance de la source électrique.

L'électricité d'induction appelée encore faradique a cela de caractéristique, c'est qu'elle développe des courants interrompus qui ont un effet puissant sur les nerfs moteurs.

Nous venons de voir que, pour l'application de l'électricité statique, on faisait usage de la machine électrique et du tabouret à pieds isolants ; pour l'électricité dynamique on promène sur le corps le long du trajet des nerfs (*Fig.* 7) qu'on veut exciter deux poignées en laiton contenant chacune une éponge imbibée d'eau salée, ou bien encore une brosse métallique d'un côté et un tube en laiton avec eau salée ou une plaque de laiton de l'autre côté.

Embrocations.

Les embrocations sont des liniments à base de corps gras. Elles sont employées en frictions, en massages, dans le but d'activer la circulation du sang et d'assouplir les articulations.

La plus connue de ces embrocations est celle dite de Roche, dont la formule serait (Dorvault) :

```
Huile d'olive.................................... 500 gr.
Essence de girofle.............................. 30 gr.
Teinture d'ambre................................ 8 gr.
```

Cette dernière substance très chère pourrait être supprimée. D'ailleurs on peut varier à volonté cette formule en conservant le corps gras.

Entéroclyse.

Ce mot signifie *lavage de l'intestin*. On pratique ce lavage dans un but thérapeutique, soit pour débarrasser l'intestin des matières qui l'encombrent, soit pour réveiller son énergie, par l'excitation qui en résulte.

On le pratique en se servant d'une longue canule généralement en caoutchouc rouge de 30 à 35 centimètres de longueur. On enduit cette canule d'un corps gras, de vaseline neutre préférablement à tout autre, on l'introduit à l'anus avec précaution de façon qu'elle soit toute enfoncée. On adapte à cette canule un tuyau qui communique d'autre part à une douche à injection ou douche d'Esmarch. Celle-ci ne doit pas être placée trop haut, tout au

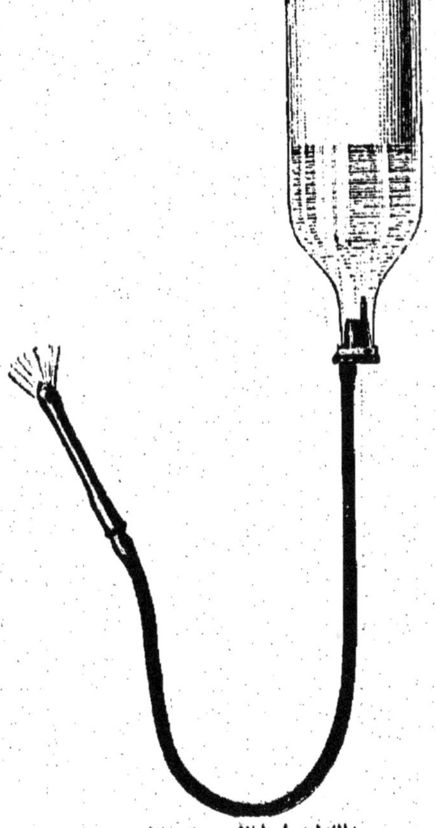

Fig. 8. — Vide bouteille.

plus à 50 centimètres au-dessus du niveau de la canule afin que la pression du liquide soit légère.

On peut encore se servir d'un appareil très simple : un vide-bouteille comme le représente la figure 8.

Le liquide que l'on fait ainsi pénétrer profondément est de l'eau bouillie simplement ou bien une infusion émolliente ou une eau médicamenteuse. On fait passer en général deux litres de liquide dans l'intestin, liquide qui est à la température de 35° à 40°. Le malade rend aussitôt le liquide injecté.

L'entéroclyse a des indications précieuses dans la colite muco-membraneuse, dans le choléra, dans les diarrhées rebelles, dans la congestion du foie, dans l'obstruction intestinale, etc.

Fomentations.

Les fomentations consistent en applications de compresses imbibées d'un liquide chaud et émollient. On se sert le plus souvent de l'infusion de fleurs de sureau.

Lorsqu'on ne veut pas renouveler très souvent les compresses, on recouvre celles-ci de taffetas gommé ou de gutta-percha pour conserver au liquide sa chaleur et retarder son évaporation.

Fumigations.

Comme ce mot tiré du latin l'indique, la fumigation consiste à produire une fumée qu'on peut rendre médicamenteuse. A cet effet on jette sur des charbons ardents des produits résineux tels que l'encens, le benjoin, les cônes de pin, les baies de genièvre, etc. On se place de manière que la fumée résineuse dégagée vienne frapper la partie du membre ou le membre atteint de douleurs rhumatismales. D'autres fois on respire cette fumée comme dans l'asthme, on brûle alors des plantes médicinales : belladone, stramoine, jusquiame, etc.

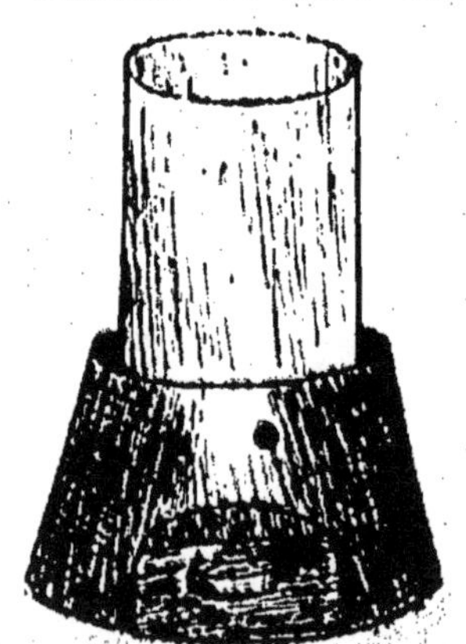

Fig. 9.— Appareil pour fumigations.

On étend parfois la signification de ce mot *fumigations* à la production de vapeurs aussi bien que de fumées. (*Fig.* 9.) C'est ainsi que l'on pratique des fumigations en faisant bouillir dans l'eau les substances résineuses indiquées et en se plaçant au-dessus pour en recevoir les vapeurs.

Infusions.

On prépare une infusion en jetant sur une pincée de fleurs desséchées à l'ombre ou sur une sommité fleurie de la plante une tasse d'eau bouillante. Il faut laisser l'eau et la fleur en contact, autrement dit laisser infuser pendant un quart d'heure environ.

L'infusion doit être bue chaude et, si l'on veut, sucrée.

On ne fait pas infuser les racines, les écorces, les feuilles d'un arbre ou d'une plante. Ces parties sont dures et doivent être cuites. (*Voir Décoction.*)

Inhalations.

Inhaler signifie respirer ; toutefois on peut inhaler ou respirer non seulement des gaz, des vapeurs, mais encore des liquides médicamenteux que l'on pulvérise au moyen d'un vaporisateur.

On voit combien les inhalations sont de nombreuses espèces : inhalations d'oxygène, inhalations sulfureuses, inhalations de vapeurs émollientes préparées par infusion de fleurs de sureau, de mauve, de guimauve, inhalations de vapeurs résineuses provenant d'infusion de bourgeons de sapin, des produits du goudron, enfin inhalation d'eucalyptol, de créosote, d'eau phéniquée ou de tout autre liquide vaporisé.

Les appareils servant à inhaler sont en général très simples. Citons l'inhalateur de goudron Magnes-Lahens et l'inhalateur simple et ordinaire dont le prix est modique. Les figures ci-dessous représentent ces derniers appareils. (*Fig.* 10 *et* 11.)

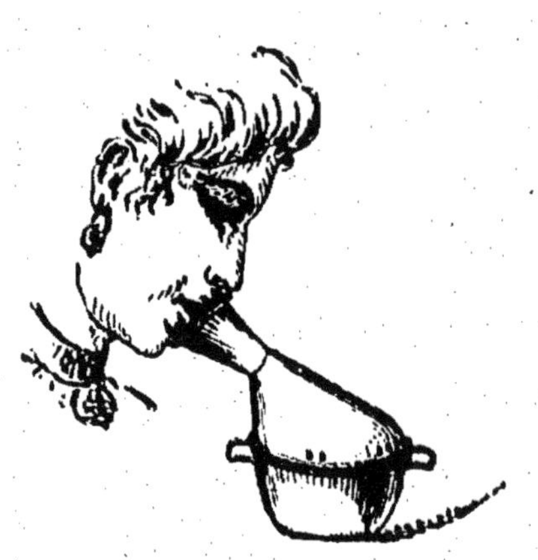

Fig. 10. — Inhalateur.

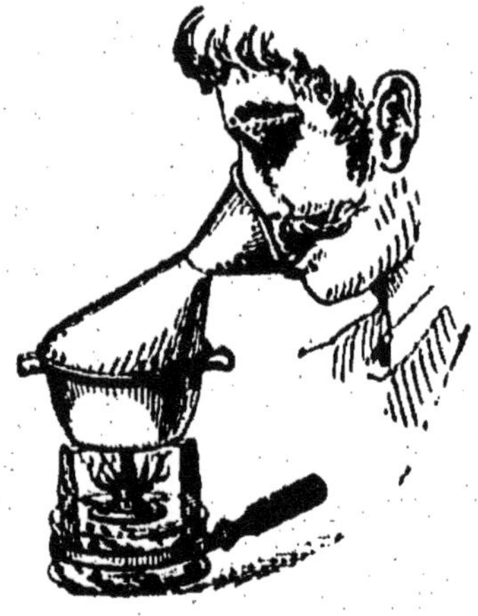

Fig. 11. — Inhalateur.

Les inhalations employées le plus souvent sont celles d'oxygène. Elles trouvent de nombreuses applications dans tous les cas où il est utile de stimuler les fonctions de respiration et d'activer par un air plus pur et plus vivifiant l'hématose ou régénération du sang renfermé dans les poumons. On a obtenu par ce moyen de bons résultats dans l'anémie, la chlorose, etc.

Nous verrons plus loin qu'on fait souvent usage des inhalations d'oxygène dans l'asphyxie quelle qu'en soit la cause, dans les indispositions subites, etc. (*Fig.* 12.)

Pour faire respirer de l'oxygène à un malade on se sert d'un appareil qui comprend un ballon de caoutchouc rempli du gaz oxygène, d'un flacon laveur dans lequel passe l'oxygène à mesure qu'on presse sur le ballon qui le contient et enfin d'une pipette que l'on place dans la bouche du malade ou entre ses dents. Au lieu d'une pipette

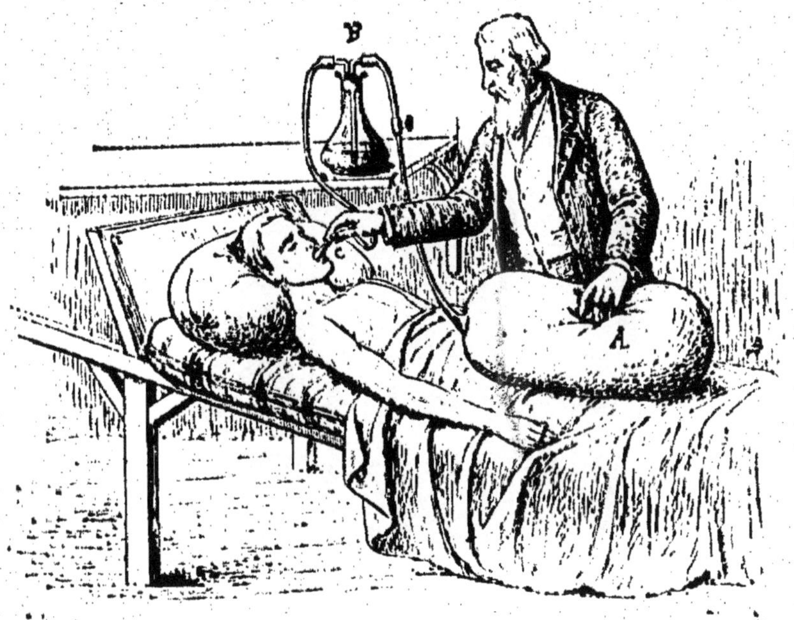

Fig. 12. — Inhalations d'oxygène.

A Ballon de caoutchouc contenant l'oxygène à faire respirer.
B Flacon laveur dans lequel passe l'oxygène pour se purifier.
C Pipette que le malade tient dans la bouche pour respirer l'oxygène.

on peut mettre à la place un entonnoir en verre que l'on met devant le nez et la bouche.

Injections hypodermiques.

L'injection hypodermique ou sous-cutanée consiste, comme son nom l'indique à introduire sous la peau, au moyen d'une seringue, un liquide médicamenteux.

La seringue employée est celle de Pravaz ou une modifi-

cation de celle-ci. La seringue Pravaz contient habituellement un centimètre cube de liquide ou un gramme d'eau
distillée. (*Fig.* 13.)

Bien que dans les secours à apporter en cas d'urgence il
ne soit pas possible le plus souvent de prendre toutes les
précautions utiles de stérilisation et d'antisepsie, car souvent le temps presse et retarder l'injection c'est compromettre le succès des secours, nous donnons les règles né-

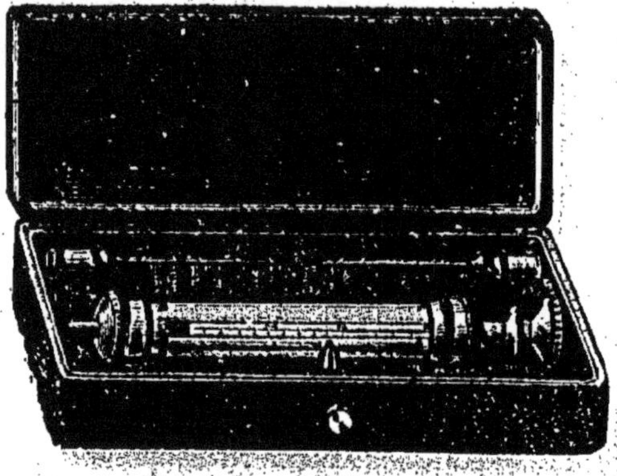

Fig. 13. — Seringue Pravaz.

cessaires pour la stérilisation de la seringue et le nettoyage
antiseptique de la peau à injecter, ces deux opérations
ayant pour but de prévenir la formation ultérieure des
abcès.

En premier lieu la seringue doit être stérilisée. S'il s'agit
d'une seringue *démontable* et *toute en verre* la stérilisation
est une opération très simple : on fait bouillir pendant
trois quarts d'heure à une heure les diverses parties de la
seringue démontée : piston, corps de pompe, on remet en
place après stérilisation. On peut encore, si tout est en
verre, maintenir pendant ce laps de temps la seringue à
l'ébullition, elle est ainsi stérilisée.

Si on a une seringue Pravaz avec piston en cuir on ne

peut la stériliser par la chaleur sans la détériorer. Aussi on commence par dégraisser la rondelle de cuir du piston en se servant d'alcool à 93° ou de chloroforme. On aspire un de ces liquides à plusieurs reprises, on le laisse imbiber les cuirs de la seringue. Puis, le dégraissage obtenu, on aspire avec la seringue une solution phéniquée à 50 gr. par litre afin d'obtenir la stérilisation. Enfin, après stérilisation, on débarrasse la seringue de la solution phéniquée en la laissant tremper dans l'eau distillée bouillie et en aspirant, pour la rejeter aussitôt, plusieurs fois cette eau bouillie.

Pour faire usage de la seringue, on adapte l'aiguille que l'on stérilise aussi par le flambage à l'alcool exécuté chaque fois qu'on veut s'en servir.

Il faut aussi, avons-nous dit, pratiquer un nettoyage antiseptique de l'endroit où doit être faite la piqûre afin de prévenir des abcès que pourrait occasionner cette piqûre. Ce nettoyage s'effectue par un lavage de la peau en la savonnant et en passant ensuite une solution antiseptique de sublimé à 1 °/oo ou phéniquée à 25 grammes par litre. On peut encore plus simplement passer à frottement dur et à plusieurs reprises sur l'endroit un tampon de coton hydrophile imbibé d'une de ces solutions antiseptiques. Mais plusieurs praticiens se servent uniquement de tampons imbibés d'éther pour laver et aseptiser la peau.

Le remplissage de la seringue s'obtient en faisant plonger le bout de celle-ci dans le liquide à injecter et en tirant le piston pour aspirer le liquide. On peut remplir la seringue avant de mettre l'aiguille en place, on peut la remplir après avoir placé l'aiguille. Dans ce dernier cas, il faut tirer lentement le piston pour faire pénétrer la solution médicamenteuse dans la seringue.

Celle-ci étant remplie, il faut la purger de l'air qu'elle

peut contenir. A cet effet, l'aiguille étant placée, on tient la seringue l'aiguille tournée en haut, les bulles d'air montent à la surface du liquide, on pousse légèrement le piston et par petites secousses jusqu'à la sortie d'une ou deux gouttes de liquide. On est ainsi certain que toutes les bulles d'air ont été expulsées.

Pour faire une injection hypodermique, on saisit entre

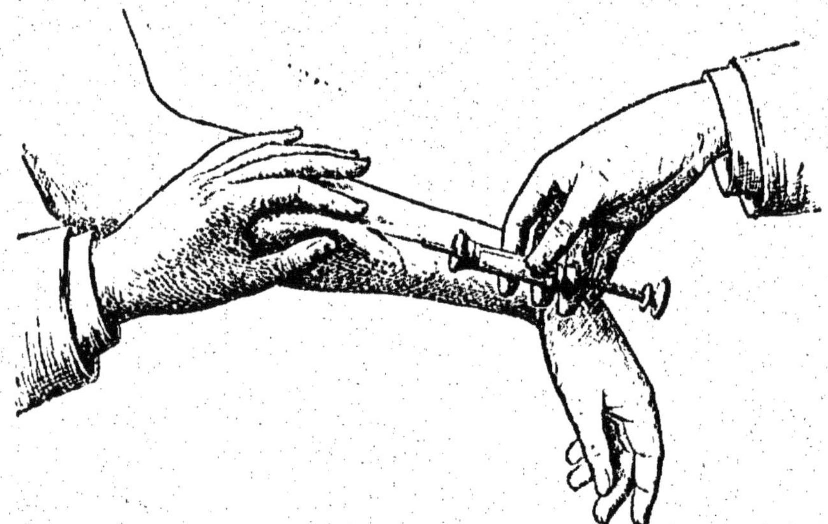

Fig. 14. — Injections hypodermiques ou sous-cutanées.

le pouce et l'index de la main gauche la peau à injecter, on la tire un peu afin de la tendre ; puis d'un coup sec avec la main droite, la seringue étant tenue comme le montre la figure 15, on pousse dans la peau l'aiguille jusqu'à la garde. (*Fig.* 14.) La piqûre adroitement faite n'est presque pas ressentie. On évitera de piquer une veine. L'injection peut se faire sur presque toutes les parties du corps, elle se pratique habituellement à l'avant-bras ou à la cuisse.

Dès qu'on a piqué la peau on pousse le piston pour faire

sortir le liquide, on le pousse doucement et à plusieurs reprises. Quand on retire l'aiguille on maintient encore quelques instants avec les deux doigts de la main gauche le pli fait sur la peau, on rapproche ces doigts de la petite plaie faite par l'aiguille sans cependant toucher celle-ci et on pince la peau afin d'empêcher la sortie du liquide.

Quelques praticiens font le massage léger de la boursouflure produite par l'introduction du liquide sous la peau ; ce massage a pour but de faciliter l'absorption.

Il ne faut jamais se servir d'une aiguille rouillée. Les meilleures aiguilles pour seringues sont celles en platine iridié.

Nous tenons à signaler quelques désagréments qui peuvent survenir à la suite d'injections hypodermiques. — « Il arrive parfois, dit le Dr Bourneville (1), que quelques
« minutes à peine après une injection de morphine, sans
« pourtant qu'elle ait été faite à trop courte distance d'un
« repas, les malades ont des *envies de vomir* et même des
« *vomissements* ; dans d'autres cas, ils sont presque immé-
« diatement pris d'une *somnolence* dont la brusque appari-
« tion vous émeut quelque peu la première fois que vous
« en êtes témoin.

« Sachant qu'elle a administré la solution prescrite,
« qu'elle n'a pas dépassé la dose indiquée et que le mé-
« decin ne lui eût pas laissé la responsabilité d'une injec-
« tion à dose dangereuse, l'infirmière ne s'effrayera pas
« de ces accidents. D'ailleurs l'état nauséeux et les vo-
« missements ne se prolongent pas généralement. Pour
« ce qui est de la somnolence, la tranquillité du malade,
« la régularité de sa respiration et de son pouls, l'absence
« d'altération de ses traits seront autant de caractères

---

(1) *Manuel pratique de la garde-malade et de l'infirmière.*

« auxquels on pourra aisément reconnaître qu'elle n'a
« rien d'inquiétant. »

Dans le cours de cet ouvrage nous indiquons souvent les injections d'éther comme médication d'urgence, on peut en pratiquer un assez grand nombre sans avoir d'inconvénients sérieux à redouter.

Irrigations.

Irriguer une plaie c'est la laver en faisant tomber l'eau d'une certaine hauteur. Cette pratique a pour but de donner à l'irrigation une force plus grande sans provoquer de la douleur. On fait usage à cet effet d'un seau que l'on place à environ 50 centimètres ou 1 mètre au-dessus du niveau de la plaie, un tube caoutchouc conduit le liquide antiseptique. On peut encore se servir de compresses mouillées que l'on exprime à une certaine hauteur sur la plaie.

Quand ce lavage est continué pendant quelques instants, il entraîne le pus et les saletés qui résultent parfois d'un grand traumatisme. Les irrigations servent à nettoyer des plaies souillées après contusions violentes ou écrasement d'un membre. On pratique aussi des irrigations dans les plaies anfractueuses, dans les cavités naturelles du nez, des oreilles, de la bouche.

HYGIÈNE DU MALADE

L'hygiène du malade consiste à lui prodiguer tous les soins utiles pour l'aider à recouvrer la santé.

L'hygiène du malade comprend :

Son alimentation, son régime ;
Les soins de propreté de sa personne ;

La bonne tenue, la propreté, la disposition de la chambre, des meubles, du lit ;

Les soins de propreté de la bouche, des dents, de la langue ;

L'entourage et les gardes-malades ;

Les visites ;

La surveillance des fonctions naturelles nécessaires en outre de l'alimentation : sommeil, urination, selles.

Alimentation, régime. — C'est le médecin qui doit indiquer l'alimentation convenable au malade qu'il soigne. C'est à lui qu'appartient le soin de fixer le régime à suivre ; aussi nous ne donnerons que des règles générales dans le but de faciliter à l'entourage et à la garde-malade l'exécution plus ponctuelle des prescriptions du médecin traitant.

L'alimentation d'une personne au lit ne doit pas être aussi substantielle que celle d'une personne qui est debout et qui marche. La première, alitée, dépense moins d'énergie, moins de forces ; elle a donc moins besoin de nourriture solide et nutritive. En outre, les fonctions naturelles se font moins bien. Il y aurait donc à craindre, avec une alimentation trop substantielle, un engorgement des voies digestives et bientôt un embarras gastrique toujours préjudiciables à la santé.

Quand un malade a de la fièvre il doit rester au lit et en général ne pas manger, sous peine d'augmenter la fièvre et de contracter encore un embarras gastrique. Nous disons en général parce que dans la tuberculose, quand la fièvre n'est pas trop forte, bon nombre de praticiens conseillent une aussi bonne alimentation que l'estomac peut la supporter.

Dans la fièvre, la nourriture toute indiquée c'est le lait pur ou coupé avec un peu d'eau de Vichy ou d'eau gazeuse. Le lait est un aliment complet comme d'ailleurs l'œuf ; mais celui-ci ne peut être pris par les grands malades. Si le lait fait mal à l'estomac, s'il donne une diarrhée profuse ou une constipation opiniâtre, on donnera un peu d'eau sucrée ou une tisane indiquée par le médecin, mais le lait sera la plupart du temps bien supporté s'il est pris par petites quantités, répétées souvent.

On dit que « la fièvre nourrit » et, en réalité, le malade qui a de la fièvre fait de l'autophagie, c'est-à-dire qu'il prend sur ses propres tissus pour se nourrir, de là vient son amaigrissement.

Quand un malade va mieux, on lui donne des aliments légers facilement digestibles, comme des œufs à la coque très peu cuits, à peine brouillés, des laits de poule, des potages au tapioca et au beurre, etc. Il faut dans la convalescence que la garde-malade s'ingénie pour faire préparer des aliments de digestion facile acceptés avec plaisir.

Après les malaises subits, après les accidents dont nous parlons plus loin il ne faut pas trop se hâter de faire manger le malade, mieux vaut un peu de diète pendant quelques jours. Se garder aussi de faire manger ou boire un malade victime d'un accident avant qu'il ne puisse avaler bien facilement.

Soins de propreté du malade. — Ils sont de première importance. Ils comprennent la propreté du corps en général, celle des mains, de la figure, de la bouche et des dents en particulier. On ne saurait trop insister sur ces soins dans l'intérêt du malade. Il est d'usage dans les hôpitaux de faire prendre un bain de propreté à tout malade qui rentre à l'hôpital. C'est une excellente méthode qui pourrait être suivie même dans les familles quand c'est possible et quand le médecin en donne l'autorisation.

Pour laver la figure du malade chaque jour la garde-malade prendra de l'eau fraîche. Bien rares sont les cas où l'on devra user de l'eau tiède. L'eau fraîche sera additionnée d'eau de Cologne ou d'eau-de-vie de lavande. Des soins particuliers seront donnés à la barbe et à la chevelure surtout à celle des dames.

Pour le nettoyage des dents, la craie camphrée est la meilleure poudre dentifrice. En user en prenant cette poudre avec une brosse à dents pas trop dure, trempée dans une eau contenant un peu d'élixir dentifrice du Codex et passer cette brosse ainsi sur les dents. Faire rincer la bouche en dernier lieu avec ce mélange d'eau et d'élixir dentifrice.

La bonne tenue de la chambre comprend son orientation, l'état de propreté du parquet, des meubles, mais surtout du lit.

Une chambre de malade doit pouvoir être aérée chaque jour. Elle doit recevoir un peu de soleil, elle sera plus saine et plus gaie, elle ne doit pas être humide, ni tournée au nord.

Au sujet de la meilleure tenue du lit on proscrit de plus en plus et avec beaucoup de raison les rideaux, les ciels de lit, les édredons, tout autant de choses qui sont des nids de poussière et par là même des réceptacles de microbes et de toutes sortes de germes nuisibles. S'il s'agissait d'un malade atteint de maladies contagieuses (*Voir* plus loin *Contagion*), il serait de toute nécessité, pour obtenir une opération efficace, de désinfecter avec tous les objets de literie, les rideaux, les ciels de lit, les édredons (*Voir Désinfection*).

Entourage et gardes-malades. — L'entourage auprès d'un malade a plus d'importance qu'on ne le suppose. Quel est le médecin, ou même quelle est la personne qui se trouvant auprès d'un malade n'a pas observé combien celui-ci aime à être entouré de parents, de personnes aimables et douces, prévenantes et attentives à ses désirs et à ses besoins? Cette observation devra guider dans le choix d'une garde-malade instruite. La meilleure garde-malade est celle qui, aux qualités d'attention, de délicatesse et de dévouement joint une instruction suffisante dans l'art de soigner les malades. Il faut qu'elle comprenne la façon d'administrer un médicament, l'importance des nettoyages antiseptiques et la manière de les pratiquer. Parfois on trouve auprès des malades des personnes qui commettent en fait d'antisepsie, des fautes grossières capables de compromettre tout le succès d'un traitement institué par le médecin. On devra éviter d'user de leurs services, surtout s'il s'agit de donner des soins et des lavages après un accouchement.

Les visites. — Les visites ne doivent pas être très nombreuses auprès d'un malade. La contention d'esprit qu'il est obligé de faire pour entretenir une conversation, pour rappeler à sa mémoire les faits dont on lui parle, l'effort même de parler sont à éviter d'une façon générale. Sans doute, une visite ou deux peuvent distraire un malade, mais il importe que ces visites ne soient ni prolongées, ni nombreuses et enfin que le malade ne soit pas obligé de faire lui-même les frais de la conversation.

Dans les hôpitaux tous les médecins et les internes ont fait cette remarque, c'est que le lendemain des visites et notamment le lundi qui est le jour qui suit les nombreuses visites du dimanche, leurs malades ont plus de fièvre et sont plus fatigués que les autres jours.

Surveillance des fonctions naturelles. — Une garde-malade auprès d'un malade alité devra aussi bien qu'au régime prescrit par le médecin traitant, penser aux fonctions naturelles et en avertir le médecin si son malade ne dort pas, s'il n'a pas uriné depuis quelques heures, s'il n'est pas allé à la selle pendant la journée.

Lavage de l'estomac.

Le lavage de l'estomac a pour but de le nettoyer ou d'enlever ce qu'il peut contenir de nuisible. C'est une médication très employée en thérapeutique et très utile dans les cas d'indigestion grave, d'alcoolisme aigu ou d'empoisonnements.

Le principe du lavage de l'estomac est très simple : faire pénétrer dans l'estomac l'extrémité d'un tube en caoutchouc, puis par l'autre extrémité de ce tube restée en dehors, vider de l'eau ou un liquide médicamenteux au moyen d'un entonnoir en élevant ce bout de tube et l'entonnoir un peu haut; pour retirer cette eau qui a pénétré dans l'estomac on n'a qu'à baisser au-dessous du niveau de l'estomac cette même extrémité munie de l'entonnoir. Le tube caoutchouc ainsi baissé fait siphon et l'eau s'écoule au dehors.

L'instrument dont on se sert habituellement est l'*appareil de Faucher* ou *tube de Faucher*. Il se compose seulement d'un tube en caoutchouc rouge de 1 mètre 50 de longueur et d'une sorte de coupe ou entonnoir. Ce tube porte à l'extrémité que l'on fait pénétrer dans l'estomac deux trous, l'un circulaire formé par la section du tube, l'autre latéral destiné à suppléer le premier, si celui-ci venait à se boucher. A 40 centimètres de cette extrémité, le tube porte un point de repère rouge qui doit rester sur les dents lorsqu'on introduit le tube dans l'estomac. L'autre extrémité du tube qui reste en dehors est un peu élargie de façon

à recevoir un entonnoir, une sorte de coupe dont le fond
est percé.

Pour pratiquer le lavage de l'estomac on commence par
introduire le tube. A cet effet, le patient est assis, la bouche largement ouverte, la tête droite ou légèrement pen-
chée en avant, la langue tirée un peu en dehors.

L'opérateur enduit le bout du tube avec un peu de
vaseline, puis, tenant ce tube avec les doigts de la main
droite, comme un porte-plume, il recommande au patient
de respirer amplement. Placé bien en face du malade, il
fait glisser sur la langue le tube caoutchouc, guide celui-ci
avec l'index de la main gauche en même temps qu'il
appuie sur le dos de la langue. Dès que le bout du tube est
arrivé au fond de l'arrière-gorge le patient fait des efforts
pour avaler, le tube descend alors jusqu'à l'estomac sans
trop de désagréments.

Cependant il peut arriver que le pharynx du malade
soit très susceptible et à mesure qu'on essaye d'enfoncer
le tube, ce malade en proie à des nausées rejette le tube.
Il suffit souvent de recommencer cette manœuvre avec
douceur deux ou trois fois pour que l'introduction soit
possible. Un premier lavage évite à peu près les nausées
pour les lavages suivants. Si le malade, très nerveux, se congestionne en faisant de violents efforts pour vomir, il faut
anesthésier le pharynx avec un badigeonnage d'une solution à 1 % de cocaïne (professeur Lemoine) et malgré cela
on ne devra pas trop insister auprès des personnes
très nerveuses. Les nausées peuvent encore se produire
quand le tube parvient dans l'estomac, en vidant de
l'eau par ce tube on fera cesser ces nausées.

Le tube est introduit dans l'estomac, l'entonnoir est
placé, le lavage va se faire en trois temps distincts.

Une précaution recommandée par le professeur Le-

moine consiste, lorsqu'on opère sur des sujets très nerveux
ou indociles, de placer entre les dents un bouchon de liège
ou mieux un mouchoir roulé, on évitera ainsi les morsures
et l'écrasement ou la détérioration du tube de caoutchouc.

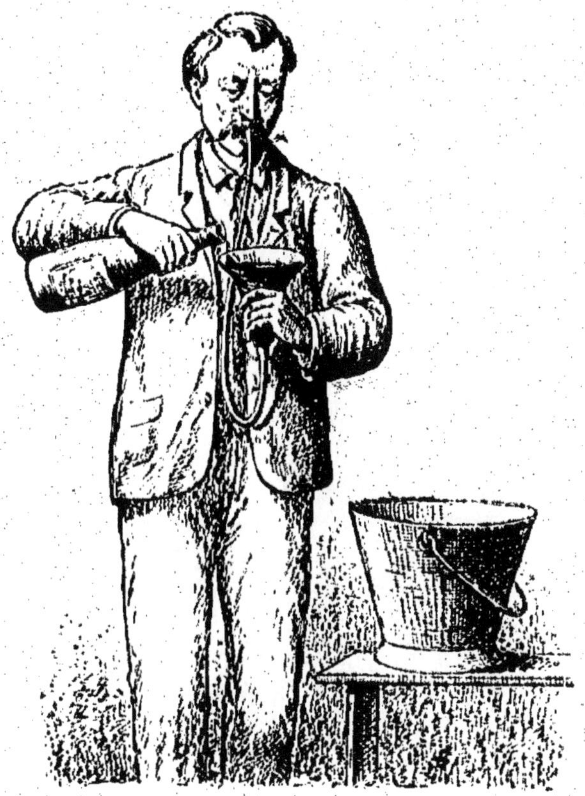

Fig. 13. — Lavage de l'estomac. *Premier temps.*

Il recommande aussi de ne point tenter le lavage d'estomac chez les épileptiques, ou chez les personnes atteintes
d'angine de poitrine.

Premier temps. — Remplissage de l'entonnoir ou de la
coupe. (*Fig.* 15.)

Deuxième temps. — Elévation de l'entonnoir ou de la coupe au-dessus de la tête, le bras élevé et tendu. (*Fig.* 16.)

Troisième temps. — Abaissement de l'entonnoir au-

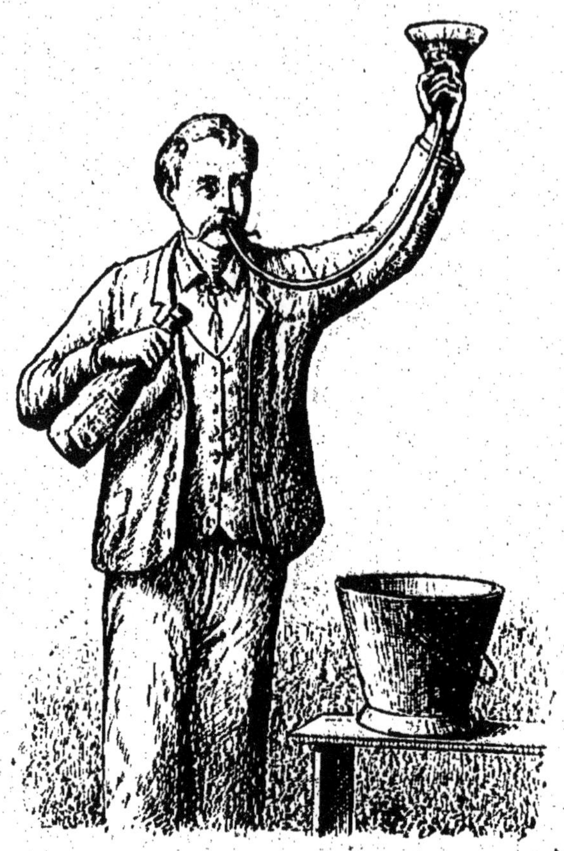

Fig. 16. — Lavage de l'estomac. *Deuxième temps.*

dessous du niveau de l'estomac. Le tube de caoutchouc fait siphon à la condition qu'il reste encore un peu de liquide dans le tube et l'eau s'écoule dans un seau placé à proximité. (*Fig.* 17.)

La quantité de liquide à faire pénétrer dans l'estomac est très variable, elle peut être de 500 grammes jusqu'à plusieurs litres, selon la tolérance de l'estomac. Le liquide vidé plusieurs fois doit sortir de l'estomac comme il y est entré pour que le lavage soit bien fait.

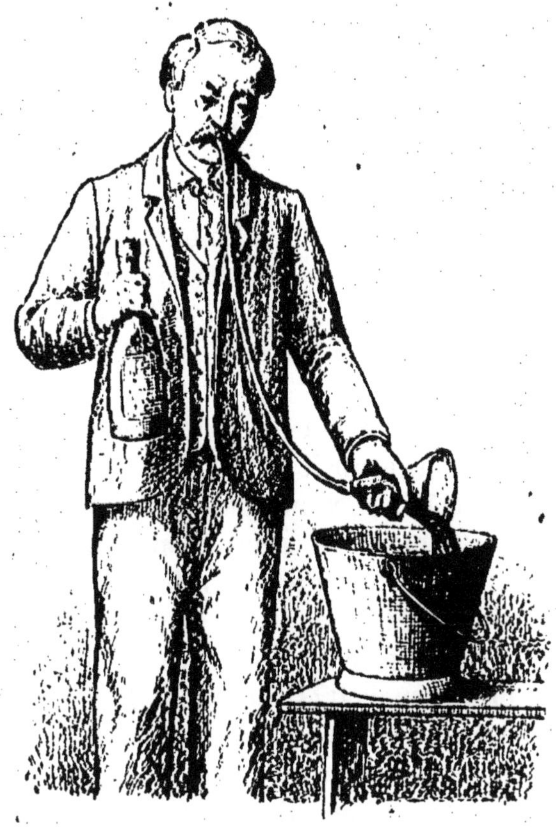

Fig. 17. — Lavage de l'estomac. *Troisième temps.*

Lavements.

Pour administrer un lavement on peut se servir de différents instruments, mais ceux que l'on emploie le plus souvent sont :

L'irrigateur Eguisier;
Le bock injecteur ou douche d'Esmarch;

Le clyso-pompe ;
La seringue en étain ;
La poire en caoutchouc.

La contenance habituelle d'un lavement est de 500 gr.
ou un demi-litre, mais on peut administrer des demi-lave-
ments ou 250 grammes, des quarts de lavements ou 125 gr.
ou même des huitièmes de lavements aux tout petits enfants.

Les lavements sont froids, tièdes ou chauds. Ils sont
simples, médicamenteux ou alimentaires.

Prendre un lavement peut paraître chose très simple,
cependant cette médication, pour être utile et sans
inconvénients, exige certaines précautions indispensables.

Pour prendre un lavement, il faut être couché sur le
côté et de préférence sur le côté droit, les jambes fléchies
de manière à relâcher les muscles du ventre.

Quand l'instrument est rempli on doit débarrasser le
tube des bulles d'air qu'il peut contenir en laissant écouler un peu de liquide.

La canule dont on se sert pour les lavements est habituellement en os ; mais il est bon quand il s'agit de donner
un lavement à un enfant ou à des malades indociles (alié-
nés, hystériques, épileptiques) de faire usage d'une canule
souple et flexible ou bien d'ajouter à la canule rigide en
os un bout caoutchouc souple, afin de ne point
blesser.

Une canule doit toujours être graissée, soit avec de
l'huile, soit mieux encore avec de la vaseline avant son
introduction dans le rectum. Pour l'introduire, il faut la
pousser d'abord obliquement, c'est-à-dire dirigée vers le
nombril, puis après deux ou trois centimètres de par-
cours la relever, pour la diriger de bas en haut. On suit

de cette façon la direction exacte du rectum, dernière partie de l'intestin, qui fait un coude avant de se terminer par l'orifice anal.

Il ne faut jamais essayer de vaincre un obstacle en forçant pour l'introduction de la canule, on expose le malade aux plus graves conséquences. Le malade peut aider en faisant des efforts modérés comme pour aller à la selle.

La canule étant placée, si on prend le lavement avec un irrigateur, on ouvre modérément le robinet. Le liquide doit rentrer sous une faible pression et si même il provoque une douleur assez forte, on ferme le robinet pendant quelques secondes. On agira de même avec les autres instruments, le clyso-pompe, la poire de caoutchouc, etc.

S'il s'agit d'un lavement que le malade doit garder on aura soin d'en donner auparavant un autre que le malade rendra presque aussitôt. Le premier, appelé lavement évacuateur, facilite beaucoup la garde du second.

Lorsqu'on doit faire prendre en lavement un liquide médicamenteux, il est tout indiqué de se servir d'un ajustage spécial qui s'adapte au tube ou à la canule et ne laisse pas perdre de liquide.

Laxatifs.

Le laxatif est un médicament moins énergique à provoquer les selles que les purgatifs.

On prend, en général, les laxatifs le soir, au repas, en se mettant à table, quelquefois le matin. Moins actifs que les purgatifs, leur action est aussi plus lente à se produire et c'est ainsi que l'évacuation désirée n'aura lieu que le lendemain matin ou dans la journée, si le laxatif est absorbé au repas du soir ou bien le soir de la même journée, s'il est pris le matin.

Les meilleurs laxatifs sont : l'huile de ricin prise en capsules de 2 gr., 3 gr., ou 4 gr., la magnésie calcinée ou hydratée, la rhubarbe, la casse, les pilules ante-cibum, etc.

Il est difficile de déterminer la dose à avaler pour chacune de ces substances, comme aussi on ne peut fixer le temps nécessaire à un laxatif pour produire son effet. Ces deux données sont très variables et doivent être particulières à chaque individu, selon la susceptibilité de son intestin.

Lotions.

Une lotion est une application médicamenteuse faite sur la peau au moyen de compresses imbibées de ce médicament.

Ces applications seront froides ou chaudes selon les nécessités du traitement et les prescriptions médicales.

La lotion consiste aussi à promener rapidement un linge mouillé sur la peau, afin d'exciter les fonctions de celle-ci, de la rafraîchir et de provoquer de cette façon une réaction vive et bienfaisante Lorsqu'on a fait sur la peau une lotion froide, il faut aussitôt après essuyer ou frictionner avec un gant de crin.

Massage.

Le mot de massage désigne une série de manipulations, de mouvements, des pressions exercées sur la peau dans le but de guérir. Le massage se pratique sur tout le corps dans bien des cas ou sur les entorses, les contusions, les articulations malades, etc.

Pour être bien supporté et utile, il exige des précautions et de la méthode. Il comprend quatre opérations différentes : *l'effleurage, le pétrissage, le tapotement, la friction.*

Lorsqu'on commence un massage, on doit à peine effleurer la région où l'on opère, promener légèrement la paume de la main pendant quelques minutes. D'ailleurs la douleur d'une région malade vous oblige souvent à commencer par un effleurage léger assez longtemps continué.

L'effleurage comme les autres manœuvres du massage est pratiqué sur tout un membre, sur toute une région. Il doit être fait dans l'un et l'autre sens, autrement dit tantôt de bas en haut et tantôt de haut en bas, mais quand la paume de la main plus fermement appuyée est bien supportée, il est bon d'exécuter quelques manœuvres qui ont pour but de refouler de bas en haut le sang accumulé dans la partie malade afin d'y appeler un sang nouveau moins chargé en toxines, donc renouvelé.

Le pétrissage s'obtient en malaxant, en manipulant la peau que l'on saisit à pleine main en même temps qu'on la pince.

Le tapotement consiste à frapper avec le revers de la main ou avec la main ouverte la région à masser. Le tapotement se fait en suivant la direction du membre.

Enfin un massage doit se terminer par une friction faite à pleines mains et d'une façon active.

On peut pratiquer des massages à sec, c'est-à-dire sans rien mettre sur la paume de la main ou encore avec un liniment, une préparation stimulante : liniment de Rosen, baume de Fioravanti, eau de Cologne, eau-de-vie de lavande, etc.

Quand on fait un massage sur une articulation, il faut

terminer le massage par des mouvements imprimés à l'articulation. Ces mouvements faits avec douceur seront de plus en plus étendus.

Moyens d'anesthésie locale.

Anesthésier une partie du corps, signifie la rendre insensible à toute opération chirurgicale pendant le temps nécessaire à l'opération. Dans cet ordre d'idées des moyens très nombreux ont été essayés, mais les plus pratiques et les plus usités sont : la *compression*, la *réfrigération*, la *pulvérisation* d'un liquide anesthésiant, ou l'*injection* sous-cutanée d'une substance capable d'insensibiliser.

La *compression*. Lorsque pendant quelques instants on serre ou on comprime un doigt, un membre qui est douloureux, on atténue la douleur, il est de même moins sensible aux petites opérations à lui faire subir. La compression circulaire, méthodique par la bande d'Esmarch peut ainsi rendre des services.

La *réfrigération* qui s'obtient au moyen d'un mélange réfrigérant, tel que glace et sel marin, etc., rend également l'endroit refroidi insensible.

Ces deux moyens donnent d'assez bons résultats lorsque les opérations doivent être superficielles et de peu de durée. Les méthodes suivantes sont plus employées :

La *pulvérisation* d'un liquide anesthésiant. On peut, sur la partie du corps à opérer, pulvériser de l'éther, du chloroforme ou mieux un mélange des deux.

Le chlorure de méthyle est aussi employé en pulvérisation. Il est enfermé dans des appareils métalliques solides appelés *siphons*. Dès qu'on ouvre ces siphons, le chlorure de méthyle se volatilise. Il suffit de diriger le jet sur la partie à insensibiliser. Ce corps a l'inconvénient de produire parfois des phlyctènes. On évite en grande partie cet inconvé-

nient lorsqu'on recouvre préalablement la peau d'une légère couche de vaseline (Terrier et Péraire). On a conseillé
aussi un mélange d'éther et de chlorure de méthyle.

Le chlorure d'éthyle est la substance la plus usitée pour
les petites opérations chirurgicales. Son emploi est simple
et commode. Ce corps, en effet, n'a pas besoin d'être enfermé dans une boîte métallique forte et résistante, il se
trouve habituellement dans un tube en verre bouché par

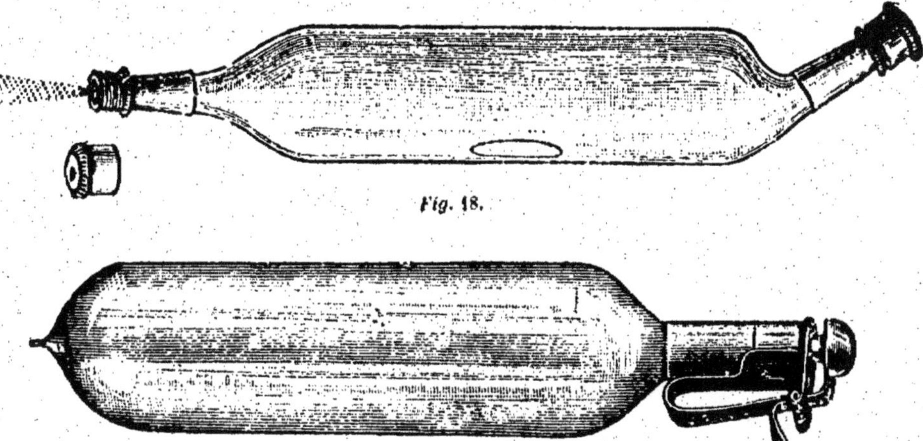

Fig. 18.

Fig. 19. — Appareils Bengué pour anesthésie locale.

un simple bouchon métallique vissé. (*Fig.* 18 *et* 19.)

Il suffit de tenir le tube dans la main pour l'échauffer
un peu, de le déboucher et aussitôt le jet de chlorure
jaillit.

Enfin, on se sert aussi pour l'extraction des dents ou
pour pratiquer une petite opération chirurgicale des injections de cocaïne ou de stovaïne. C'est un procédé qui peut
avoir des inconvénients sérieux aux mains des personnes
inexpérimentées. (*Voir* plus loin *Empoisonnements par la
cocaïne.*) Cependant le professeur Reclus, dans son traité
écrit sur cette question, démontre qu'on peut sans dan-

ger se servir de la cocaïne en faisant usage de solutions faibles et en prenant certaines précautions.

Onctions.

Onctionner une partie malade consiste simplement à
l'enduire d'un corps gras. On pratique des onctions avec
un baume huileux ou bien avec une pommade, ou encore
avec de la vaseline, du cérat, etc.

Pulsations.

Le nombre des pulsations du cœur pour une personne
bien portante et à l'état de repos depuis un moment est
en général 65 à 75 par minute. On compte facilement ces
pulsations en ayant sous les yeux l'aiguille d'une montre
qui marque les secondes et en appliquant le pouce sur
l'artère radiale du poignet d'un malade.

Mais le nombre de pulsations n'est pas le seul renseigne-
ment intéressant que l'on peut obtenir. Le pouls traduit,
par son rythme anormal, par sa tonalité, les divers états
pathologiques d'un individu. En d'autres termes l'action de
diverses maladies ou de malaises retentit sur les battements
du cœur et par là même du pouls. Celui-ci, en effet, peut être
fort ou faible, ample ou débile, rebondi ou fuyant sous la
pression du doigt. Il peut être encore irrégulier ou régulièrement frappé, intermittent, faible et à peine perceptible.

La fièvre augmente le nombre des pulsations. Les malaises subits en modifient le nombre et la qualité. Certains
poisons agissent directement sur le cœur, soit en accélé-
rant, soit en ralentissant les pulsations.

Enfin le défaut de respiration normale par défaut de
mouvements respiratoires ou par manque d'air respirable
influence aussitôt le cœur qui est d'abord accéléré, puis

ralenti progresivement à mesure que le sang est de moins en moins régénéré.

Purgatifs.

Les purgatifs sont souvent indiqués comme médication urgente dans certains cas, il importe donc de savoir comment ils agissent et quels sont leurs effets. Ce serait une grosse erreur de croire que toutes les substances purgatives agissent de même sur l'intestin. Les unes, en graissant les parois de celui-ci, facilitent le cheminement des selles : ce sont les huiles ; d'autres provoquent une évacuation en exagérant les mouvements continuels des anses intestinales, d'autres substances agissent en provoquant une abondante sécrétion de l'intestin et par là une véritable chasse des matières fécales par l'abondance du liquide obtenu. Enfin une dernière catégorie agit en même temps sur la sécrétion intestinale et sur les mouvements de l'intestin ; ce sont les purgatifs les plus violents.

D'après les indications du professeur Lemoine (1), on peut diviser les purgatifs en quatre classes.

1º Les purgatifs graisseux :

2º Les purgatifs dont l'action s'exerce sur les fibres musculaires intestinales ;

3º Les purgatifs salins et sucrés qui provoquent une sécrétion intestinale, mais n'agissent pas sur les mouvements péristaltiques ou mouvements continuels des anses intestinales ;

4º Les purgatifs *drastiques* dont l'action s'exerce à la fois sur la sécrétion intestinale et sur les fibres musculaires de l'intestin pour augmenter les mouvements péristaltiques.

La première classe ne comprend que des huiles, l'huile

---

(1) *Technique et Indications des médications usuelles.*

de ricin est la plus employée à la dose de 40 à 60 gr. pour un adulte. On peut aussi donner une autre huile en augmentant la dose, par exemple l'huile d'olive, d'œillette, de lin, etc.

Pour masquer l'odeur et le goût de l'huile de ricin on donne de nombreuses recettes, c'est un peu selon le goût de chacun ; mais en général on la prend assez volontiers dans la bière, dans le café ou entre deux tranches d'orange, ou mieux encore avec sirop d'orgeat et eau de menthe. Une excellente méthode consiste à la prendre en capsules de 2 à 3 grammes.

Dans la deuxième classe rentrent la strychnine ou la noix vomique, la belladone, la jusquiame. Ces substances excitent les fibres intestinales et favorisent ainsi l'évacuation ; mais leur action n'est généralement pas suffisante, et on leur associe la rhubarbe, l'aloès, le podophyllin.

La troisième classe des purgatifs est celle dont l'action amène une sécrétion abondante et produit ainsi, par un effet d'osmose en sens inverse de la digestion, un liquide qui entraîne au dehors les matières fécales. Cette classe est nombreuse :

Ce sont, en premier lieu, les purgatifs salins : sulfate de soude, de magnésie, le sel de Seignette, la limonade purgative, le phosphate neutre de soude, la magnésie hydratée, la magnésie calcinée, etc.

En second lieu les purgatifs doux et sucrés comme la manne, la casse, la glycérine.

En troisième lieu : l'aloès, le podophyllin, la rhubarbe, le séné, etc. Dans cette même classe nous faisons rentrer le calomel qui, lui aussi, purge en provoquant une sécrétion abondante non pas de liquide intestinal, mais de bile.

Enfin la quatrième classe comprend les purgatifs drastiques, ceux qui agissent par augmentation abondante de sécrétion intestinale et par excitation vive des fibres musculaires intestinales, autrement dit en exagérant les mouvements des anses intestinales. Cette classe également très nombreuse renferme : la scammonée, le jalap, la gomme gutte, la bryone, la coloquinte, etc.

A cette énumération il faudrait ajouter toute une série de plantes vénéneuses parce qu'elles purgent violemment. Nous les retrouvons aux *Empoisonnements par les plantes*. Quelques parcelles de ces plantes donnent des superpurgations qui abattent les forces, influencent l'état nerveux et provoquent ainsi le collapsus et même parfois la mort.

Usage des purgatifs. — Il faut être à jeun pour prendre un purgatif, mais à la rigueur on peut purger trois heures après le repas et on doit le faire quand il s'agit de débarrasser l'intestin d'un poison qu'il contient. Il faut éviter de boire beaucoup avant que le purgatif n'ait produit son effet. Quand on commence à aller à la selle on peut boire une infusion, une boisson quelconque pour apaiser la soif et aider à l'effet du purgatif.

Certains purgatifs nécessitent quelques précautions, le calomel par exemple avec lequel il faut éviter de donner pendant une journée des aliments salés. On évitera aussi de faire prendre, le même jour, de l'iodure ou un sirop iodé.

Les purgatifs composés de jalap et scammonée provoquent chez quelques personnes, en général chez celles qui sont maigres et nerveuses, des phénomènes qui peuvent paraître inquiétants si on n'est pas prévenu : ce sont des nausées, parfois même des vomissements, une prostration des forces, un abattement remarquable.

Il suffira le plus souvent de faire coucher le malade pour voir disparaître ces inconvénients.

En prenant une purgation de scammonée, on ne devra pas boire avant que le premier effet purgatif n'ait eu lieu : une boisson un peu abondante pourrait empêcher l'action purgative de cette substance. Toutefois on prend un peu de liquide pour faire glisser la purgation.

Réchauffement.

Dans le cours de cet ouvrage il est souvent recommandé, comme secours d'urgence, de réchauffer le malade. En effet celui-ci se refroidit après les grands traumatismes, les grandes contusions : chutes de cheval, chute d'un lieu élevé, coups, asphyxie ou encore dans les empoisonnements graves alors que dans tous ces cas la respiration et la circulation commencent à faire défaut.

Réchauffer consiste à rappeler la chaleur chez une personne refroidie, soit par l'application d'objets chauds sur le corps, soit surtout par l'emploi de divers moyens capables de rétablir la circulation du sang et même de l'accélérer.

Après avoir pris garde que les vêtements du malade et aucun lien ne l'empêchent de respirer à l'aise et ne gênent la circulation du sang, on pratique des frictions énergiques sur le corps et surtout aux extrémités, aux jambes, aux bras. Ces frictions se font avec la paume de la main ou avec un gant de crin ou bien avec un linge rude. On verse sur la paume de la main ou sur le gant de crin un liquide excitant : eau de Cologne, baume de Fioravanti, alcool, etc.

On réchauffe également en plaçant des bouillottes chaudes aux pieds, aux jambes, le long du corps et le long des bras étendus parallèlement au tronc. Egalement on fait usage de linges chauds, de briques réfractaires chauffées au four, de fers à repasser chauds enveloppés dans un linge épais ou dans une flanelle.

Enfin promener des sinapismes en feuilles sur le corps, sur les extrémités, appliquer des cataplasmes de moutarde, c'est encore réchauffer. A ces moyens il est parfois possible d'ajouter un bain complet chaud, ou plus rarement un bain à la moutarde.

Mais on devra y prendre garde, la meilleure manière de réchauffer un malade c'est, tout en évitant par un bon enveloppement du corps les causes de refroidissement, de rétablir les fonctions de respiration (*Voir* plus loin *Respiration artificielle*), lorsqu'elles semblent diminuer ; par ce moyen la circulation redevient active et la chaleur désirée est obtenue.

Respiration normale.

La respiration normale d'une personne bien portante est une sorte de murmure doux et régulier (murmure respiratoire), plus léger mais semblable à celui d'une personne dormant d'un sommeil paisible.

Il est facile, avec un peu d'attention, de reconnaitre si une personne respire normalement, si sa respiration n'est ni modifiée dans son bruit ni altérée dans son rythme.

L'homme à l'état sain et au calme respire 15 à 18 fois par minute ; c'est ce qu'on appelle le *rythme respiratoire*.

Respiration artificielle.

La respiration artificielle s'obtient par divers procédés qui tendent à rétablir les fonctions de respiration.

Avant de pratiquer la respiration artificielle, il est indispensable de s'assurer que les voies respiratoires, l'arrière-gorge, le nez, ne sont pas obstrués. Il faut ouvrir la bouche, regarder et pour plus de sûreté passer au fond de la gorge l'index de la main ou un bâton entouré d'un mouchoir.

Cette sorte d'écouvillon ramènera les mucosités, les saletés accumulées dans le pharynx et permettra la pénétration de l'air dans les poumons. Il faut aussi en saisissant la langue, soit avec un mouchoir, soit avec une pince, l'attirer autant que possible hors de la bouche pour laisser libres les voies aériennes.

Enfin desserrer les vêtements surtout au cou et à la ceinture pour enlever tout obstacle aux manœuvres de respiration artificielle.

Cela fait, on peut adopter une des méthodes suivantes.

Insufflation. — La première méthode, le procédé le plus simple et le plus facile à réaliser c'est l'*insufflation de bouche à bouche*.

L'opérateur applique sa bouche sur la bouche du patient en même temps qu'il lui pince le nez. Cette méthode peut être appliquée pour les enfants, pour les nouveau-nés, mais pour les adultes elle est défectueuse, insuffisante et fort ennuyeuse. En outre, elle peut présenter de graves dangers pour l'opérateur, si la personne en état de mort était atteinte d'une maladie contagieuse quelconque.

Mieux vaut pour l'insufflation user du dispositif suivant : placez dans une narine un tube, un tuyau de pipe par exemple, soufflez par ce tuyau en ayant soin de pincer le nez, tandis que l'autre main ferme la bouche pour empêcher l'air de s'échapper tout de suite par ces deux orifices. La poitrine se soulève en se remplissant. L'insufflation sera faite lentement et sans brusquerie. Enlevez les mains pour les porter à la base de la poitrine au-dessous du creux de l'estomac et presser afin de faire sortir l'air insufflé. Cette manœuvre doit être recommencée 15 à 18 fois par minute.

Les procédés suivants d'une application assez facile lorsqu'on a pris attention aux démonstrations données ci-dessous sont bien meilleurs.

PROCÉDÉ SYLVESTER. — Par ce procédé en soulevant

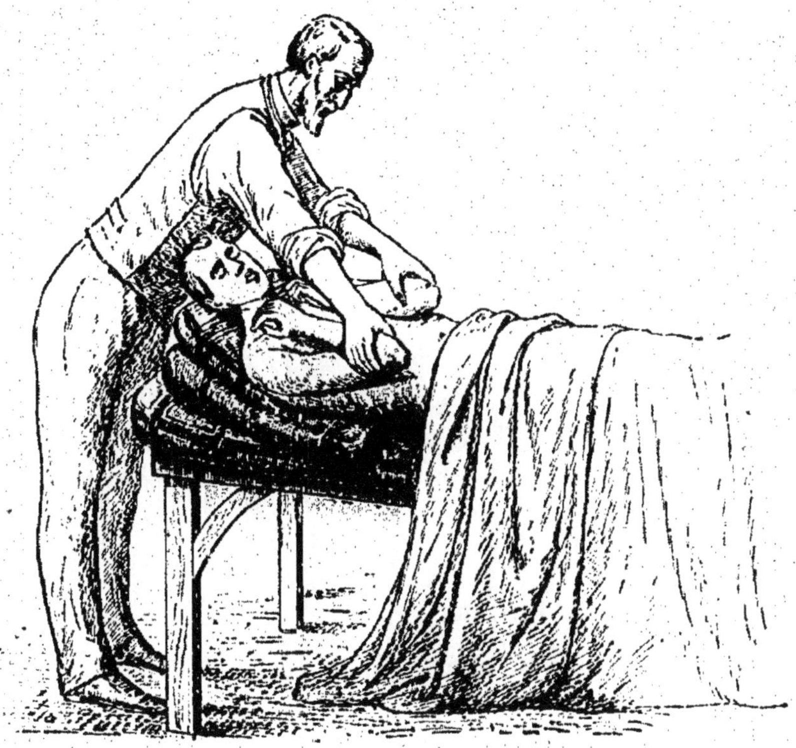

Fig. 20. — Respiration artificielle. Procédé Sylvester. *Premier temps*

les bras, en les replaçant à leur situation première on obtient le jeu normal des muscles de la poitrine.

Ce procédé comprend trois temps comme les trois figures les représentent.

Au premier, le malade est mis en position, l'avant-bras replié sur le bras. (*Fig.* 20.)

Au deuxième, les bras sont étendus et portés au-dessus de la tête. (*Fig.* 21.)

Au troisième, les bras sont ramenés à la position pre-

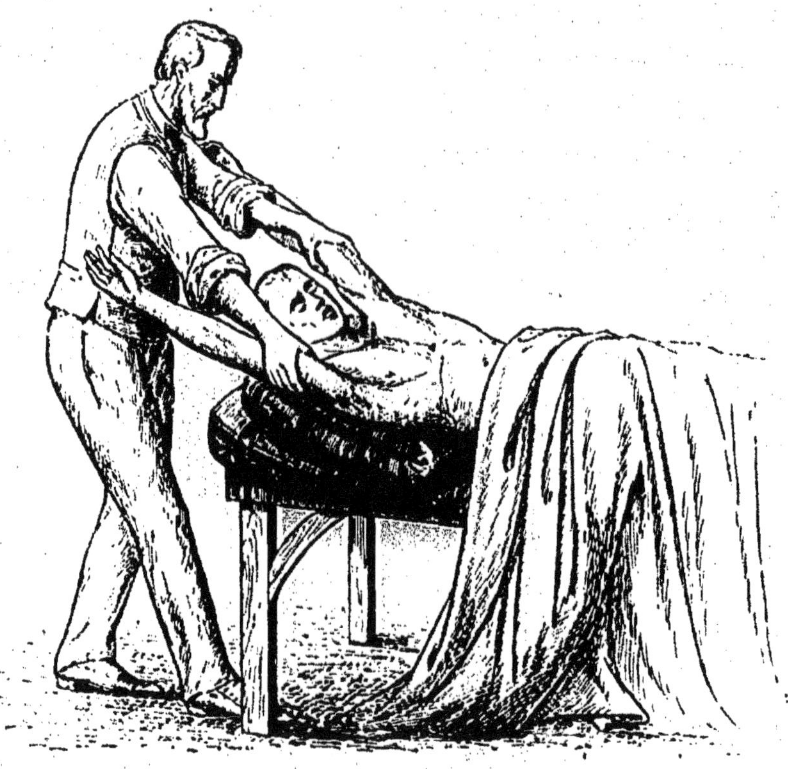

Fig. 21. — Respiration artificielle. Procédé Sylvester. *Deuxième temps.*

mière en même temps qu'une pression est exercée avec les deux mains sur le bas de la poitrine. (*Fig.* 22.)

Avant de commencer la manœuvre on placera, si on les a sous la main, en arrière sous les épaules du malade ou de l'asphyxié un coussin, une couverture, un large morceau de bois, de façon à ce qu'étant couché sur le dos il ait la poitrine développée et libre.

Si c'est possible, il sera placé sur une table pour la plus grande commodité de l'opérateur.

Celui-ci après s'être assuré, répétons-le encore, que le nez et l'arrière-gorge ne sont pas obstrués, que la langue est

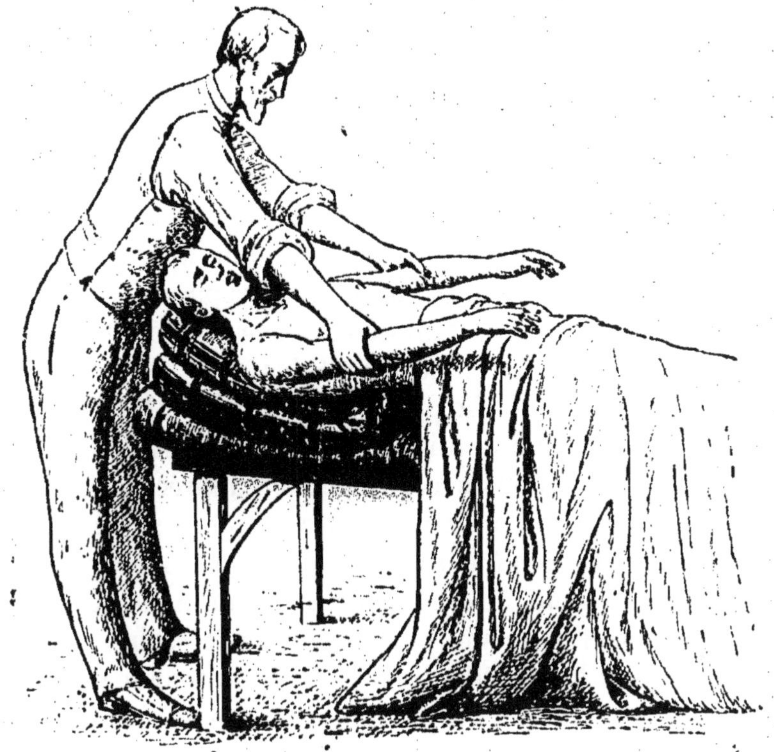

Fig. 22. — Respiration artificielle. Procédé Sylvester. *Troisième temps.*

suffisamment tirée au dehors pour ne pas boucher les voies aériennes se place en arrière à la tête du patient, il saisit au coude les bras qu'il appuie fortement contre la poitrine afin de la comprimer et d'en faire sortir l'air qu'elle contient, puis il attire promptement les bras à lui et les porte au-dessus de la tête du malade en les maintenant ainsi pendant deux secondes.

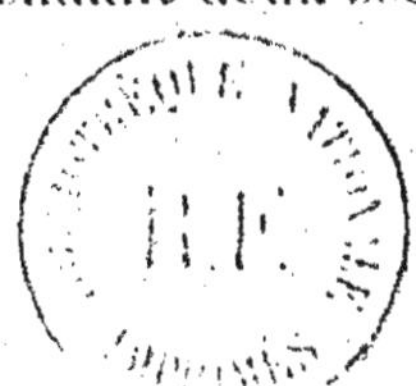

Par une troisième manœuvre il ramène les bras en avant le long du corps.

Un aide pourrait à ce moment-là comprimer les parois du bas de la poitrine afin de réaliser mieux la phase d'expiration.

Ces divers mouvements doivent être répétés 15 à 18 fois par minute environ. De temps à autre l'opérateur s'arrête pour voir si le patient commence à respirer lui-même, il reprend aussitôt ses manœuvres si la respiration ne se fait pas ou se fait insuffisamment. Lorsque celle-ci est franchement rétablie on frictionne le malade sur la région précordiale et par tout le corps, on lui fait respirer des odeurs fortes, stimulantes, etc., afin de réveiller son énergie physique et d'accélérer les fonctions vitales.

PROCÉDÉ PACINI. — Ce procédé est très bon. Il a l'avantage de développer à la fois les trois diamètres de la poitrine. Il possède un autre avantage bien appréciable, celui de ne pas fatiguer l'opérateur autant que d'autres procédés, et ceci est bien à considérer quand on songe que ces manœuvres doivent être continuées pendant longtemps, six, huit heures et même plus, si c'est nécessaire.

Comme pour le procédé Sylvester, l'opérateur se placera derrière la tête du patient, puis comme le montre la figure, il saisira les bras, non pas au coude mais au moignon de l'épaule, le pouce de chaque main placé en avant et les quatre autres doigts appliqués en arrière. (*Fig.* 23.)

Cela fait, il devra prendre garde à exécuter distinctement les deux mouvements suivants : 1° attirer à lui ; 2° porter en haut les moignons des épaules. Avec un peu d'attention une personne même inexpérimentée arrive à produire ces deux mouvements d'abord distincts, puis à les exécuter ensuite en un seul temps, c'est-à-dire qu'elle attire à elle en même temps qu'elle élève les épaules du patient. Il faut qu'elle applique bien ses doigts comme le montre la figure, les quatre doigts en arrière du moignon, le pouce en avant assez écarté, pour se trouver placé à deux ou trois centimètres plus loin que l'articulation.

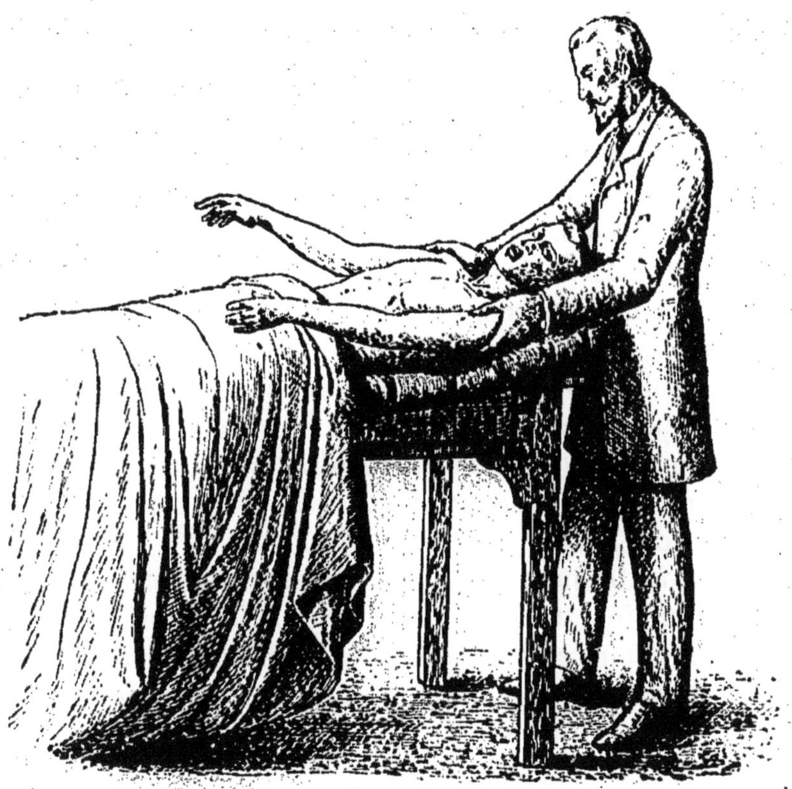

Fig. 23 . — Respiration artificielle. Procédé Pacini.

Les deux mouvements ci-dessus décrits étant exécutés, on reste en repos quelques secondes, les côtes de la poitrine retombent naturellement et l'expiration de l'air se produit. Comme pour les autres procédés, la manœuvre est à renouveler quinze fois en une minute.

Dans toutes ces méthodes, on doit voir la poitrine se sou-

lever et entendre l'air qui rentre avec bruit dans les poumons lorsque les mouvements décrits ont été bien exécutés.

Il existe aussi d'autres moyens de provoquer les fonctions de respiration, ces moyens sont : les tractions rythmées de la langue, les inhalations d'oxygène, l'électrisation.

TRACTIONS RYTHMÉES DE LA LANGUE. — Ces tractions préconisées par le Dr Laborde consistent à tirer fortement la langue au dehors autant de fois que le comporte le rythme respiratoire, soit 15 à 18 fois par minute.

Cette méthode est simple, facile, à la portée de tout le monde. On devra donc la pratiquer concurremment avec les autres moyens mis en œuvre dans les cas de noyade ou d'asphyxie.

On saisit la langue, soit avec des pinces spéciales, soit avec les doigts en ayant soin de la recouvrir d'un mouchoir pour pouvoir bien la retenir. La langue étant bien saisie, on la tire *à fond*, puis on la laisse au repos pour recommencer après quatre secondes.

Ce procédé qui a pour but d'exciter les nerfs qui président aux fonctions respiratoires réussit, d'après certains auteurs, là où les autres procédés de respiration artificielle ont échoué. Il ne faut donc pas le négliger, puisqu'il est, comme nous l'avons dit, plus haut, à la portée de toute personne qui veut bien se dévouer.

On s'aperçoit, dit le Dr Laborde, que le malade revient à lui lorsqu'on éprouve une certaine résistance à ces tractions ou bien lorsque le malade essaye d'avaler et qu'il produit un bruit en respirant, bruit que le même auteur appelle le *hoquet inspiratoire*.

Il faut continuer ces tractions jusqu'à ce que la respiration soit normale, c'est-à-dire pendant plusieurs heures, si c'est nécessaire.

Nous avons très fidèlement rapporté la technique de cette méthode avec tous les détails nécessaires à sa bonne exécution. Nous devons dire pourtant que beaucoup de praticiens expérimentés et autorisés n'ont jamais été partisans de cette méthode parce qu'ils la trouvent le plus souvent inefficace. Des expériences physiologiques expérimentales rapportées dans la *Revue médicale de la Suisse Romande* corroborent cette opinion.

Ces praticiens lui reconnaissent toutefois certains avantages c'est que premièrement par des tractions rythmées on dégage bien la glotte et qu'on favorise la rentrée de l'air dans les poumons, c'est qu'en outre par l'usage de moyens variés le sauveteur se décourage moins vite et continue plus longtemps ses efforts. La persévérance, la continuité des secours pendant plusieurs heures, la longue pratique de la respiration artificielle surtout, sont le meilleur gage du succès.

Ils estiment que c'est ainsi qu'une telle méthode a donné des résultats et que pour cela elle doit être encore conseillée aux gens inexpérimentés, inhabiles à prodiguer des secours médicaux et qui tant bien que mal pratiquent la respiration artificielle, les tractions rythmées de la langue et obtiennent des succès par des efforts longtemps prolongés.

De cette discussion il faut retenir qu'on ne devra pas interrompre les autres moyens de secours et notamment la respiration artificielle, en pratiquant les tractions rythmées de la langue.

INHALATIONS D'OXYGÈNE. — L'oxygène pur est le gaz vivifiant du sang dans l'air atmosphérique respirable. Si donc ce gaz est donné à l'état de pureté à un malade il facilite beaucoup la respiration. En même temps qu'il régénère le sang, il excite les fibres pulmonaires et contribue activement au retour de la respiration normale. On le donne sans interruption.

Des inhalations d'oxygène seront donc données si possible en même temps que sera pratiquée la respiration artificielle. (Pour le mode d'emploi : *Voir Inhalations.*)

Electrisation. — Dans les hôpitaux, pour rappeler les fonctions respiratoires chez un malade soumis à l'anesthésie chloroformique on fait usage d'une pile électrique au bichromate. On pourrait s'en servir de même si on avait un appareil semblable à sa disposition.

Il faut appliquer un des électrodes sur la clavicule à un ou deux centimètres de son articulation interne près du cou et l'autre au-dessous du creux de l'estomac. On fait passer un courant interrompu 15 à 18 fois par minute.

Nota. — Pendant qu'un médecin ou un pharmacien ou toute personne charitable essaye de ramener chez un malade la respiration normale par un des moyens ci-dessus indiqués, un ou plusieurs aides pratiquent des frictions énergiques, chatouillent la plante des pieds, approchent des odeurs fortes près des narines, apportent des bouillottes pour réchauffer, etc.

Révulsifs.

Les révulsifs sont appliqués sur la peau dans le but d'y attirer le sang et de le faire circuler, très souvent aussi dans le but de décongestionner des organes voisins. C'est ainsi qu'on place au devant de la poitrine des thapsias, des topiques, des sinapismes, lorsque les bronches sont engorgées ou enflammées par un rhume ou une bronchite.

Les révulsifs sont ou simplement *rubéfiants* ou bien *vésicants*, les premiers ne font que rougir la peau, les autres forment vésicatoires. Les révulsifs les plus employés sont : l'huile de croton, le thapsia, le vésicatoire à cantharides, le topique, la moutarde, soit sous forme de cataplasmes sinapisés, soit en feuille. On pourrait dans le même but faire usage de l'ammoniaque, du chloroforme, du bois de garou, des orties, du chloral, de l'eau chaude et d'un assez grand nombre de plantes vésicantes.

Pour appliquer l'huile de croton, il faut ne toucher cette huile qu'avec l'extrémité du doigt. A cet effet on met le bout de l'index sur le goulot du flacon qui contient l'huile, avec ce doigt portant une goutte d'huile on frotte légèrement la peau, on recommence jusqu'à ce que toute la surface à rubéfier soit enduite de cette huile.

Après cette application il faut aussitôt se laver les doigts au savon et éviter avant savonnage de les porter aux yeux. Prévenir aussitôt la personne qui a reçu cette application d'huile qu'elle ne devra ni se gratter, ni ensuite porter la main aux yeux par crainte d'irriter vivement ceux-ci.

Avant de placer un thapsia, on le chauffe un peu à la lampe ou devant un poêle afin de ramollir la résine dont il est composé et faciliter son application. On essuie l'endroit où il doit être placé et on rase les poils dont la peau est recouverte. Le thapsia peut tenir sans le secours d'un bandage. Il est préférable cependant qu'il ne se déplace pas ; on le maintiendra par une bande. C'est souffrir inutilement que de garder plus de 48 heures un thapsia. Après ce temps-là il ne peut qu'irriter la peau et énerver.

Le vésicatoire ne colle pas à la peau comme le thapsia et doit être maintenu bien en place par une bande ; mais avant l'application il faudra raser les poils ou les couper avec des ciseaux fins, on essuiera aussi l'endroit avec un linge rude ; au besoin si le malade transpire beaucoup, si la peau est grasse, huileuse on devra la savonner à l'eau tiède. On enlève un vésicatoire après 12 ou 14 heures d'application ; les gonfles ou phlyctènes sont percées à l'endroit le plus bas. Le contenu s'écoule quand il est liquide. S'il est pris en gelée on le fera écouler facilement par une application chaude d'un cataplasme de fécule.

Le vésicatoire enlevé, on place un morceau de *toile de mai* ou bien on étend un peu de vaseline. La place du vésicatoire ne doit jamais s'enfammer ni s'irriter. Si cela se produisait on laverait à l'eau boriquée on sècherait avec un peu de poudre de bismuth.

Le camphre, les papiers buvards appliqués sur un vésicatoire n'ont aucune action calmante et empêchent souvent le vésicatoire de produire son effet.

Nous avons indiqué plus haut (page 52) comment on préparait un cataplasme sinapisé. On se sert aussi pour le même usage du sinapisme en feuille que l'on applique après l'avoir mouillé.

Promener des sinapismes, expression indiquée souvent en médecine d'urgence, signifie enlever un sinapisme d'un endroit pour le replacer à un autre ; mais il est certain qu'à la deuxième place le sinapisme produit beaucoup moins d'effet qu'à la première. On répondra mieux à cette indication en plaçant en même temps aux endroits indiqués un certain nombre de feuilles de sinapisme non déjà utilisées.

Quel temps doit-on laisser appliqué un sinapisme? Ce temps est très variable selon les individus ; en général aussi longtemps qu'on peut le supporter, en moyenne 10 minutes. Le cataplasme sinapisé peut être supporté une demi-heure et même plus. On devra surveiller ces applications pour ne pas produire une vésication.

Saignée.

La saignée est une médication d'urgence capable de rappeler à la vie un pendu, un individu frappé de congestion cérébrale. Cependant elle ne peut être pratiquée que par un médecin ou une personne expérimentée.

Elle peut être faite sur toutes les veines grosses et superficielles, mais celles du bras *au pli du coude* sont presque toujours choisies pour l'opération. A cet endroit cinq veines superficielles aboutissent et peuvent être saignées. Ce sont d'abord de chaque côté le long des bords de l'avant bras, la veine *radiale* et la *cubitale* ; au milieu la veine volumineuse appelée à cause de sa situation : *médiane*. Celle-ci, arrivée au pli du coude, se relie aux deux autres en émettant un tronçon à sa droite, un autre à sa gauche, de telle sorte que les cinq veines décrites forment assez bien un M majuscule. On peut, disons-nous, faire une saignée sur ces veines, mais par prudence on doit écarter l'anastomose ou tronçon qui, de la veine médiane aboutit à la cubitale et qui est appelé veine médiane basilique, car l'artère est située très près au-dessous de ce tronçon et n'en est séparée que par une mince aponévrose. Il faut choisir l'anastomose qui aboutit à la veine radiale, et qui porte le nom de veine *médiane céphalique*. (*Fig.* 24.)

Avant de pratiquer une saignée on passe à 2 ou 3 centimètres au-dessus de l'endroit choisi une bande de toile ou encore la bande caoutchouc d'Esmarch modérément serrée. On lave la place où se fera la section de la veine en se servant d'un tampon de coton hydrophile imbibé d'éther ou bien avec du savon et une eau antiseptique (solution sublimée), on perce la veine au moyen d'une lancette que l'ont tient comme un porteplume. On favorise l'écoulement du sang par des frictions de bas en haut. Une bonne saignée doit donner 500 à 600 grammes de sang.

Après la saignée on applique un pansement antiseptique.

La saignée, dans les cas urgents ne dispense pas, si pos-

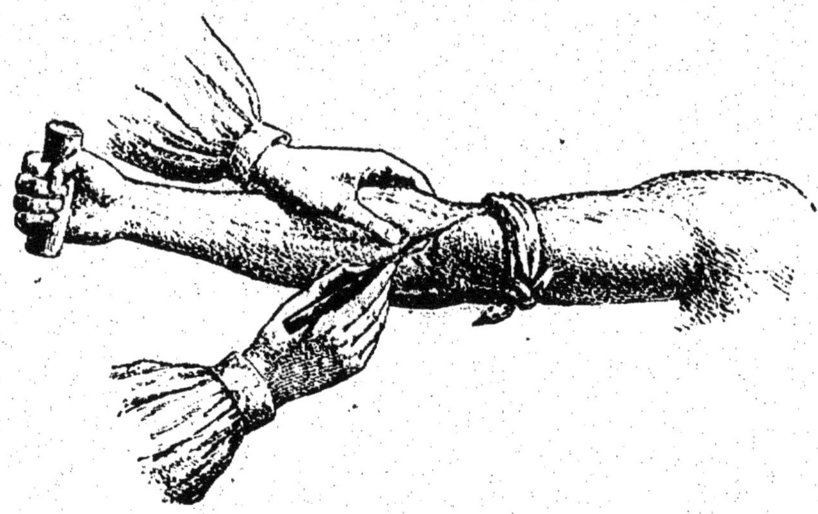

Fig. 24. — Saignée.

sible, des tractions rythmées de la langue, des frictions, de la respiration artificielle surtout, etc.

Sangsues.

La sangsue provoque une saignée locale et supplée en partie à la saignée générale. (*Fig.* 25.)

Pour appliquer des sangsues à un endroit il faut laver cet endroit et si la peau est enduite de corps gras : pommade, vaseline, huile, il faut la savonner. Les poils doivent être rasés ou coupés ras.

On se sert de verres à liqueur un peu longs pour enfermer la sangsue, on renverse le verre à l'endroit où elle doit mordre. On peut encore placer une sangsue dans une carte à jouer. Quand la sangsue a mordu on enlève la carte ; mais le procédé du verre est préférable. Quelques personnes ont la précaution pour exciter les sangsues et les faire mieux prendre de les rouler dans un linge sec et de les laisser une demi-heure hors de leur réservoir d'eau.

Il faut en général laisser les sangsues tomber toutes seules, ce qui arrive au bout d'une demi-heure environ, mais il ne faut pas les arracher ; leurs dents causeraient une déchirure doulou- reuse. Si elles restent plus de deux heures en place, on peut les faire tomber aussitôt, si on veut, en les saupoudrant d'un peu de sel fin.

Après leur chute on peut favoriser encore la sortie du sang par des applica- tions de cataplasmes de fécule de pommes de terre. Si au contraire on veut arrêter le sang de couler on place un pansement antiseptique ou bien on lave à l'eau de Pagliari ou mieux on applique un peu d'a- madou stérilisé.

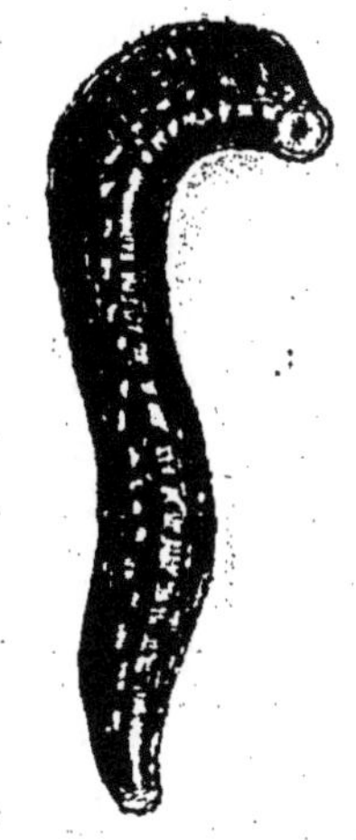

Fig. 25. — Sangsue.

La quantité de sang tiré par une sangsue est de 15 à 20 grammes, elle est double par des cataplasmes émollients appliqués ensuite.

Sinapismes.

Le mot sinapisme est tiré du nom grec et latin du genre moutarde.

On prépare très facilement un sinapisme autrement dit un cataplasme à la farine de lin moutarde noire ou blanche, en délayant dans un peu d'eau *froide* ou *tiède* une certaine quantité de farine de moutarde, soit une poignée dans assez d'eau pour obtenir une pâte molle que l'on étend sur un linge ou sur un peu de tarlatane. La dimen- sion de celle-ci ou du linge doit être deux fois plus grande que la surface du cataplasme à obtenir. On applique sur la peau le côté où le linge n'est pas replié sur lui-même.

L'eau à employer doit être, avons-nous dit, froide ou tiède, jamais chaude et on ne doit pas faire usage, comme il arrive quelquefois, du vinaigre. En effet, au contact de l'eau la graine de moutarde moulue dégage une essence dont l'odeur caractéristique et les propriétés rubéfiantes sont bien connues ; mais une température au-dessus de 40° et un acide comme l'acide acétique du vinaigre empêchent ou contrarient cette production d'essence.

On appelle également *sinapisme* la feuille de papier recouvert de moutarde. Pour mouiller cette feuille de papier-moutarde, on met de l'eau dans une assiette, on y trempe la feuille pendant une minute. Dès qu'elle est humectée complètement on l'applique sur la peau.

La moutarde ainsi utilisée soit en cataplasme, soit étendue sur des feuilles de papier provoque au bout de six à huit minutes une rougeur intense, une sensation de chaleur, une sorte de cuisson difficile à supporter en général un long temps. Elle doit cependant rester en place le temps nécessaire mais pas trop dans la crainte de produire à l'endroit une brûlure. Le temps moyen est de huit à dix minutes. Ce temps sera plus court pour les enfants, pour les adultes nerveux et pour ceux dont la peau est fine.

En tous cas il importe d'en surveiller l'emploi, sachant que certaines personnes peuvent supporter cette application la durée double ou triple du temps moyen, par contre d'autres ne peuvent endurer la moitié de ce temps. La surveillance sera encore plus vigilante quand le malade est incapable de parler ou de se plaindre.

On emploie aussi la moutarde en bain sinapisé, en bain de pieds sinapisé, en enveloppements sinapisés, et en cataplasmes de farine de lin sinapisés, c'est-à-dire saupoudrés de moutarde.

Le résultat d'application de la moutarde est une excitation cutanée qui se transmet par action réflexe aux appareils respiratoire et circulatoire et trouve ainsi une utilisation heureuse dans les poussées congestives des maladies lentes et de consomption, quand ces poussées s'accompagnent de gêne de la respiration et de la circulation du sang, également dans la syncope et le coma. Un autre résultat, c'est la décongestion des organes voisins, décongestion plus prompte qu'avec la teinture d'iode ou le vésicatoire, mais moins durable.

En résumé, le sinapisme est utilisé dans les laryngites en application au devant du cou, dans les bronchites aiguës, par application sur la poitrine, sur les points de côté, que ces points proviennent d'une pleurésie, d'un point pleurétique, d'une pneumonie au début ou même d'une névralgie locale.

On trouve des personnes qui ne peuvent absolument pas supporter un sinapisme, il ne faut pas insister. Enfin on doit attendre un certain temps après le repas pour appliquer un sinapisme sur le creux de l'estomac ou même sur la poitrine.

Sérums.

Les sérums dont la formule est variable selon les cas et selon les prescriptions du médecin sont destinés à être injectés sous la peau. On utilise cette médication d'urgence pour réparer les pertes de sang occasionnées par les hémorragies graves.

La formule habituellement employée est la suivante :

Chlorure de sodium........................... 7 gr. 50
Eau distillée................................. un litre

Cette solution doit être stérilisée et enfermée dans des appareils spéciaux de façon qu'on puisse l'injecter sans perdre le bénéfice de la stérilisation.

Stimulants.

Comme premiers soins et secours à donner à un malade nous indiquons souvent les stimulants. Ceux-ci appelés encore excitants comprennent toutes les substances et tous les moyens divers capables de susciter l'énergie physique et de réveiller les fonctions organiques.

Le thé, le café, la kola, les deux premiers en infusion, la dernière employée dans un vin généreux ou même en infusion, si elle est fraîche, sont des stimulants. A ranger dans la même catégorie le champagne, les vins capiteux, les liqueurs fortes, lorsqu'on peut les donner sans crainte d'aggraver le mal.

Comme stimulants énergiques et à recommander dans les cas graves, les injections hypodermiques d'éther (une ou plusieurs, 3, 4, 5 pleines seringues Pravaz données à intervalles de quelques minutes), d'huile camphrée, formule du Codex, ou de caféine selon la formule :

        Caféine...................................... 2 gr. 50
        Benzoate de soude........................... 3 gr.
        Eau... 10 gr.

A faire respirer comme stimulants : les odeurs fortes ou les sels anglais, l'ammoniaque, etc.

Enfin on stimule encore un malade par des frictions, par des tapotements, par des flagellations sur le visage sur les mains, par des cris, des appellations fortes, par des courants électriques.

Température normale.

La température normale du corps humain est sous toutes les latitudes de 37° centigrades. Toutefois elle varie un peu du soir au matin. Elle varie également si la personne est couchée ou si debout elle va et vient, vaque à ses affaires. Ainsi le matin au lit elle est habituellement de 36°5 à 36°8, tandis que dans la journée, pour une personne debout elle est de 37°2 à 37°5.

Dès qu'une personne est malade, la température monte, elle peut atteindre jusqu'à 42° ; mais elle ne peut se maintenir quatre ou cinq jours à ce degré sans occasionner la mort par altération des globules du sang.

Nous venons de dire que chez une personne malade la température monte aussitôt. Cependant il ne faudrait pas toujours conclure par le degré d'élévation du thermomètre à la gravité plus ou moins grande de la maladie. Ainsi dans les angines herpétiques la température atteint bien vite un degré élevé, 40° et même 41°. Le mal pourtant n'est pas habituellement redoutable, tandis que dans la diphtérie le mal est grave et la température oscille entre 38° et 39°.

Ce qu'il faut bien savoir, c'est que pour chaque maladie il y a un tracé de température qui est à peu près toujours le même.

Il importe donc de prendre et de noter la température le matin et le soir quand une personne est malade pour montrer ces températures au médecin, afin de l'aider dans son diagnostic et lui faire connaître la marche de la maladie.

Quelques maladies assez rares font baisser le thermomètre au lieu de le faire monter ; ainsi le choléra, les affections intestinales graves, les grands traumatismes marquent des températures inférieures à la normale.

Thermomètre médical.

Le thermomètre médical (*Fig.* 26) sert à prendre la température du corps humain. Tous les thermomètres médicaux sont aujourd'hui *à maxima*, c'est-à-dire que la colonne mercurielle qui marque la température reste à l'endroit le plus élevé où la chaleur l'a portée jusqu'à ce qu'on la fasse descendre en imprimant au thermomètre un brusque mouvement que nous allons décrire. Grâce à cette propriété d'être à maxima, il est facile de retirer l'instrument et de le porter bien au jour pour lire les degrés, sans crainte que la colonne mercurielle ne se déplace et ne fausse par là même les indications. Pour faire rentrer la colonne de mercure dans le petit réservoir placé à la base du thermomètre, c'est-à-dire là où il doit être avant de s'en servir, on saisit le thermomètre par le haut qui est le bout opposé au réservoir, on le tient dans la main jusqu'au milieu de sa tige, puis, l'élevant ainsi à la hauteur des yeux, on lui imprime un mouvement rapide et brusque comme pour frapper un objet. Ce mouvement dessine un commencement de rotation qui, par la force centrifuge, refoule le mercure jusque dans son réservoir olivaire.

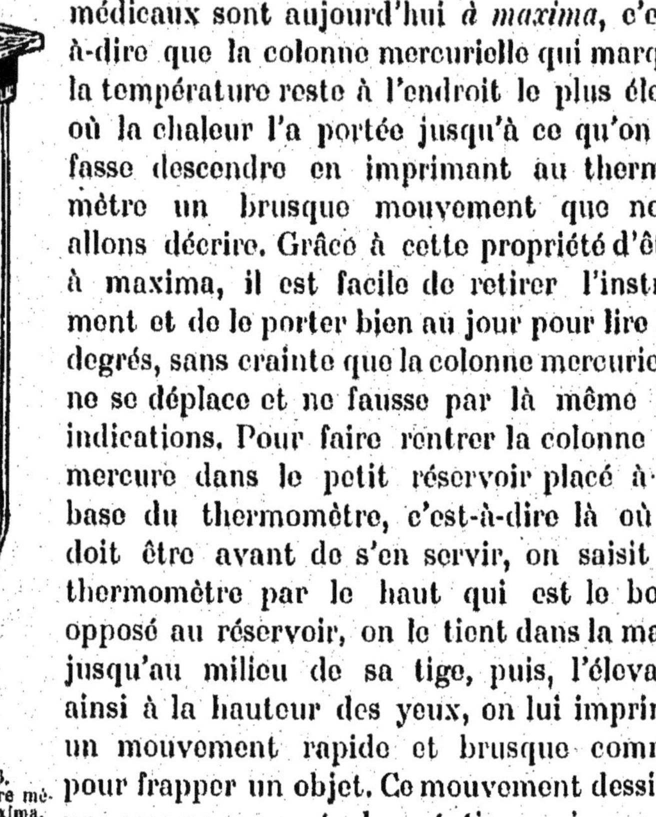

Fig. 26.
Thermomètre médical à maxima.

Avant de prendre la température il faut être sûr de la valeur de son thermomètre qui doit toujours être vérifié à un thermomètre étalon avant d'être livré au commerce ; il faut aussi s'assurer que la colonne mercurielle est au-dessous de 35° ou mieux encore que tout le mercure est rentré dans la petite cuvette en verre.

On prend la température à l'anus. A cet effet, le thermomètre doit être huilé ou de préférence enduit de vaseline. Il doit être introduit avec précaution pour ne point blesser le malade ou perforer l'intestin. Il faut enfoncer le thermomètre jusqu'aux premières divisions de température et le laisser cinq minutes en place.

On prend quelquefois la température dans la bouche ; le temps que doit rester le thermomètre est également de cinq minutes.

Quelques médecins font placer le thermomètre sous l'aisselle, il importe dans ce cas que le bras serre bien le thermomètre. Pour cela on ramène le bras en avant sur la poitrine. La température prise ainsi sous les bras est inférieure d'un degré à celle prise à l'anus.

Le thermomètre rend des services inappréciables surtout pour les enfants alors qu'il est difficile de savoir si l'enfant se plaint par caprice ou par malaise.

Ventouses.

L'application de ventouses a pour but d'attirer le sang à la peau et de décongestionner les organes voisins.

Une ventouse est une simple petite cloche en verre en forme de capsule ou de casquette, ouverte à la base. (*Fig.* 27.) Parfois elle porte une poire de caoutchouc que l'on presse pour faire le vide dans la clochette (*Fig.* 28), d'autres sont percées en haut d'un trou par lequel on aspire l'air afin de faire le vide.

Pour faire le vide dans ces sortes de ventouse on fait usage, soit d'une poire en caoutchouc, soit d'une pompe aspirante.

Mais, dans les cas urgents, on improvise simplement une ventouse en prenant un verre à boire de moyenne grandeur. On chauffe l'air de ce verre en mettant l'ouverture au-dessus d'une lampe à alcool, de façon que la flamme vienne lécher le fond du verre et aussitôt on porte ce verre ainsi chauffé sur la peau à recouvrir de ventouses. Il est nécessaire que tous les bords du verre soient bien appli-

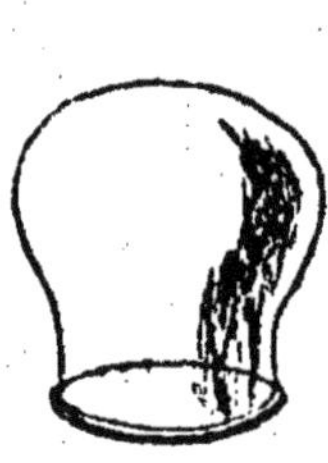

Fig. 27.
Ventouse.

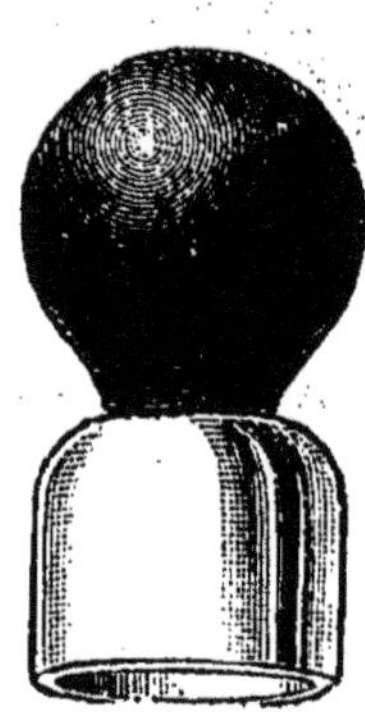

Fig. 28.
Ventouse avec poire en caoutchouc.

qués et appuyés contre la peau. Sans cette précaution l'aspiration ne serait pas possible.

Au lieu d'une lampe à alcool qu'on n'a pas toujours sous la main, on enflamme une petite touffe de coton ou d'étoupe qu'on jette dans le verre tenu à la main, l'ouverture dirigée en haut. Tout cela doit être fait avec promptitude pour que la ventouse prenne et pour ne pas échauffer les bords du verre qui, trop chauds, brûleraient la peau lorsqu'on fait l'application.

Dès que la ventouse a été placée et bien appliquée la peau se soulève et monte à une certaine hauteur dans la ventouse ou dans le verre.

Les ventouses sont dites scarifiées lorsque la peau soulevée est incisée pour faire écouler du sang. Dans ce but, quand la peau a été soulevée et rougie par une première application de ventouses, on enlève celles-ci, on pratique sur cette peau de légères incisions, soit avec un scarificateur, soit avec un rasoir propre et désinfecté ; puis on replace au même endroit la ventouse que l'on chauffe comme la première fois afin d'obtenir une nouvelle aspiration. Le sang s'échappe en petite quantité par les incisions faites.

Avant d'appliquer les ventouses pour les scarifier, la peau sera savonnée et lavée antiseptiquement. De même, après l'opération, un pansement antiseptique est nécessaire.

Vomitifs.

Provoquer le vomissement constitue une médication d'urgence très souvent employée et à chaque instant indiquée dans le cours de cet ouvrage.

C'est que dans certains malaises, dans les cas d'empoisonnement il est urgent de débarrasser rapidement l'estomac des substances nuisibles, des poisons qu'il peut contenir. Le vomissement est un moyen efficace et assez prompt d'arriver à ce résultat.

Lorsqu'on est privé de toute substance vomitive, on peut provoquer le vomissement par divers moyens : en introduisant le doigt jusqu'au fond de la bouche, ou en titillant la luette avec une barbe de plume, un papier roulé en cornet. Certaines odeurs nauséeuses ont aussi la propriété de faire vomir. Enfin on aide au vomissement en faisant prendre de l'eau tiède en abondance ou de l'eau fortement salée.

Mais ces divers moyens sont parfois lents à produire leur effet, ils sont aussi très souvent infidèles, on ne les utilisera qu'à défaut de vomitifs ou pour contribuer à l'action plus prompte de ceux-ci.

Nombreuses sont les substances qu'on pourrait employer comme vomitifs, mais l'usage n'a consacré que les suivantes :

L'émétique ou tartre stibié, l'ipéca ou ipécacuanha, le sulfate de cuivre, le sulfate de zinc, l'apomorphine, la moutarde.

L'émétique est administré comme vomitif à la dose de 0 gr. 05 à 0 gr. 10 et même 0 gr. 25 *au maximum* pour un adulte.

On le prend, soit dans un peu d'eau pure, soit dans un peu d'eau sucrée pour masquer sa saveur désagréable. Il agit assez promptement.

Ce corps a la propriété de purger en même temps qu'il fait vomir, d'où son nom *éméto-cathartique* résumant ces deux actions.

L'émétique a l'inconvénient d'abattre les forces et de contribuer au collapsus du malade, il faut donc éviter d'en faire usage quand le sujet se trouve déjà bien déprimé et quand le poison ingéré est de ceux qui agissent par l'abattement et le collapsus.

Le tanin précipite ses solutions, et peut ainsi contrarier l'effet de l'émétique. On évitera de donner les deux substances en même temps ou bien on augmentera un peu la dose d'émétique.

L'ipéca en poudre est donné par 1 gr., 1 gr. 50 et jusqu'à 2 grammes sans crainte aux adultes pour provoquer le vomissement. On l'administre dans un peu d'eau, un demi-verre, ou dans un peu de sirop de menthe, car son odeur est nauséeuse et sa saveur désagréable.

Pour les enfants on leur fait prendre 0 gr. 30 d'ipéca en poudre délayé dans 30 grammes de sirop d'ipéca, dès l'âge de cinq ans. La dose est un peu moins forte ou un peu plus si l'enfant n'a pas atteint ou a dépassé cet âge.

Son action est moins énergique, plus lente que celle de l'émétique, mais il a sur ce dernier l'avantage de moins déprimer les forces « de sorte que (1) l'ipéca convient « beaucoup mieux que l'émétique dans les cas où l'on « craint une trop grande dépression de l'organisme con- « sécutive à l'usage des vomitifs. »

Le *sulfate de cuivre* ou couperose bleue est employé comme vomitif avec avantage, car son action est assez prompte. Il est bon de fractionner la dose en l'adminis- trant.

« On l'emploie comme vomitif (1) à la dose de 5 à « 20 centigrammes chez l'enfant, à la dose de 20 à 30 cen- « tigrammes chez l'adulte.

« On l'associe généralement à l'eau de menthe selon la formule :

        Sulfate de cuivre.....................   0 gr. 10 à 0 gr. 30
        Eau de menthe.....................   30 gr.
        Julep gommeux.....................   30 gr.
Eau distillée quant. suffisante pour avoir en tout 100 gr. environ
        à prendre par cuillerées à soupe toutes les dix minutes
                    jusqu'au vomissement.

« Le sulfate de cuivre donne moins de nausées que « l'ipéca, et son action déprimante vis-à-vis de l'orga- « nisme n'est pas plus accusée. On l'employait beaucoup « contre le croup et surtout contre la laryngite stridu- « leuse où il agit à la fois comme vomitif et comme anti- « spasmodique ; dans les empoisonnements par les narco- « tiques et surtout par le phosphore, il agirait, en outre, « à la façon des antidotes. »

« Comme tous les vomitifs, il provoque à dose élevée de

____

(1) *Technique et Indications des médications usuelles.* Prof. G. Lemoine, p. 427-428.

« l'irritation des voies digestives et ne doit pas être em-
« ployé en cas d'inflammation de ces organes. »

Le *sulfate de zinc* est administré comme le sulfate de
cuivre dans le but d'amener des vomissements. Il est employé aux mêmes doses que celui-ci ou à des doses légèrement plus élevées. Cependant si on dépasse 1 gramme
dans son administration, il devient toxique et ne
provoque plus le vomissement. Il faut donc le donner à
moins d'un gramme sous peine de produire un début
d'empoisonnement. Le sulfate de cuivre doit lui être
préféré.

Lorsqu'on soigne un malade empoisonné par des sulfures, ces deux sels, en arrivant dans l'estomac, se transforment eux-mêmes en sulfure de cuivre ou sulfure de
zinc et ne provoquent plus le vomissement ; ce n'est donc
pas ces deux vomitifs que l'on administrera dans l'ingestion des sulfures.

L'apomorphine ou plutôt le *chlorhydrate d'apomorphine*
est employé en injections sous-cutanées à l'avant-bras
ou ailleurs à la dose de 5 milligrammes jusqu'à 10 milligrammes. Ce chlorhydrate d'apomorphine provoque au
bout de 5 minutes des nausées presque aussitôt suivies
de vomissements. Les nausées sont moins vives que celles
provoquées par l'émétique ou l'ipéca et les vomissements
dépriment bien moins que ceux que donnent ces deux
derniers vomitifs. Il a l'inconvénient de former des solutions qui s'altèrent très vite. On ne doit les préparer qu'au
moment du besoin.

La *farine de moutarde* peut, quand on n'a pas d'autres
vomitifs sous la main, rendre des services très appréciables en certains cas. Une cuillerée à bouche de moutarde
en poudre délayée dans un peu d'eau et avalée aussitôt
provoque des vomissements abondants. Elle ne serait pas

à conseiller pourtant dans les empoisonnements par substances caustiques.

INDICATIONS. — « En présence de toute intoxication, « dit le professeur Lemoine (1), par suite d'ingestion d'une « substance toxique, il faut administrer aussitôt des vomitifs, quel que soit le temps écoulé depuis l'accident, « car on n'est jamais sûr qu'il ne reste pas dans l'estomac « une certaine quantité de toxique, dont il importe d'empêcher l'absorption ou le passage dans l'intestin.

« Dans les cas où les symptômes d'intoxication ne « paraissent pas immédiats ou graves, on fera usage de « la poudre d'ipéca, à la dose de 50 centigrammes à « 2 grammes, selon l'âge, délayée dans un demi-verre « d'eau tiède que l'on prendra en deux ou trois fois à « cinq ou dix minutes d'intervalle. Chez les enfants la « la dose est de 0 gr. 10 par année d'âge.

« Si les symptômes sont plus graves, on ajoutera à « l'ipéca une certaine quantité d'émétique, selon les formules suivantes :

Poudre d'ipéca....................,   0 gr. 50 à 1 gr.
Emétique..........................   0 gr. 02 à 0 gr. 05

POUR UN ENFANT OU UN ADOLESCENT

Poudre d'ipéca...................   1 à 2 gr.
Emétique.........................   0 gr. 05 à 0 gr. 10

POUR UN ADULTE

chacun de ces mélanges étant pris dans un demi-verre d'eau tiède en 2 ou 3 fois.

« Ce n'est que dans les cas tout à fait graves où il « est nécessaire d'aller vite et où la déglutition est « impossible qu'il faut avoir recours aux injections

____

(1) *Loco citato.*

« sous-cutanées d'apomorphine. On formulera de la façon
« suivante :

    Chlorhydrate d'apomorphine..... 0 gr. 10
    Eau distillée.................... 10 gr.

« Cette solution renferme 0 gr. 01 par centimètre cube ;
« on en injectera un tiers, une moitié de seringue ou une
« seringue entière selon l'âge. L'apomorphine est un bon
« médicament, précieux parce qu'il peut provoquer le
« vomissement deux minutes après l'injection, offre plu-
« sieurs inconvénients qui en rendent l'emploi peu pra-
« tique ; les solutions s'altèrent très vite et sont complè-
« tement hors d'usage au bout d'un certain temps, car
« elles provoquent des accidents graves. Il faut donc faire
« sa solution au moment de l'injection. Cette préparation
« si courte, soit-elle, n'en est pas moins une gêne sérieuse
« quand il s'agit d'un médicament d'urgence. Néanmoins
« on peut éviter en grande partie cet inconvénient en
« ayant toujours à sa disposition de petites quantités
« ½ ou 1 centigramme) d'apomorphine qu'on fera dis-
« soudre dans un centimètre cube d'eau bouillie au mo-
« ment de s'en servir.

« La médication vomitive peut seule arriver à empê-
« cher les conséquences de l'ingestion de substances toxi-
« ques, mais elle peut aussi se montrer insuffisante, soit
« que les vomissements ne se produisent pas, soit qu'ils
« tardent trop à se produire ou ne soient pas assez abon-
« dants ; elle doit alors être remplacée par le lavage de
« l'estomac. »

TROISIÈME PARTIE

Les premiers soins et secours d'urgence

D'ACCIDENTS, DE MALAISES SUBITS

ou

D'EMPOISONNEMENTS

Abcès.

INDICATIONS. — Un abcès est une collection de pus. Ce pus résulte d'une infection qui s'est produite dans nos tissus grâce à une blessure quelconque : écorchure, piqûre, parfois imperceptibles.

L'abcès ne se produit pas toujours à l'endroit même où s'est faite la blessure, c'est ainsi que parfois des abcès se forment sous l'aisselle pour une écorchure, une piqûre faite aux doigts ou au bras.

Il existe deux sortes d'abcès : l'abcès chaud et l'abcès froid. Ce dernier qui trahit un état grave du sujet ne relève que du chirurgien pour tout son traitement.

Pour l'abcès chaud, l'endroit où il se forme est le siège d'une vive inflammation caractérisée par de la *rougeur*, par une *douleur lancinante*, une peau *distendue* et *chaude*.

Si l'abcès se trouve profondément situé et non à la surface, la gravité en est plus grande ; les douleurs sont exagérées et si cet abcès siège à une partie du doigt, le doigt, même le bras peuvent participer à l'inflammation qui a commencé au siège même de l'abcès.

LES PREMIERS SOINS ET SECOURS D'URGENCE. — Pour soulager les douleurs lancinantes d'un abcès, pour hâter la guérison d'un abcès superficiel, appliquer aussi souvent que possible des cataplasmes bien chauds et émollients de fécule de pommes de terre, d'amidon ou de farine de lin. Renouveler le cataplasme dès qu'il est froid ou presque froid, c'est-à-dire à peu près toutes les demi-heures ou toutes les heures, les grands cataplasmes se refroidissent moins vite que les petits. (*Voir* plus haut *Cataplasmes.*) L'abcès, grâce à ces applications, peut percer lui-même. S'il ne perce pas, si la collection du pus est achevée, ce que l'on pourra reconnaître, pour les abcès superficiels, à la coloration blanche ou verdâtre d'un point sous la peau il faut l'ouvrir. Cependant tous les abcès n'offrent pas toujours cette coloration. Confier l'ouverture d'un abcès au médecin.

L'ouverture de l'abcès produit un soulagement immédiat et une diminution sensible de la douleur. Cependant il peut arriver que la douleur continue après l'ouverture avec tous les phénomènes de l'abcès, dans ce cas une collection de pus siège plus profondément, collection qu'il faut aussi ouvrir.

Soignez un abcès ouvert comme il est indiqué plus haut pour une plaie infectée ou purulente. Lavage avec des tampons de coton hydrophile ou boriqué ou aseptique imbibés d'une solution au sublimé à 1 p. 1000 d'eau ; irrigations, pulvérisations de solution antiseptique ; pressez pour faire sortir le pus. Tant que le pus n'est pas complètement sorti, on ne devra pas appliquer une poudre antiseptique dont l'effet serait de boucher la plaie et d'empêcher la sortie du pus, mais maintenir plusieurs doubles de gaze boriquée ou hydrophile pour permettre au sang souillé et au pus de s'écouler. Jusqu'à ce que le pus soit tout évacué, renouveler le pansement, une fois par jour au moins.

Nota. — Il importe pour soigner un abcès comme il convient, de proscrire tous onguents, pommades et applications huileuses ou graisseuses. Il n'existe pas d'onguent capable « de faire donner ». Le cataplasme est ce qui réussit le mieux. Les onguents et autres remèdes populaires n'ont jamais hâté la sortie du pus. Ils ont par contre le grave inconvénient de salir la peau qui devrait être très propre pour l'ouverture de l'abcès. Ils gênent la sortie du pus ; enfin si on ne les enlève très soigneusement ils rendent impossible le pansement antiseptique.

Accouchement accidentel ou imprévu.

INDICATIONS. — Les accouchements précipités, imprévus, peuvent avoir lieu en chemin de fer, en tramway, dans la rue, etc.

« La rapidité avec laquelle se font ces accouchements
« précipités donne lieu à de nombreux incidents, dit le
« D\u1d63 Budin, professeur à la Maternité de Paris. Déçues
« dans leurs prévisions et leurs calculs, les femmes accou-
« chent d'une façon imprévue au moment où elles ne s'y
« attendent pas. Elles « sèment leurs enfants » dans la
« rue, dans les jardins publics, en voiture, dans les loges
« de concierge d'hôpital ou bien chez elles, dans leur ap-
« partement ou au bain ou même aux cabinets. » Les soins à donner à une mère prise subitement des douleurs d'enfantement dans un endroit public ou qui vient d'accoucher précipitamment sont, après avoir fait appeler un médecin ou une accoucheuse, des soins moraux presque autant que médicaux.

LES PREMIERS SOINS ET SECOURS D'URGENCE. — A une femme prise subitement des douleurs d'accouchement, il faut donner l'assurance qu'aucune conséquence grave ne peut résulter de cet accident, ni pour elle, ni pour son enfant, si les précautions nécessaires et d'ailleurs faciles sont observées. La soustraire autant que possible aux regards des curieux et de la foule, ménager sa pudeur. Une femme est mieux indiquée qu'un homme pour les soins à donner, une femme surtout ayant eu des enfants ; mais mieux encore toute personne qui conserve un grand calme et s'occupe avec délicatesse des soins nécessaires.

Si l'enfant n'est pas sorti du sein de sa mère, celle-ci peut tâcher de rentrer en voiture à la maison étant assistée par la ou les personnes charitables qui l'accompagnent. Elle peut aussi être transportée dans une maison hospitalière la plus voisine. Mais dès que l'enfant est hors du sein de sa mère ou dès que l'accouchement a commencé, il faut faire coucher celle-ci, la déshabiller, ou tout au moins desserrer, relâcher tous ses vêtements. Lui donner quelques boissons gazeuses ou autres. Après la naissance, placer l'enfant à l'abri des souillures, entre les jambes de la mère, l'envelopper de linges fins, d'un mouchoir, etc., le couvrir assez pour qu'il n'ait pas froid. On devra prendre garde que l'enfant venant au monde est attaché à sa mère par un cordon, le *cordon ombilical*. S'assurer que ce cordon n'entoure pas la tête de l'enfant et ne l'empêche pas de respirer.

Il n'y a aucun inconvénient, en général, à laisser ainsi la mère et l'enfant pendant quelques heures sans couper le cordon.

Si le cordon est rompu, il faut aussitôt faire une ligature sur les deux portions du cordon, sur celle qui tient à la mère et sur l'autre qui tient à l'enfant.

Ne point se troubler à la vue du sang, une légère hémorragie n'est pas préjudiciable. La ligature du cordon se fait avec n'importe quoi, une ficelle, un mouchoir propre.

La mère doit être l'objet d'une surveillance attentive. S'il se produit une hémorragie, ce que l'on reconnaîtra à la sortie du sang, aux malaises de la mère : pâleur subite, vertiges, syncope, placer aussitôt sous son siège un rouleau de linge, un morceau de bois, de façon à tenir le siège élevé, tandis que l'on maintient la tête assez basse. Hâter l'arrivée du médecin ou de l'accoucheuse ou transporter la malade à l'hôpital le plus voisin ou dans une maison hospitalière. Pour ce transport, il faut recommander à la mère de se laisser porter *sans qu'elle essaye de faire le moindre effort.* De même les porteurs éviteront tout mouvement brusque, toute maladresse capables d'obliger la parturiente à faire des efforts.

Pour les autres soins à donner, le médecin ou l'accoucheuse devront s'en acquitter à l'exclusion de toute autre personne.

Alcoolisme.

Résumé des premiers soins et secours d'urgence. — *Pour l'ivresse simple :* laisser la personne ivre en repos, tout va se dissiper après une nuit de sommeil. On peut cependant administrer 8 à 10 gouttes d'ammoniaque liquide dans un peu d'eau.

Pour l'ivresse complète : administrer, si possible, 10 à 12 gouttes d'ammoniaque dans un peu d'eau, faire respirer de l'ammoniaque. Siphoner le contenu de l'estomac. — Si le pouls est tendu, bondissant, donner un lavement purgatif; si le pouls est faible, irrégulier, les extrémités froides : injection d'éther ou de caféine, papier moutarde sur les membres, frictions énergiques sur le corps, fers chauds, bouillottes d'eau chaude, excitations pour réveiller la personne ivre-morte.

Indications. — Au point de vue médical l'ivresse est un véritable empoisonnement. Elle comporte plusieurs degrés, *l'ivresse simple* et *l'ivresse complète,* par là même une différence de gravité. Au plus haut degré l'ivresse complète peut entraîner la mort.

Nous ne parlerons que peu de l'ivresse simple ou légère ébriété. Chacun sait la reconnaître. Elle n'offre en général pas de dangers immédiats, sauf pour les personnes âgées et celles atteintes de maladies sérieuses : albuminurie, diabète, etc., mais par sa répétition fréquente, elle engendre des malaises nombreux et variés, des maladies graves.

L'ivresse complète est l'état d'un homme qui tombe à terre et qui par suite de boissons a perdu la connaissance et la conscience de ce qu'il fait. Les renseignements donnés par les personnes de l'entourage, l'odeur des boissons ingérées, odeur ressentie en s'approchant de la bouche du malade, serviront à vite reconnaître l'ivresse complète. Cet état peut être grave immédiatement et parfois mortel.

Dans les cas graves on distingue deux périodes successives bien marquées, mais qui ne sont pas constantes.

La première est la période agitée : les yeux sont rouges, injectés de sang, la face est colorée. L'odeur qu'exhale la bouche de l'alcoolique est caractéristique. Ses paroles sont incohérentes, tristes ou gaies selon les individus, sa démarche est fortement titubante. Il ne peut rester en place, il s'agite, se remue. Il voit des ennemis imaginaires, contre lesquels il veut lutter ; mais en réalité il a peur au milieu de ces hallucinations : « L'agitation », dit le professeur Trousseau, « y naît de la peur, car la frayeur elle-même a ses « audaces. Il veut fuir, il est prêt à partir, il s'échappe par « toutes les issues qu'on n'a pas interdites à son impulsion « vagabonde. Au milieu de ces excitations désordonnées « l'alcoolique est encore capable d'obéir à une volonté qui « le domine, mais le répit est court, il ne tarde pas à re- « tomber dans ses divagations. »

A ces symptômes viennent parfois s'ajouter ceux du

delirium tremens qui aggravent l'état de l'alcoolique. Ils consistent en un tremblement général, en un véritable frémissement de tous les muscles en contractions spasmodiques accompagnés de sueurs profuses.

Cet état d'agitation est d'une durée variable, selon les individus, peut-être aussi selon la nature des boissons avalées.

L'abattement profond lui succède, deuxième période de l'ivresse complète. L'alcoolique tout à l'heure très agité, s'endort maintenant d'un sommeil de plomb. Sa respiration est régulière, son pouls est tendu, bondissant, mais au milieu de ce calme, peut parfois apparaître une certaine agitation. La respiration n'est plus régulière, le pouls devient petit et très précipité, la température prise marque 40° et même 41°. Si une température aussi élevée se maintient elle aggrave l'état et peut produire la congestion du cerveau (méningite aiguë).

Une autre série de symptômes alarmants, auxquels on devra prendre garde, sont : la face pâle, le refroidissement des extrémités, le pouls très rapide et intermittent, la respiration irrégulière. Il faut en présence de ces symptômes se hâter d'intervenir.

LES PREMIERS SOINS ET SECOURS D'URGENCE. — En cas d'*ivresse simple* ou *légère* laisser la personne tranquille, ne pas l'exciter afin de ne pas la pousser à de nouvelles libations et aussi par crainte de fatiguer son système nerveux, si déjà elle est habituellement nerveuse. Cet état aura disparu après une nuit de sommeil.

Cependant si on veut dégriser aussitôt cette personne et il est bon de le faire lorsqu'il s'agit d'une personne âgée ou ayant une affection organique sérieuse : maladie de cœur, artério-sclérose, albuminurie, diabète, etc., lorsque enfin à ces conditions s'ajoute cette circonstance aggravante, c'est que l'ivresse a eu lieu à l'occasion d'un repas copieux, d'une veille prolongée, on administrera :

Ammoniaque liquide.................... 8 à 10 gouttes
Eau:................................. 1/4 de verre

faire boire en une seule fois. *Ne pas dépasser la dose de 8 à 10 ou 12 gouttes.* Mais le plus souvent des précautions hygiéniques : repos, calme, rester dans une pièce modérément chauffée si c'est en hiver, compresses froides sur la tête seront des moyens suffisants pour éviter de fâcheuses complications.

En cas d'*ivresse complète* on fera bien, si possible, d'administrer 10 à 12 gouttes d'ammoniaque dans l'eau ou encore une potion à l'acétate d'ammoniaque et aussi de faire respirer par intervalle quelques gouttes d'ammoniaque.

Il faut agir selon l'état grave du sujet et selon les symptômes que l'on constate ; au début le meilleur traitement serait de siphoner, quand la chose est possible, le contenu de l'estomac ; mais ensuite après plusieurs heures d'ivresse un tel moyen serait inutile ; si le pouls est fort, bondissant, la face colorée, rouge, vineuse, on peut craindre une congestion, administrer un lavement purgatif, lavage de l'estomac ; il ne faudrait pas dans ces conditions faire prendre un vomitif, il pourrait augmenter l'état congestif. Mettre sur la tête des compresses froides renouvelées souvent.

Si le malade, au contraire, présente une face pâle, un pouls faible, petit, intermittent, irrégulier, des extrémités froides les pieds et les mains refroidis, une respiration irrégulière, l'état est plus grave que le précédent, il est nécessaire d'agir. Pratiquer des frictions énergiques sur tout le corps; fers chauds, bouillottes chaudes le long du corps, aux mains, aux pieds. Promener des papiers moutarde aux jambes, aux bras, ou des cataplasmes fortement sinapisés. Injections d'éther, de caféine. Réveiller le malade par chatouillement à la plante des pieds, par excitation.

Dès qu'il ira mieux et pourra avaler, faire prendre du café, du thé chargé et bien chaud.

Aiguilles, épingles, crochets, échardes.

Les aiguilles, les épingles, les crochets et autres objets semblables : clous, échardes de bois, arêtes de poisson, fragment d'os, crochets à tricoter, etc. peuvent produire des accidents de deux façons bien différentes.

1º Lorsqu'ils sont introduits dans la bouche, dans l'oreille, dans le nez. (*Voir Corps étrangers dans la bouche, l'oreille, le nez.*)

2º Lorsqu'ils sont enfoncés dans la peau, sous l'ongle, c'est la question qui va nous occuper ici.

LES PREMIERS SOINS ET SECOURS D'URGENCE. — Si l'un des objets dont nous avons fait l'énumération ou un autre objet semblable enfoncé sous la peau présente une partie laissée en dehors, l'opération est très simple. On saisit au moyen d'une pince la partie saillante, puis l'objet enlevé, on presse l'endroit blessé pour faire sortir quelques gouttes de sang dans le but d'entraîner toutes les saletés, tous les germes nuisibles que la piqûre peut avoir apportés dans les tissus. Il sera même bon de faire saigner un peu une fois ou deux ensuite le lendemain ou le surlendemain pour prévenir un abcès, un panaris.

Pour les crochets implantés dans les chairs ou sous la peau, on sera obligé d'inciser, de couper, pour débrider les tissus qui les retiennent. Cependant, sans rien couper, avec un peu de patience et d'adresse, vous pourrez, en tirant le crochet dans divers sens, obtenir qu'il sorte, reprenant le même chemin parcouru déjà sous la peau, c'est la méthode que nous suivons toujours en pareils cas.

S'il s'agit d'un objet enfoncé tout entier sous l'ongle ou sous la peau, il sera nécessaire de pratiquer une incision et de panser ensuite la plaie. Pour s'assurer de l'endroit précis où se trouve un objet piquant tout entier enfoncé, l'opérateur appuie avec la pulpe de son index à l'endroit douloureux ou à l'endroit indiqué par le patient. Il sentira une résistance, un point dur rappelant l'aiguille ou le clou enfoncé.

REMARQUE. — Vous verrez souvent venir à vous des personnes qui ont été piquées par un objet pointu et qui sont persuadées qu'un morceau en reste implanté sous la peau, elles vous désignent même l'endroit. Si à la palpation vous ne trouvez rien il est très probable que rien ne reste. Mieux vaut s'abstenir de toute incision et attendre.

AUTRE REMARQUE. — Si une personne a été piquée par une arête de poisson, un os déjà en putréfaction, il est bon de surveiller attentivement cette blessure qui peut devenir très sérieuse. (*Piqûre anatomique.*)

Angine diphtérique.

RÉSUMÉ DES PREMIERS SOINS ET SECOURS D'URGENCE. — En cas d'angine diphtérique douteuse faire aussitôt appeler un médecin. Injection de sérum antidiphtérique. Si l'enfant éprouve une constriction à la gorge, s'il y a des peaux au fond de la bouche, il faut en attendant le médecin appelé, donner un vomitif, faire vomir.

INDICATIONS. — Quand on se trouve dans un pays ou bien en ville, dans un quartier où des angines diphtériques ont été signalées, on doit aussitôt qu'un enfant se plaint de la gorge le faire examiner par un médecin.

En l'absence de toute épidémie locale, il faut soumettre aussitôt à l'examen d'un médecin un enfant qui ne mange pas avec appétit, qui se plaint de lassitude, avec un peu de fièvre 38° à 38°5 environ, qui est triste, qui avale difficilement ou porte la main à la gorge ; en même temps il est bon de chercher où l'on pourra se procurer rapidement du sérum antidiphtérique au cas où le médecin jugerait une injection nécessaire ; la plupart des pharmaciens en sont pourvus ou peuvent s'en procurer rapidement.

LES PREMIERS SOINS ET SECOURS D'URGENCE. — Si malgré votre vigilance, l'angine croupale ou le croup s'est développé chez un enfant, s'il rejette des peaux en toussant, en faisant des efforts, si portant ses mains à la gorge, il cherche à se débarrasser d'un mal qui l'étreint, administrez, en attendant le médecin qui aura été appelé, un vomitif ainsi préparé :

<pre>
Poudre d'ipéca............................... 0 gr. 40
Sirop d'ipéca............................... 40 gr.
</pre>

à donner en deux fois, à cinq minutes d'intervalle A défaut d'ipéca, essayez par d'autres moyens de faire vomir l'enfant.

Angine de poitrine.

RÉSUMÉ DES PREMIERS SOINS ET SECOURS D'URGENCE. — Appliquer sur la région du cœur : papiers sinapisés, ventouses sèches, pointes de feu ; puis injection de morphine, faire respirer un peu de nitrite d'amyle. Si le mal ne cède pas et amène la syncope : frictions énergiques sur le cœur et sur le corps, injection d'éther, huile camphrée, inhalations d'oxygène.

DÉFINITION. — L'angine de poitrine serait mieux dénommée *angoisse de poitrine*, *angor pectoris*. Une telle appellation éveillerait mieux à l'esprit l'idée de ses symptômes sinon l'idée de son origine qui réside dans une crise du cœur.

INDICATIONS. — Après une marche contre le vent, une promenade fatigante, une montée un peu rapide, un effort, ou encore à la suite d'une émotion, d'une contrariété, d'un abus d'alcool, une personne d'âge mûr ayant généralement dépassé la quarantaine et *prédisposée à cette maladie* peut être prise subitement de douleurs violentes qui se manifestent à la région du cœur et sur le bord gauche du sternum. C'est ainsi que débute un accès d'angine de poitrine. Ces douleurs violentes s'étendent depuis les fausses côtes à gauche jusqu'au cou et à la nuque, elles gagnent généralement le bras gauche et les deux derniers doigts de cette main dont la peau devient pâle et livide.

« Quand l'accès est violent, dit le professeur Dieulafoy, « la douleur est accompagnée d'une sensation épouvanta- « ble de constriction, d'*angoisse*, de difficulté pour respirer ; « le malade, atterré, couvert d'une sueur froide et comme « *serré dans un étau* ou *écrasé* par un énorme poids con- « serve toute sa connaissance et éprouve cette inexplica- « ble sensation *de la vie qui s'éteint.* »

L'accès dure à peine une ou quelques minutes et dispa- raît brusquement laissant au malade un engourdissement du bras gauche, des envies d'uriner, de bâiller, une grande lassitude.

Le malade sujet à ces crises pourra faire cette remarque, c'est qu'il y a pour lui une cause occasionnelle spéciale de l'accès, toujours à peu près la même. Cette cause sera plus particulièrement une montée fatigante, un effort à l'occa- sion de tel travail, une émotion, etc. Connaissant cette cause occasionnelle le malade y prendra garde, l'évitera et ainsi diminuera la fréquence de ces crises.

Tous les accès d'angine de poitrine n'ont pas la violence de celui décrit plus haut, ni toutes ces phases classiques.

Les accès peuvent être encore très rapprochés et de faible intensité.

Notons aussi qu'il existe des fausses angines de poitrine avec les mêmes symptômes, mais beaucoup moins accentués. L'âge du sujet, la durée prolongée de l'accès, tandis que l'accès véritable est de courte durée, le sexe, les femmes étant plus sujettes aux fausses angines de poitrine qu'aux véritables, serviront à différencier parmi ces angines les unes des autres.

Enfin il existe une angine de poitrine dite *tabagique* provoquée par l'abus du tabac ; la suppression du tabac amène bien vite la guérison.

LES PREMIERS SOINS ET SECOURS D'URGENCE. — Au début de l'accès appliquer sur la région du cœur et du sternum des sinapismes (papier sinapisé, cataplasmes sinapisés : *Voir* aux *Médications usuelles* comment on les prépare), des ventouses et même, si c'est possible, des pointes de feu. Faire respirer de l'éther ou du chloroforme sur un mouchoir.

Il importe, dans l'état de souffrance aiguë où se trouve le malade, d'apporter des prompts secours, aussi nous conseillons aux personnes sujettes à ces crises d'avoir toujours à leur portée les trois médicaments suivants qui sont classiques, c'est-à-dire toujours employés dans des cas semblables :

1º Le nitrite d'amyle, liquide à respirer au moment où éclate l'accès. On verse 3 à 4 gouttes de ce liquide sur un mouchoir. On trouve en pharmacie des ampoules de nitrite d'amyle toutes prêtes que l'on brise au moment du besoin.

« Ce médicament est précieux pour ces malades, dit le « Dr Debussières (*Médecine d'urgence*), car ils peuvent « l'avoir toujours avec eux et en l'employant dissiper un « accès imminent. »

2° La morphine qui calmera la douleur intolérable de l'accès. Pratiquer aussitôt que l'accès débute une injection de morphine préparée selon la formule habituelle :

> Chlorhydrate de morphine.................... 0 gr. 10
> Sulfate neutre d'atropine.................... 0 gr. 005
> Eau distillée stérilisée.................... 10 gr.

une deuxième injection d'une seringue pleine de Pravaz, si c'est nécessaire. En même temps qu'elle calme, la morphine agit comme vaso-dilatateur énergique et rapide.

3° Enfin la trinitrine, solution au centième, dont on avalera dès le début de l'accès 4 à 8 gouttes dans un peu d'eau ou encore une injection sous-cutanée avec :

> Solution de trinitrine .... 20 gouttes.
> Eau distillée stérilisée .... 10 gr.

une demi-seringue Pravaz deux ou trois fois par jour (D\u1d63 Debussières).

Si la syncope venait à se produire, il faudrait aussitôt faire sur le malade des frictions énergiques par tout le corps, pratiquer des injections d'éther pur ou d'huile camphrée : une à deux seringues pleines et plus (seringues de Pravaz). Inhalations d'oxygène. Respiration artificielle.

Lorsque le malade a des crises de faible intensité, mais souvent répétées outre le nitrite d'amyle et la morphine, si celle-ci est nécessaire, il se trouvera bien de respirer souvent de l'oxygène pur.

Apoplexie.

Résumé des premiers soins et secours d'urgence. — Coucher le malade la tête haute.— Desserrer les habits (cou et poitrine) qui gênent la circulation du sang. — Lavements purgatifs. — Papiers moutarde sur le cou, sur la poitrine. — Ventouses. — Glace sur la tête. — Saignée si le médecin le juge nécessaire.

Indications. — L'apoplexie cérébrale est le plus souvent précédée d'étourdissements, de vertiges, de pesanteur ou de douleurs de tête, de somnolence, de lenteur de compréhension intellectuelle ou de perception des sens. Elle est le résultat de la rupture d'une artère dans le cerveau. Cette rupture a lieu, en général, quand la tension sanguine est élevé. Cette réplétion des artères cérébrales, cette élévation de tension peut se produire dans des circonstances bien différentes : une exposition au soleil ou à la chaleur, des habits trop serrés gênant la circulation ou bien après un repas abondant, après des libations copieuses. D'autres fois la victime de l'apoplexie est une personne pléthorique, ou une personne âgée qui a incliné la tête vers le sol pour se baisser, piocher, bêcher, etc. Elle peut survenir aussi sans cause apparente chez les personnes âgées. L'apoplexie est parfois légère et prend les noms impropres de *congestion* ou *coup de sang*. Un vertige, une perte de connaissance passagère en sont les conséquences. Pour écarter le danger immédiat quelques soins peuvent suffire : purgatifs, laxatifs.

L'apoplexie est souvent plus grave et plus sérieuse. Alors une artère se rompt, cette artère est presque toujours la même (méningée). Par sa rupture elle inonde le cerveau et paralyse ses fonctions, d'où perte de connaissance, chute à terre, flaccidité des membres, parfois rigidité passagère, paralysie de toute une moitié du corps ou paralysie totale.

L'œil ouvert ou fermé ne réagit plus à la lumière ni au toucher, la respiration est bruyante, stertoreuse. La bouche fermée ne laisse échapper l'air inspiré qu'à un seul bord des lèvres. On dirait que le malade *fume la pipe.*

On ne confondra pas l'apoplexie avec d'autres maladies telles que l'épilepsie (*Voir* ce mot), l'urémie, l'ivresse grave ni avec le coma diabétique. D'ailleurs les premiers secours pour ces divers cas sont à peu près les mêmes que pour l'apoplexie en faisant toutefois exception pour l'épilepsie.

LES PREMIERS SOINS ET SECOURS D'URGENCE. — Desserrer aussitôt les habits du malade vers le cou et vers la poitrine, le porter sur un lit et le coucher, lui tenant la tête haute. Donner de l'air en ouvrant les fenêtres ou au besoin avec un éventail. Appliquer sur la tête des compressés froides, une vessie à glace.

Révulsion énergique sur la peau en appliquant des papiers moutarde, des ventouses que l'on place sur la nuque, sur la poitrine, dans le dos.

Mais le médicament le plus urgent, celui qu'on devra faire préparer, aussitôt l'accident constaté, c'est le lavement purgatif du Codex, ainsi composé :

Feuilles de séné........................... 15 gr.
Sulfate de soude............................ 15 gr.
Eau bouillante.............................. 500 gr.

faire une décoction des feuilles de séné, passer à travers un linge, administrer le lavement tiède.

Ou bien pour aller plus vite, mettre dans un irrigateur de l'eau tiède à laquelle on ajoutera 2 à 3 grandes cuillerées à bouche de glycérine pure.

On a préconisé la saignée, elle peut avoir de très bons résultats si le sujet est fort, pléthorique, si le pouls est plein, rebondissant, le médecin jugera.

Ne pas essayer de faire avaler une boisson quelconque avant que le malade ne soit tiré du coma.

Appendicite.

RÉSUMÉ DES PREMIERS SOINS ET SECOURS D'URGENCE. — Repos absolu et au lit. — Diète. — Appliquer de la glace sur le ventre côté droit. — Potion opiacée. — Faire aussitôt appeler un médecin.

INDICATIONS. — L'appendicite est une maladie de date assez récente en pratique médicale, mais dont la place y est considérable. Toutefois on prendra garde avant d'ajouter foi aux affirmations d'une personne que le mot appendicite exerce sur certaines gens, les nerveux surtout, une telle frayeur qu'au moindre mal, au moindre point de côté, elles s'imaginent être atteintes d'appendicite. C'est ainsi qu'on a vu de véritables épidémies d'appendicite.

SYMPTOMES. — L'appendicite franche est celle dont la douleur éclate comme un coup de pistolet. Le malade souffre tant qu'il est comme courbé en deux et qu'il ne peut marcher que difficilement. Ce point très douloureux se produit dans l'abdomen, côté droit sur un endroit situé presque à la hauteur de l'ombilic entre celui-ci et l'os de la cuisse (point de Mac Burney). La face du patient est étirée et exprime la douleur. Il a des nausées, même des vomissements. Notons enfin qu'avant cette attaque subite le malade a souvent une affection intestinale, diarrhée prolongée, constipation opiniâtre, etc...

Il existe d'autres formes moins subites et moins douloureuses d'appendicite, mais ces cas ne constituent pas des cas d'urgence. Il est bon cependant de se confier le plus tôt possible à un médecin.

LES PREMIERS SOINS ET SECOURS D'URGENCE. — En attendant le médecin, faire coucher le patient et lui prescrire l'immobilité absolue et la diète complète. Tenir constamment de la glace sur le point douloureux. Cependant l'endroit malade est tellement sensible qu'il est difficile de supporter même une vessie à glace. On devra suspendre cette vessie au-dessus du lit et ne la laisser reposer qu'en partie sur le ventre.

Les applications de glace sont le meilleur moyen de calmer les vives souffrances de ce mal. Si pourtant on se trouvait dans l'impossibilité d'avoir de la glace, on placerait sur le point douloureux des larges, mais légers cataplasmes chauds de farine de lin ou mieux de fécule de pomme de terre. Le médecin appelé jugera s'il est bon de pratiquer une injection de morphine ou de faire prendre une potion calmante.

ASPHYXIES

L'asphyxie est la perte apparente ou réelle de la vie par défaut d'air respirable.

Par cette définition nous faisons rentrer dans le cadre de l'asphyxie tous les accidents que l'on peut rapporter au manque d'un air capable d'entretenir la vie ; que ce manque d'air tienne à un obstacle au fonctionnement des poumons ou que l'air inspiré soit lui-même vicié, il y a donc :

1º Asphyxie *par obstacle à l'entrée de l'air* dans les voies respiratoires ou strangulation. Les victimes de cet accident sont les pendus, les étranglés ; ou encore submersion ; asphyxie des noyés.

2º Asphyxie *par compression.* Les victimes sont des personnes serrées dans les foules et ne pouvant respirer, ce sont des ouvriers pris sous des éboulements, sous des blocs de pierre, etc.; ce sont aussi des personnes serrées dans leurs habits, dans leur corset.

3º Asphyxie *par l'air vicié.* Dans ce cas aucun obstacle ne s'oppose au fonctionnement de la poitrine, mais l'air inspiré est impur et par là même incapable de remplir sa fonction qui est de régénérer à chaque instant le sang répandu dans les alvéoles pulmonaires.

4° Enfin asphyxie *par paralysie des centres nerveux* du cerveau et du cervelet. Dans ces accidents aucun obstacle matériel ne s'oppose à la rentrée de l'air dans les poumons, d'autre part, l'air inspiré est pur, mais les fonctions naturelles de la poitrine, inspiration et expiration se trouvent suspendues par paralysie des nerfs moteurs de la tête, nerfs qui commandent le mouvement passif de ces fonctions. Ici l'obstacle est pour ainsi dire dans le cerveau. Dans cette catégorie rentrent les asphyxies par la chaleur, par la foudre, par le froid.

Désireux de suivre, autant que possible, l'ordre alphabétique afin de faciliter les promptes recherches nous traiterons successivement des :

Asphyxiés par la chaleur ;

Asphyxiés par la foudre ou une décharge é'ectrique ;

Asphyxiés par les gaz délétères tels qu'acide carbonique, hydrogène, sulfuré, oxyde de carbone, air plusieurs fois respiré, etc. ;

Asphyxiés, nouveau-nés ;

Asphyxiés par pendaison : les pendus ;

Asphyxiés par strangulation : les étranglés ;

Asphyxiés par submersion : les noyés.

Dans cet article de l'asphyxie, outre les données qui nous sont personnelles, nous nous sommes inspirés beaucoup de l'*instruction adoptée par le Conseil de salubrité* et affichée dans les postes de secours de Paris.

Remarques générales. — « Les personnes asphyxiées, « dit l'*Instruction*, ne sont souvent que dans un état de mort « apparente.

« Pour les personnes étrangères à la médecine la mort ap- « parente ne peut être distinguée de la mort réelle que par la « putréfaction.

« La couleur rouge, violette ou noire du visage, le froid du
« corps, la raideur des membres ne sont pas des signes certains
« de mort.

« La rigidité des mâchoires dans la submersion est un indice
« favorable du succès des secours.

« On doit, à moins que la putréfaction ne soit évidente,
« administrer des secours à tout individu noyé ou asphyxié,
« même après un séjour prolongé dans l'eau ou dans le lieu
« où il a été asphyxié.

« Les secours les plus essentiels à prodiguer aux asphyxiés
« peuvent leur être administrés par toute personne intelligente,
« mais pour obtenir du succès il faut les donner *sans se décou-*
« *rager* quelquefois plusieurs heures de suite. On a des exem-
« ples d'asphyxiés par le charbon qui ont été rappelés à la vie
« après des tentatives qui avaient duré six heures et plus.

« Quand il s'agit d'administrer des secours à un asphyxié,
« il faut éloigner toutes les personnes inutiles ; cinq à six
« individus suffisent pour les donner ; un plus grand nombre
« ne pourrait que gêner ou nuire.

« Le local destiné aux secours ne devra pas être trop chaud ;
« la meilleure température est de 17 degrés du thermomètre
« centigrade.

« Enfin les secours doivent être administrés avec activité,
« mais sans précipitation et avec ordre. »

Résumé des secours à donner à tous les asphyxiés
en général.

Les soins et secours peuvent être compris dans les règles
générales suivantes :

1º Il faut, cela est évident, supprimer l'obstacle à la respiration, éloigner du malade la cause de l'asphyxie, desserrer, couper les vêtements.

2º Stimuler les fonctions de la respiration par la respiration artificielle, par les tractions rythmées de la langue, par
respiration d'odeur forte : ammoniaque, sel anglais, flagellation d'eau froide sur la figure, exciter, réveiller la personne qui donne quelques signes de vie.

3º Stimuler aussi les fonctions de la circulation par des frictions énergiques, par des injections excitantes, telles qu'éther, huile camphrée, caféine. Frictions énergiques, réchauffement graduel, bouillottes chaudes, sinapismes, etc., etc.

4º Dans plusieurs asphyxies, il se produit une congestion du cerveau, la combattre par des lavements et mieux par des lavements purgatifs, par des sangsues appliquées près de l'oreille, 10 à 15 sangsues ; ou à l'anus, 20 à 25 sangsues. Mais dans ces asphyxies, la meilleure pratique, le secours le plus efficace est la saignée qui opère de véritables résurrections.

Malgré ces indications générales, il importe de bien connaitre quel est le traitement particulier à pratiquer pour obtenir des résultats prompts et sûrs dans chaque accident de ce genre. Aussi nous allons donner des indications pour chaque cas spécial.

Asphyxiés par la chaleur.

Résumé des premiers soins et secours d'urgence. — Transporter le malade dans un endroit frais, desserrer ou couper les vêtements du cou et de la poitrine. — Aspersion d'eau fraîche. — Sels anglais. — Sinapismes aux membres. — Respiration artificielle — et surtout si le cas est grave : SAIGNÉE, — à défaut de saignée 10 à 15 sangsues près de l'oreille ou 20 à l'anus — lavement froid ou mieux purgatif — quand le malade peut avaler : boissons fraîches avec vinaigre ou jus de citron, pas de boissons alcooliques ou même vineuses.

INDICATIONS. — Cette asphyxie, ce malaise, quand l'asphyxie n'est qu'au début, éprouvé par une personne qui souffre de la chaleur, peut se produire en marche dans un endroit encaissé, exposé aux rayons solaires, contre un mur déjà chauffé par le soleil ou bien dans un lieu trop chaud, près des chaudières, près des fourneaux.

On a remarqué aussi qu'au milieu des foules exposées à un soleil ardent, au milieu des rangs de soldats en marche, une température très élevée se produisait occasionnant des malaises graves.

L'asphyxie par la chaleur produit dans la tête une congestion, une intoxication qui paralyse les centres nerveux cérébraux et par là même les nerfs qui commandent à la respiration.

Ceci explique comment il arrive que le malaise produit par la chaleur n'est pas toujours en rapport de gravité avec l'intensité de la chaleur éprouvée. En d'autres termes on voit très souvent des personnes incommodées ou frappées par la chaleur sans que celle-ci soit excessive ou même considérable, c'est qu'elles se trouvent dans un état de moindre résistance par suite d'une santé déjà ébranlée ou bien après des veilles prolongées ou encore après un travail déjà pénible antérieur, une marche fatigante, même quelquefois à cause d'une excitation nerveuse, d'une odeur qui contrarie ; autant de causes qui énervent et débilitent les centres nerveux.

SYMPTOMES. — La victime de cet accident éprouve, au début, des bourdonnements d'oreilles, des vertiges, un trouble de la vue et de l'esprit, un certain étourdissement, des nausées, des envies de vomir, un mal de cœur. Elle peut tomber comme foudroyée. Son état est alors plus grave parce que l'asphyxie est plus complète. On peut remarquer encore de la prostration, un mal de tête assez violent et un pouls ralenti.

PREMIERS SOINS ET SECOURS D'URGENCE. — « Si l'asphy-
« xie (1) a eu lieu par l'effet du séjour dans un lieu trop chaud
« il faut transporter l'asphyxié dans un lieu plus frais et

____

(1) Instruction du Conseil de salubrité.

« lui enlever, sans délai, tout vêtement qui pourrait gêner
« la respiration et la circulation. On lui lancera, à plusieurs
« reprises, de l'eau fraîche à la face et à la partie supérieure
« du tronc.

« Dans toute asphyxie par la chaleur, la première chose
« à faire est de *débarrasser le cerveau en tirant du sang.* S'il n'y
« a pas de médecin pour pratiquer une saignée et si quelqu'un
« des assistants est apte à le faire, il ne devra pas hésiter un
« seul instant, principalement dans les contrées et les saisons
« chaudes.

« Les sinapismes en pâte ou en feuilles seront très utile-
« ment appliqués aux extrémités inférieures. Ils ne devront
« jamais être laissés plus de cinq minutes au même endroit.
« On pourra aussi faire une ou plusieurs piqûres d'éther.

« Dès que le malade peut avaler, il faut lui faire boire, par
« petites gorgées, de l'eau fraîche acidulée avec du vinaigre ou
« du jus de citron. Chez les asphyxiés par la chaleur, les bois-
« sons aromatiques ou vineuses sont toujours nuisibles.

« En cas de persistance des accidents et si aucun des assis-
« tants n'est apte à pratiquer une saignée, on peut, sans atten-
« dre l'arrivée du médecin, appliquer 8 à 10 sangsues derrière
« chaque oreille ou quinze à vingt à l'anus.

« Si l'asphyxie a été déterminée par l'action du soleil,
« comme cela arrive surtout aux moissonneurs et aux mili-
« taires, le traitement est le même, mais il faut dans ce cas,
« faire des applications d'eau froide sur la tête ; il est à noter
« que c'est surtout dans ces circonstances que la saignée est
« efficace.

« Pendant l'administration des secours, le malade doit être
maintenu dans une position droite et la tête élevée. »

Asphyxiés par la foudre ou par une décharge électrique.

INDICATIONS. — Nous ne saurions trop nous élever
contre le préjugé absurde qui fait croire qu'on ne peut
toucher un individu frappé par la foudre sous peine d'être
aussi atteint. La personne qui donne ses soins à la victime
n'a rien à redouter.

Il en sera de même à la condition expresse de prendre

les précautions ci-dessous indiquées pour la personne charitable qui porte secours à une autre atteinte d'une décharge électrique, que cette décharge résulte de la rupture d'un fil de tramway électrique ou d'un fil transmettant à distance l'énergie électrique, la force ou la lumière. Avant de secourir la victime il faut donc voir si celle-ci touche encore le fil auteur de l'accident. Si oui, écarter ce fil avec un bâton mais *ne pas le toucher* avec les mains ni avec une tige métallique.

Nous ne prétendons pas que tous les individus frappés par la foudre ou par une décharge électrique peuvent être rappelés à la vie, car ils peuvent être atteints de brûlures considérables ou de lésions irréparables, mais par des soins méthodiques, un très grand nombre pourraient être sauvés. Ne sait-on pas qu'en Amérique les condamnés à mort exécutés par *l'électrocution* (courants alternatifs électriques) ont pu être rappelés à la vie par des médecins qui leur ont donné les soins usités en pareils cas et indiqués ci-dessous.

LES PREMIERS SOINS ET SECOURS D'URGENCE. — Desserrer aussitôt les vêtements de la victime (après avoir pris pour soi-même les précautions préventives mentionnées ci-dessus). Faire des affusions froides et répétées sur le visage. Pratiquer les tractions rythmées de la langue et la respiration artificielle. Maintenir la langue hors de la bouche pour éviter qu'elle ne se renverse et obture l'orifice des voies respiratoires. Pour cela on saisit la langue avec un mouchoir. Frictions énergiques sur tout le corps ; injections d'éther. Frictions et chatouillement à la plante des pieds et au creux de la main. Faire respirer : ammoniaque, sels anglais, etc.

Si plusieurs personnes assistent la victime, l'une devra

constamment pratiquer la respiration artificielle pendant que l'autre pratique les injections d'éther, les frictions, etc.

(*Voir* aussi les *Premiers soins et secours d'urgence* à prodiguer à un noyé et les *Instructions du Conseil de salubrité* concernant les noyés, page 164.) Une victime de la foudre ou des courants électriques à tension élevée sera, en effet, secourue par les mêmes moyens applicables à un noyé (sauf en ce qui concerne le dégorgement de l'eau avalée).

Asphyxiés par le froid.

MORTS DE FROID. — CONGÉLATION

Résumé des premiers soins et secours d'urgence. — Ne jamais approcher du feu un homme mort de froid, ce serait le tuer promptement. — Rétablir la chaleur *très lentement* et *par degrés*. — Transporter l'asphyxié dans une chambre *sans feu*. — Pour le transport, le couvrir laissant seulement la face libre. — Respiration artificielle même pendant six ou huit heures, puis sécher, envelopper dans des couvertures quand le malade donne signe de vie. A ce moment boissons froides, légèrement stimulantes. — Ne réchauffer la chambre que quand le malade a repris l'usage de de ses membres.

Indications. — Les cas de congélation ou de mort par le froid ne sont pas très rares en hiver dans nos pays de montagnes.

Beaucoup de nos soldats sont victimes de cet accident dans les quartiers d'hiver des Alpes et des Pyrénées. Bon nombre de voyageurs ou de miséreux périssent par le froid chaque année. Pendant la guerre de 1870, des milliers de soldats ont péri ainsi. La plupart secourus d'une façon inintelligente par leurs camarades sont morts, lorsque engourdis par le froid, ils ont été apportés dans une chambre chaude ou approchés du feu.

Symptomes. — L'individu atteint par la congélation éprouve une poussée de fièvre, une surexcitation fébrile qui fait bientôt place à de l'engourdissement. La victime est saisie d'un besoin irrésistible de sommeil. La respiration se ralentit. Le cœur diminue peu à peu ses battements jusqu'aux plus imperceptibles ; mais la mort n'est complète, irrévocable que 6 ou 8 heures après l'accident.

Les premiers soins et secours d'urgence. — « On por-
« tera l'asphyxié (*Instruction du Conseil de salubrité*) le plus
« promptement possible de l'endroit où il a été trouvé au
« lieu où il devra recevoir des secours ; pendant ce trajet, on
« enveloppera le corps de couvertures, de paille ou de foin, en
« laissant la face libre. On évitera aussi d'imprimer au corps
« et surtout aux membres des mouvements brusques.

« Dans l'asphyxie par le froid il est de la plus haute impor-
« tance de ne rétablir la chaleur que lentement et par degrés.
« Un asphyxié par le froid qu'on approcherait du feu ou que
« dès le commencement des secours on ferait séjourner dans
« un lieu trop chauffé serait irrévocablement perdu. Il faut,
« en conséquence, le porter dans une chambre sans feu et là
« lui administrer les premiers soins et secours que réclame sa
« position.

« Si l'asphyxie a eu lieu par un froid de plusieurs degrés
« au-dessous de zéro, on déshabillera le malade dont on cou-
« vrira tout le corps, y compris les membres, de linges trempés
« dans l'eau et à laquelle on aura ajouté des glaçons concassés.
« Il y aurait même avantage à le plonger dans une baignoire
« contenant assez d'eau additionnée de glace pour que le
« tronc et les membres en fussent couverts. Enfin il y a utilité
« à pratiquer des frictions avec de l'eau glacée et mieux encore
« avec de la neige.

« Lorsque le malade commence à se réchauffer, ou lorsqu'il
« manifeste des signes de vie, on l'essuie avec soin et on le
« place dans un lit, en s'abstenant toutefois d'allumer du
« feu dans la pièce où est le lit tant que le corps n'a pas re-
« couvré sa chaleur naturelle.

« Aussitôt que le malade peut avaler on peut lui faire
« prendre un demi-verre d'eau froide dans lequel on aura mis

« une cuillerée à café d'eau de mélisse, d'eau de Cologne ou de
« tout autre liquide spiritueux.

« REMARQUES. — Il est utile de faire observer que, de toutes
« les asphyxies, l'asphyxie par le froid est celle qui laisse,
« selon l'expérience des pays septentrionaux, le plus de chances
« de succès, même après plusieurs heures de mort apparente.
« Mais, d'un autre côté cette asphyxie exige plus que toute
« autre une grande précision dans l'emploi des moyens des-
« tinés à la combattre et notamment dans le réchauffement
« *lent* et *progressif* du malade. »

Ajoutons à ces données qu'il importe, lorsque le malade
ira mieux, de ne pas le laisser s'assoupir et dormir, il faut
réveiller de toutes façons son énergie.

Les alcooliques offrent beaucoup moins de chances de
succès que les autres asphyxiés par le froid.

Asphyxie locale par le froid.

PIED OU MAIN GELÉE. — DOIGT, NEZ, OREILLE GELÉS

LES PREMIERS SOINS ET SECOURS D'URGENCE. — Frictions de la partie congelée avec de la neige. Bains à l'eau
froide ou compresses d'eau froide, mêlée à l'alcool camphré, massage avec la neige ou l'eau froide, puis avec une
eau additionnée de substances aromatiques et alcooliques.
Quand l'engourdissement a disparu, quand le patient
vient à sentir la partie congelée comme le reste du corps :
enveloppement dans des couvertures.

S'il y a une plaie, s'il y a des ampoules éclatées, les soigner antiseptiquement ainsi qu'il a été dit à l'article pansement.

Il importe de mettre un long temps pour réchauffer une
partie du corps congelé et de n'aller que progressivement.
C'est le plus sûr moyen d'éviter la gangrène et autres complications qui pourraient compromettre pour toujours la
vitalité de ce membre.

Asphyxie par les gaz délétères.

ACIDE CARBONIQUE, OXYDE DE CARBONE, ETC.

Asphyxiés par le réchaud du charbon de bois ;
Asphyxiés par les émanations des fours à chaux ;
Asphyxiés par les émanations des cuves de vin, de bière,
de cidre, etc. en fermentation.

RÉSUMÉ DES PREMIERS SOINS ET SECOURS D'URGENCE. — En portant secours à un asphyxié de ce genre prendre garde à n'être pas soi-même victime. — Aussi promptement que possible aérer grandement ou retirer l'asphyxié du lieu empoisonné. — Desserrer, enlever les vêtements du cou et de la ceinture. — Respiration artificielle. — Faire respirer en même temps de l'oxygène. — Faire sentir : sels anglais, ammoniaque, odeur forte. — Frictions sèches sur tout le corps ou bien avec eau-de-vie. — Jeter à la face eau froide à plusieurs reprises. — Pincer, flageller le malade. — Sinapismes à la poitrine, aux jambes.— Piqûre d'éther.—Quand la respiration est établie : coucher le malade dans un lit chauffé, la tête haute. — Boissons chaudes : thé, café, etc.

INDICATIONS. — Dans les différentes sortes d'asphyxie groupées à ce chapitre, c'est tantôt l'oxyde de carbone qui est l'agent principal du méfait, comme pour le charbon de bois ; tantôt l'acide carbonique. Nous les avons réunies parce que les soins à donner sont presque identiques. Une même instruction du Conseil de salubrité s'adresse à ces divers cas.

Il y a plus souvent mélange des deux gaz, acide carbonique et oxyde de carbone, ce mélange est plus toxique, plus délétère que l'un des deux seul. Il est bon de retenir que l'oxyde de carbone plus léger que l'air se mélange vite à lui, tandis que l'acide carbonique plus lourd que l'air tout en se mélangeant à ce dernier s'accumule facilement à terre, sur le plancher d'une chambre, dans le fond d'une cuve, etc.

Epreuve de la bougie. — Pour savoir si l'air d'une chambre est respirable, on fait l'épreuve de la bougie allumée qui s'éteint transportée dans une atmosphère irrespirable. Cette épreuve est bonne pour l'acide carbonique et peut servir à déceler les émanations de fours à chaux, de celliers et cuves à vin, bière ou cidre. Elle est trompeuse pour l'oxyde de carbone et ne fera pas reconnaître les gaz délétères du charbon de bois.

Il est indispensable pour la personne qui porte secours de prendre les précautions nécessaires pour n'être pas elle-même victime de l'asphyxie. A quoi bon un dévouement irréfléchi s'il doit amener un second malheur? Un tel dévouement est non seulement inutile mais la personne ainsi tombée pourra gêner, compromettre des secours capables d'aboutir aux meilleurs résultats, sans compter qu'elle même nécessite des soins. Donc se prémunir contre un semblable accident est la première mesure à prendre.

Dans ce but, s'il s'agit d'un appartement, d'une pièce méphitisée y pénétrer en retenant sa respiration et aller droit à la fenêtre pour ouvrir et aérer.

Si la victime est tombée dans une cuve à vin, ou à bière ou à cidre, le sauveteur devra s'attacher une corde autour du corps, faire une grande aspiration pour emmagasiner dans les poumons une quantité d'air, pénétrer dans la cuve en retenant autant que possible sa respiration, saisir la victime et l'emporter promptement au dehors ou bien la porter assez haut pour que les personnes qui assistent puissent l'empoigner. La corde que celui-ci s'est mise autour du corps servira aux assistants restés en dehors de la cuve à le retirer s'il venait lui-même à succomber. Cette corde peut servir aussi à la passer autour de la victime ou mieux à attacher ses vêtements au moyen d'un crochet afin qu'on puisse l'attirer assez haut pour la saisir.

Dans le but de prévenir ces accidents et de faciliter les sauvetages des asphyxiés, il est important d'avoir à proximité des cuves une échelle et une corde.

En tous cas, la personne qui découvre la victime d'un accident de ce genre doit aussitôt, si elle se trouve seule, ou accompagnée d'une seule autre personne appeler à son aide les voisins les plus proches, les passants et si la cuve est profonde se munir d'une échelle et d'une corde, celle-ci passée autour de son corps ou bien destinée à emporter la victime.

LES PREMIERS SOINS ET SECOURS D'URGENCE. — Le traitement qui convient (*Instruction du Conseil de salubrité*) dans ces circonstances est le suivant :

« 1° Le malade doit être retiré le plus tôt possible du lieu
« méphitisé, exposé au grand air et débarrassé de ses vête-
« ments.

« 2° Si le malade ne respire pas, on pratiquera immédia-
« tement la respiration artificielle comme pour les noyés. Ces
« manœuvres seront continuées très longtemps : on les inter-
« rompra quand la respiration spontanée paraîtra se rétablir
« pour les reprendre dès que celle-ci cessera de nouveau. Si le
« malade respire, mais reste sans connaissance il sera très utile
« de lui faire des inhalations d'oxygène, si l'on peut s'en pro-
« curer.

« 3° Quand le malade est sans connaissance il faut dès le
« début lui appliquer des sinapismes et lui faire une ou plu-
« sieurs piqûres d'éther, on pourra aussi lui jeter, à plusieurs
« reprises, de l'eau froide à la face, le pincer, le flageller avec
« un linge mouillé, lui faire respirer brusquement des sels an-
« glais, de l'ammoniaque et les retirer aussitôt.

« 4° Lorsque la respiration sera rétablie, il faudra, après
« avoir bien essuyé le malade, le coucher dans un lit bassiné,
« la tête maintenue élevée et lui faire avaler des boissons
« chaudes : thé, café ou grog.

« Dès le début il faut se hâter d'envoyer chercher un méde-
« cin qui seul, pourra donner au malade les soins divers et par-
« fois très prolongés que nécessite son état.

Nota. — Des accidents semblables peuvent arriver lorsqu'on se trouve à proximité des fours à chaux dans un endroit non aéré. Le gaz acide carbonique est dégagé par ces fours ; il est plus lourd que l'air, il chasse facilement celui-ci en s'accumulant dans un lieu clos.

De même des accidents de ce genre peuvent se produire dans les celliers, dans les caves où se trouvent des cuves à fermentation de vin, de bière ou de cidre, et lorsque ces celliers ou ces caves ne sont pas bien aérés.

Enfin les poêles de fonte dégagent ces deux gaz méphitiques : acide carbonique et oxyde de carbone. Si on se trouve trop près de ces poêles, si la chambre est trop petite, mal aérée, on éprouve des maux de tête dont ces gaz sont cause. On peut de cette sorte éprouver un commencement d'asphyxie.

Asphyxie par le gaz d'éclairage.

Indications. — Cette asphyxie peut se produire le plus souvent pendant la nuit par un robinet à gaz mal fermé ou par une rupture, une fissure d'un conduit. Elle peut avoir lieu le jour d'une façon intentionnelle (mort de M. Syveton).

Les premiers soins et secours d'urgence. — Le traitement qui convient est le suivant (*Instruction du Conseil de salubrité*) :

« Retirer le plus tôt possible le malade du lieu où l'asphyxie « s'est produite, l'exposer au grand air et desserrer tous ses vê-« tements.

« Pratiquer aussitôt la respiration artificielle, si le malade « ne respire pas. Continuer ces manœuvres très longtemps ; « les interrompre quand la respiration spontanée paraîtra réta-« blie, les reprendre dès que celle-ci cessera. Si le malade res-« pire, mais reste sans connaissance, lui faire inhaler de l'oxy-« gène.

« Quand le malade est sans connaissance lui appliquer dès
« le début des sinapismes et une ou plusieurs piqûres d'éther.
« Eau froide à la face, odeur forte à respirer.

« La respiration étant rétablie essuyer le malade, le coucher
« dans un lit chaud, la tête haute et lui faire avaler des bois-
« sons stimulantes.

« Le médecin a été aussitôt appelé pour donner ses soins
« qui devront être parfois très prolongés. »

Asphyxie par l'oxyde de carbone.

INDICATIONS. — Cette asphyxie se produit surtout auprès des poêles ou appareils de chauffage. Chaque année
à la saison froide on signale des accidents souvent mortels
ainsi arrivés. Un des derniers à citer est celui qui causa la
mort de M. Emile Zola.

Tantôt les poêles sont chauffés à une température élevée
et la fonte portée au rouge devient perméable, laissant
échapper un dégagement d'oxyde de carbone, tantôt la
combustion est trop lente et le gaz oxyde de carbone se
répand dans l'appartement faute de tirage, tantôt enfin
les cornets de dégagement du poêle viennent à se disjoindre plus ou moins et laissent passer dans l'appartement
(chambre ou alcôve dans laquelle on a dissimulé ces cornets), le gaz oxyde de carbone.

Certaines professions sont sujettes à l'intoxication lente
de l'oxyde de carbone. C'est ainsi que les blanchisseuses
doivent leur teint pâle, leur anémie spéciale (anémie des
blanchisseuses) à ce gaz produit par leurs réchauds de
charbon de bois.

Ce qui précède démontre combien il est malsain de se
chauffer avec des poêles (à gaz, à pétrole ou au charbon)
non munis d'un tuyau de dégagement qui emporte dans la
cheminée les produits de la combustion. Mais le comble

de l'imprudence est de dormir dans une chambre où se trouve un de ces appareils de chauffage.

SYMPTOMES. — Les premières manifestations de l'intoxication se traduisent par des maux de tête, par des malaises mal définis, parfois des nausées. A un degré plus avancé il semble au patient qu'il a la tête prise dans un étau. Puis surviennent des bourdonnements d'oreille, des troubles de l'intelligence et de la vue : hallucinations, vertiges.

Dans cet état la victime peut conserver sa connaissance plus ou moins intacte, avoir une idée de sa situation, mais il lui est impossible de bouger et de se sauver (paralysie des nerfs moteurs du cervelet).

Elle a de l'oppression, des battements de cœur rapides; la respiration est embarrassée et bruyante.

LES PREMIERS SOINS ET SECOURS D'URGENCE. — Aérer aussitôt la pièce ou bien transporter le malade avec précaution et sans brusquerie dans une pièce voisine. Lui faire respirer de l'oxygène en quantité, l'oxyde de carbone s'élimine ainsi plus rapidement. Pratiquer la respiration artificielle, les tractions rythmées de la langue.

Le stimuler par des flagellations de linge mouillé, par des ablutions d'eau froide sur le visage, par des projections d'un jet d'eau froide dans les narines, par des odeurs fortes approchées des narines (sels anglais, ammoniaque).

La meilleure médication, la plus prompte est une saignée abondante. A défaut de saignée, placer dix sangsues derrière chaque oreille ou vingt sangsues à l'anus, sans négliger la respiration artificielle. — On peut faire suivre la saignée d'une injection de sérum artificiel.

Asphyxie par les poêles à anthracite.

INDICATIONS. — Dans le chapitre précédent (asphyxie par l'oxyde de carbone), nous avons déjà fait connaître les moyens capables de prévenir les asphyxies si fréquentes occasionnées par les poêles : 1° quand ces poêles en fonte sont portés au rouge ; 2° quand la combustion est trop lente et que le gaz oxyde de carbone se répand dans la pièce, soit parce que toutes les issues ont été bouchées, soit parce que le tuyau d'échappement dans les cornets a été complètement fermé ; 3° enfin quand les cornets viennent à se disjoindre. A propos de ce dernier cas, nous avons montré le danger imminent de placer des cornets dans une alcôve, car une fissure, une disjonction des tuyaux peut amener pendant le sommeil une asphyxie mortelle.

Tous ces dangers sont encore plus grands avec les poêles qui brûlent de l'anthracite. Outre ces cas dangereux, nous en signalerons un autre, celui d'avoir dans sa chambre à coucher, car les dangers d'asphyxie sont beaucoup plus considérables pendant le sommeil qu'à l'état de veille, une *gaine de cheminée* dans laquelle vient déboucher un cornet de poêle brûlant de l'anthracite à moins que cette gaine ne soit construite tout spécialement pour recevoir ces dégagements. *Toute gaine qui n'a pas été construite pour cet usage laisse échapper peu de temps après sa construction des quantités de gaz délétères :* oxyde de carbone, acide carbonique, gaz sulfurés. Les occupants de cette chambre, de cette pièce ainsi empoisonnée peuvent croire qu'un habitant de l'étage inférieur prend chaque matin un bain sulfureux car cette odeur rappelle assez celle du bain sulfureux. Elle est d'autant plus forte qu'on se trouve plus près de la cheminée, que celle-ci soit bouchée ou non, les gaz traversent les moindres fissures des gaines. Elle se fait sentir surtout le matin avant que le tirage du feu ne soit rétabli aussi rapide que dans la journée lorsque le poêle chauffe bien.

En outre, il est très dangereux, et à chaque hiver de nombreux faits confirment trop souvent cette constatation, de coucher dans une chambre d'hôtel ou d'appartement lorsque dans la gaine où débouche un feu de poêle une ouverture a été pratiquée pour y recevoir les cornets d'un autre poêle, ouverture presque toujours non hermétiquement fermée et dissimulée parfois derrière un tableau, un papier peint, une table à toilette.

Pour prévenir les accidents souvent mortels que les feux et poêles à anthracite sont capables d'occasionner, deux moyens sont à mettre en œuvre ou bien ne faire usage que de gaines spécialement construites, à cet effet ou bien faire aboutir les cornets de dégagement de ces feux dans les gaines de la cuisine ; celles-ci étant toujours chauffées par un feu continuel, les gaz dangereux s'échappent à chaque instant dans l'atmosphère.

(Pour les premiers soins et secours d'urgence voir le chapitre précédent).

Asphyxies par le gaz : *acide sulfhydrique* ou *hydrogène sulfuré* (gaz encore appelé : *le plomb* par les égoutiers, les fossoyeurs, les vidangeurs).

OU BIEN

Asphyxies produites par les fosses d'aisance, les puits, les puisards, les égouts, les citernes abandonnées, les fosses à purin, à vidange, les caveaux de cimetière, etc.

INDICATIONS. — Afin de prévenir ces accidents nous recommandons les plus grandes précautions aux ouvriers ou autres personnes qui veulent pénétrer dans les puits ou les fosses ci-dessus indiquées.

L'odeur de l'hydrogène sulfuré, odeur d'œufs pourris doit provoquer chez eux des mesures et des précautions encore plus grandes, plus défiantes.

Les ouvriers égoutiers appellent ce gaz : *le plomb* parce que la victime *tombe* comme une masse inerte *comme du plomb*.

C'est surtout à propos de cette asphyxie qu'il faut répéter ce que nous disions plus haut des dévouements irréfléchis amenant une nouvelle victime, un nouveau malheur.

Il serait facile de rapporter ici de nombreux cas où plusieurs sauveteurs ont péri l'un après l'autre dans un même sauvetage, foudroyés par une atmosphère irrespirable. Citons l'horrible accident arrivé au château de Juziers à Mantes aux environs de Paris ; cinq personnes accourues successivement pour porter secours à une première victime tombée dans un puits de 30 mètres ont succombé asphyxiées.

Dernièrement près de Lyon un propriétaire dit à son jardinier de nettoyer, si possible, une citerne abandonnée, le jardinier sans défiance va pour se rendre compte des travaux et tombe asphyxié ; son fils aîné ne voyant pas revenir son père pénètre à son tour dans la citerne et succombe lui aussi, puis un deuxième fils, la mère heureusement retint son dernier enfant qui, lui encore, aurait péri infailliblement.

Afin de compléter ces indications nous croyons devoir rappeler une récente communication faite à l'Académie des Sciences par le professeur N. Gréhant :

« Avant d'autoriser un ou plusieurs ouvriers à travailler dans un puits ou dans une fosse, il est nécessaire d'y

faire descendre, à l'aide d'une corde, une cage contenant
un animal : lapin, cobaye, pigeon, ou rat, et de maintenir
la cage une ou plusieurs heures au-dessus de l'eau ; après
ce laps de temps, on remonte l'animal, et, s'il est vivant,
on peut sans crainte ordonner la descente des ouvriers ;
on évitera ainsi une succession d'accidents mortels. J'a-
jouterai même qu'il est bon de laisser la cage, avec l'animal, à demeure au fond du puits quand les ouvriers
quittent le travail dans la journée et de faire remonter
l'animal avant une nouvelle descente dans le puits.

« Un accident survenu dans un département du nord
de la France, il y a plusieurs années, démontre qu'il est
prudent d'agir ainsi : des puisatiers, qui avaient travaillé
toute la matinée, étaient remontés pour déjeuner ; à la
reprise du travail, au fond du puits, ils succombèrent
tous à l'asphyxie ; pendant leur absence, un gaz, proba-
blement l'acide carbonique, s'était dégagé en abondance
et avait rendu l'atmosphère confinée irrespirable.

« Je ne puis trop recommander l'emploi de ce procédé,
qui permettrait dans l'avenir d'éviter des accidents aussi
pénibles. »

LES PREMIERS SOINS ET SECOURS D'URGENCE. — « Tout
« sauveteur (*Instruction du Conseil de salubrité*) qui descend
« dans une fosse d'aisance est exposé à perdre rapidement
« connaissance par suite de l'action des gaz méphitiques.
« Il devra donc s'efforcer de rester très peu de temps dans la
« fosse, de retenir sa respiration le plus possible, tout le temps
« qu'il s'y trouvera et n'y descendre qu'après s'être fait atta-
« cher à une corde à l'aide de laquelle on le remonterait en
« cas de besoin. — *Lorsque l'agent méphitique est de* L'ACIDE
« SULFHYDRIQUE (hydrogène sulfuré) *ou du* SULFHYDRATE
« D'AMMONIAQUE *comme cela a lieu dans les fosses d'aisances,*
« *le sauveteur peut se servir avec avantage d'un sachet contenant*
« *une certaine quantité de* CHLORURE DE CHAUX, *humecté d'eau*
« *et placé devant la bouche.*

« Dès que l'asphyxié est retiré du lieu méphitisé on l'expose
« au grand air à l'abri de toute émanation méphitique. On
« le débarrasse rapidement de ses vêtements et on le lave lar-
« gement avec de l'eau chlorurée (1) ou mieux avec une solu-
« tion de sulfate de cuivre (2) ou de sulfate de fer. On désin-
« fectera, de la même façon, les vêtements.

« Si le malade fait quelques efforts pour vomir, il faut les
« favoriser en chatouillant l'arrière-gorge avec les barbes d'une
« plume.

« Les soins qu'on lui donnera ensuite sont les mêmes que
« ceux qui ont été indiqués au chapitre précédent (page 150
« *Asphyxie par les gaz délétères : acide carbonique, oxyde de
carbone)*.

Asphyxiés par les gaz impropres à la respiration.

AIR CONFINÉ, AIR BI-RESPIRÉ, AIR VICIÉ

INDICATIONS. — Des expériences intéressantes ont
prouvé que l'air atmosphérique indispensable à la vie
devient irrespirable, c'est-à-dire impropre aux fonctions
pulmonaires, non seulement quand l'oxygène qu'il doit
contenir en quantité déterminée ne s'y trouve plus en
proportion suffisante parce qu'il a déjà été absorbé par la
respiration, mais encore lorsque l'air sortant des poumons contient des miasmes toxiques ou malfaisants
pour tout individu.

L'air que l'on rend par la respiration est donc double-
ment nuisible, d'abord par défaut de quantité suffisante
d'oxygène, ensuite par les miasmes qu'il contient.

On peut voir par là combien il est malsain de rester enfermé dans une chambre ou une salle trop petite pour la
personne ou les personnes qui s'y trouvent.

------

(1) On peut faire usage du chlorure de chaux sec (une cuillerée
remplie, comble) délayée dans un litre d'eau.
(2) La dose très approximative est de deux cuillerées à bouche
dans un litre d'eau.

Ces personnes peuvent éprouver les méfaits et les symptômes de l'asphyxie lente : maux de tête, migraines, malaises mal définis accompagnés de bâillements, etc. ou même les phénomènes d'une asphyxie plus prompte.

LES PREMIERS SOINS ET SECOURS D'URGENCE. — Dans ce cas il suffit le plus souvent de transporter le malade au grand air, ou d'aérer complètement la chambre, de desserrer les vêtements, surtout au cou et à la poitrine, de pratiquer la respiration artificielle, de faire respirer des odeurs fortes. Frictions sur le corps, ablutions d'eau froide au visage, etc.

Asphyxie des nouveau-nés.

INDICATIONS. — Certains auteurs prétendent que seuls le médecin ou l'accoucheuse doivent donner des soins dans cette asphyxie.

Pourtant de même que nous avons formulé ci-dessus les secours à prodiguer à la mère qui accouche accidentellement ou d'une façon tout à fait imprévue nous devons pour les mêmes cas indiquer les moyens de secourir l'enfant s'il vient en état de mort apparente, que l'asphyxie soit légère (*enfant étonné* selon l'expression admise) ou plus considérable.

Dans l'un et l'autre cas des moyens simples, inoffensifs ont amené le plus souvent des résultats heureux.

Quand l'enfant vient au monde il doit crier, ce cri est un phénomène physiologique naturel destiné à faire pénétrer l'air dans les voies aériennes.

Si l'enfant n'a pas poussé de cri, si appuyant la main sur la région du cœur vous ne sentez pas les battements, si vous ne voyez la poitrine se soulever pour l'inspiration, l'enfant se trouve en état de mort apparente ou réelle.

Comme il est difficile de percevoir les bruits du cœur lorsqu'ils sont très affaiblis, comme il est prouvé par des faits certains qu'un nouveau-né peut être rappelé à la vie plus d'une heure après l'accouchement, le devoir de la personne qui assiste est de mettre en œuvre les moyens en son pouvoir pour sauver la vie de l'enfant.

LES PREMIERS SOINS ET SECOURS D'URGENCE. — Deux cas peuvent se présenter dans l'asphyxie du nouveau-né : l'enfant est pâle, exsangue (asphyxie blanche) ou dans l'autre cas il a la face congestionnée, turgescente, violacée (asphyxie bleue).

L'enfant a présenté ce dernier aspect (asphyxie bleue) aussitôt après l'accouchement ou bien il est devenu ainsi après avoir crié, respiré aux premières minutes de sa vie. Cette asphyxie, quel que soit le moment où elle se produit, a pour cause le plus souvent des mucosités qui obstruent le pharynx ou un bouchon muqueux qui fait obstacle à la circulation de l'air dans les conduits aériens.

Les premiers soins consisteront à débarrasser de ces mucosités la bouche et la gorge en les enlevant avec le doigt ou avec une barbe de plume. Que l'on prenne garde, dans cet état d'asphyxie, au moment de la naissance à ne pas couper aussitôt le cordon.

Il est préférable, autant que cela est possible, de lui prodiguer des soins en le laissant bénéficier de la circulation placentaire de la mère. Si du moins on coupe le cordon, ne pas laisser échapper du sang.

Si l'enfant présente les signes de l'asphyxie blanche : face pâle, peau exsangue, l'état est plus grave que le précédent mais non désespéré.

Ou bien si l'enfant ayant présenté les signes de l'asphyxie bleue, la respiration ne se rétablit pas aussitôt, il faudra procéder aux manœuvres suivantes :

Après s'être assuré que l'orifice des voies aériennes est débarrassé de tout obstacle, pratiquer la respiration artificielle par les moyens ordinaires ou par les tractions rythmées de la langue.

Frapper, flageller l'enfant sur le visage, sur les épaules, les fesses avec un linge mouillé.

Frictions un peu rudes sur la région précordiale avec une flanelle imbibée d'eau de Cologne, d'alcool de menthe ou d'eau-de-vie.

Si ces moyens n'ont pas suffi, plonger le nouveau-né dans un bain chaud en laissant tomber un filet d'eau froide sur la région du cœur.

Toutes ces manœuvres devront être pratiquées dans la mesure du possible l'enfant se trouvant couché sur le flanc et non sur le dos afin de ne point favoriser la chute des mucosités dans les voies aériennes.

Asphyxiés par pendaison.

LES PENDUS

RÉSUMÉ DES PREMIERS SOINS ET SECOURS D'URGENCE. — En arrivant auprès d'un pendu dont le corps est encore chaud, il faut couper aussitôt le lien qui entoure le cou et sans imprimer au corps aucune secousse, le transporter et le coucher la tête et la poitrine élevées. — Défaire tout vêtement serré au corps et capable de gêner la circulation du sang : cravate, ceinture de pantalon, cordon de jupes, corset, jarretières. — Faire appeler aussitôt un médecin.— Frictions générales sur le corps. — Respiration artificielle. — *Surtout saignée* si possible. — Feuilles de papier moutarde sur le tronc, les jambes. — Chatouillement de la plante des pieds, au creux de la main. — Injections répétées d'éther. — Flagellation du visage avec linge mouillé.

INDICATIONS. — Le temps pendant lequel on peut rappeler à la vie un pendu est assez variable : cinq à dix minutes suivant certains auteurs, beaucoup plus de temps suivant d'autres. Le relâchement des sphincters, émission d'urine ou de matières fécales, indique une asphyxie avancée.

Si vous arrivez auprès d'un pendu avant tout secours une inspection rapide de l'état et des lieux où il est, suffira pour renseigner la police, d'autant plus que la pendaison est presque toujours un suicide tandis que la strangulation (personnes étranglées), ou la suffocation sont des tentatives criminelles.

Donner aussitôt des soins au pendu dont le corps est encore chaud. Nous ne saurions trop condamner ce préjugé funeste qui consiste à croire qu'on ne doit pas toucher à un pendu, à un noyé avant l'arrivée des gendarmes, du garde-champêtre ou de toute autre personne détenant l'autorité. Ce préjugé, qui heureusement tend à disparaître, a été trop souvent la cause de la mort irrémédiable d'individus qu'on aurait pu rappeler à la vie par des soins immédiats.

PREMIERS SOINS ET SECOURS AUX ASPHYXIÉS PAR STRANGULATION, SUSPENSION OU SUFFOCATION.— « Il faut tout d'abord dé-« tacher (*Instruction du Conseil de salubrité*) ou plutôt afin d'aller « plus vite couper le lien qui entoure le cou, et s'il y a pendai-« son, descendre le corps en le soutenant de manière qu'il n'é-« prouve aucune secousse. — *Tout cela doit être fait sans délai* « *et sans attendre l'arrivée de l'autorité de police.* — On en-« lèvera ensuite ou on desserrera les jarretières, la cravate, la « ceinture du pantalon, les cordons de jupes, le corset, en un « mot toute pièce de vêtement qui pourrait gêner la circulation.

« On placera le corps, mais sans lui faire éprouver de secous-« ses, selon que les circonstances le permettront, sur un lit, sur « un matelas, sur de la paille, etc., de manière cependant qu'il

« y soit commodément et que la tête ainsi que la poitrine soient
« plus élevées que le reste du corps.

« Si le malade est porté dans une chambre, elle ne doit être
« ni trop chaude, ni trop froide, et il faut veiller à ce qu'elle
« soit convenablement aérée.

« Il est indispensable d'appeler d'urgence un homme de
« l'art, parce que la question de savoir s'il y a lieu de prati-
« quer une saignée reposant en grande partie sur des connais-
« sances anatomiques et sur l'examen de la corde et du lieu,
« il n'y a que le médecin qui puisse bien apprécier ces sortes
« de cas et ordonner ce qui convient.

« Lorsque après l'enlèvement du lien les veines du cou res-
« tent gonflées, la face rouge tirant sur le violet, si l'homme
« de l'art tarde d'arriver, on peut mettre, derrière chaque oreille
« ainsi qu'à chaque tempe six à huit sangsues.

« Si la suspension ou la strangulation a eu lieu depuis peu
« de minutes il suffit quelquefois pour rappeler à la vie le ma-
« lade d'appliquer sur le front et sur la tête des linges trem-
« pés dans l'eau froide et de faire en même temps des fric-
« tions aux extrémités inférieures. Dans tous les cas et dès
« le commencement, il faut exercer sur la poitrine et le
« ventre des pressions intermittentes comme pour les noyés,
« afin de provoquer les mouvements de la respiration. Ces
« manœuvres constituent la partie la plus importante du
« traitement.

« On ne négligera pas non plus de frictionner l'asphyxié
« avec des flanelles et des brosses, surtout à la plante des
« pieds et dans le creux de la main. Dès le début aussi on ap-
« pliquera des sinapismes et on fera une ou plusieurs piqûres
« d'éther.

« Dès qu'il peut avaler, on lui fait prendre, par petites
« quantités de l'eau tiède additionnée d'un peu d'eau de mé-
« lisse, d'eau de Cologne, de vin ou d'eau de vie.

« Si après avoir été complètement rappelé à la vie, le ma-
« lade éprouve de la stupeur, des étourdissements, les appli-
« cations d'eau froide sur la tête deviennent inutiles.

« En général l'asphyxié par suspension, strangulation ou
« suffocation doit être traité après le rétablissement de la vie
« avec les mêmes précautions que dans les autres espèces d'as-
« phyxie. Ces précautions consistent en ceci :

« Quand l'asphyxié est revenu à la vie il faut le coucher dans
« un lit bassiné et l'y laisser reposer le temps nécessaire. A
« défaut de lit, on portera le malade à l'hôpital en ayant soin
« de le soustraire à l'action du froid.

« Si, pendant le sommeil, la face du malade, de pâle qu'elle
« était, se colore fortement et si, après avoir été éveillé, il
« retombe aussitôt dans un état de somnolence, on lui appliquera
« des sinapismes en feuilles ou en pâte entre les épaules ainsi
« qu'à l'intérieur des cuissses et aux mollets ; on lui posera
« en même temps 6 ou 8 sangsues derrière chaque oreille. Il
« est entendu qu'on n'aura recours à ces moyens qu'en l'ab-
« sence d'un médecin. »

Asphyxiés par strangulation ou suffocation.

PERSONNES ÉTRANGLÉES, PERSONNES SUFFOQUÉES

Dans la strangulation ou étranglement, la victime a été
serrée au cou, par des mains criminelles au moyen d'un
mouchoir ou de tout autre lien constricteur.

Dans la suffocation l'asphyxie est produite par un obstacle placé avec violence devant la bouche et le nez ou
par un bouchon introduit dans la gorge.

Les indications comme les premiers soins et secours
sont exactement ceux indiqués au chapitre précédent.

Asphyxie par submersion.

LES NOYÉS

Résumé des premiers soins et secours d'urgence. —
Faire dégorger l'eau. — Rétablir la respiration et la circulation,
réchauffer le noyé, tels sont les trois résultats à obtenir. —
Dans ce but : Coucher le noyé sur le côté et de préférence le
côté droit. — Incliner la tête en la soutenant par le front. —
Écarter avec précautions les machoires pour faire dégorger
l'eau de la bouche et du nez. — Retirer soit avec le doigt, soit
en se servant du doigt muni d'un mouchoir, soit avec un bâton
émoussé, les mucosités qui pourraient obstruer la bouche et

l'arrière-gorge. — Aussitôt après respiration artificielle (voir p. 93), tractions rythmées de la langue (voir p. 100). — Sans interrompre ces manœuvres, si possible, frictions générales, sur le corps. — Flagellation de la face avec un linge mouillé. — Odeurs fortes présentées un instant aux narines. — Si la respiration ne se rétablit pas vite : injections d'éther. — Réchauffement du noyé par enveloppement dans les couvertures. — Ne rien donner à boire avant que le noyé ait repris connaissance et puisse avaler. — Alors boissons aromatiques et légèrement alcooliques.

INDICATIONS. — Un préjugé bien regrettable consiste à croire qu'on ne doit retirer qu'à moitié de l'eau un noyé et le laisser ainsi sans soins, sans secours jusqu'à l'arrivée des autorités.

Il nous suffit de signaler ce procédé odieux pour le flétrir et le condamner. Il y a pour toute personne une obligation morale de secourir son semblable en détresse.

Plus les secours seront immédiats, plus ils ont chance de succès. Nous pouvons ajouter avec assurance qu'en suivant aussi bien que possible les instructions que nous donnons ici beaucoup de noyés, victimes depuis quelque temps seulement, seront sauvés ; mais les secours doivent être continués longtemps 4 à 5 heures, et même plus avant d'abandonner un noyé.

Ajoutons cependant qu'une personne tombée à l'eau en état d'ivresse complète et surtout après un copieux repas offre moins de chance de succès pour son sauvetage que tout autre noyé.

PREMIERS SOINS ET SECOURS. — *Règles à suivre par ceux qui repêchent un noyé.* — (*Instruction du Conseil de salubrité*). — « Dès que le noyé est retiré de l'eau, on ne doit le coucher ni « sur le dos, ni sur le ventre, mais sur le côté, de préférence « sur le côté droit. On incline légèrement la tête en la soute- « nant par le front : on écarte doucement les mâchoires et l'on « facilite ainsi la sortie de l'eau qui pourrait s'être introduite « par la bouche et par les narines.

« On peut même immédiatement après le repêchage du
« noyé, pour mieux faire sortir l'eau placer à différentes re-
« prises la tête *un peu plus basse* que le corps, *mais il ne faut pas
« la laisser chaque fois plus de quelques secondes dans cette posi-
« tion*. Par conséquent il faut bien se garder de la pratique
« suivie par quelques personnes et qui consiste à suspendre le
« malade par les pieds, dans l'intention de lui faire rendre
« l'eau qu'il pourrait avoir avalée. — Cette pratique est ab-
« solument dangereuse.

« Après l'évacuation des mucosités, on replace le malade
« sur le dos et on comprime ensuite doucement et alternati-
« vement le bas-ventre de bas en haut et les deux côtés de la
« poitrine, de manière à faire exercer à ces parties les mouve-
« ments qu'on exécute lorsqu'on respire.

« Si au bout d'une au deux minutes au plus, le noyé ne
« paraît pas se ranimer, on interrompra ces manœuvres pour
« le transporter le plus promptement possible au poste de
« secours. Pendant ce transport, la tête et la poitrine seront
« placées et maintenues dans une position un peu plus élevée que
« le reste du corps ; la tête restera libre et le visage découvert.
« On tâchera de protéger le corps contre le froid à l'aide de
« couvertures, de vêtements, de paille ou de foin. Mais si l'on
« n'a pas ces objets sous la main, il ne faut pas perdre de temps
« à les chercher et retarder ainsi le transport au poste.

« En même temps on fera prévenir un médecin. »

**DES SOINS A DONNER LORSQUE LE NOYÉ EST ARRIVÉ AU POSTE
DE SECOURS.** — « Aussitôt après l'arrivée du noyé on lui ôtera
« ses vêtements le plus promptement possible en commençant
« toujours par ceux du cou. Il sera essuyé, posé sur une pail-
« lasse ou un matelas, enveloppé d'une couverture de laine et
« revêtu, si la température est basse, d'un peignoir également
« de laine.

« Si le noyé est sans connaissance, on lui fera une injection
« sous-cutanée d'éther sur un point quelconque des membres
« ou du tronc en évitant seulement de piquer une veine. Cette
« injection pourra être renouvelée quatre ou cinq fois toutes
« les trois minutes, si aucune amélioration ne se produit. On
« appliquera aussi une feuille de sinapisme sur chaque cuisse et
« sur chaque mollet ; ces sinapismes ne devront jamais être
« laissés plus de cinq minutes au même endroit.

« Tout en donnant les premiers soins on couchera encore une
« ou deux fois le corps sur le côté droit ; on fera légèrement
« pencher la tête en la soutenant par le front pour faire rendre
« l'eau. Cette opération, comme il a été dit, ne devra durer que
« quelques secondes chaque fois. Il est inutile de la répéter s'il
« ne sort pas d'eau, de mucosités ou d'écume.

« Si les mâchoires sont serrées il convient de les écarter
« légèrement et sans violence en employant *le petit levier en
« buis.*

« Dans le cas où les mucosités ou glaires ne s'écouleraient
« qu'avec peine on en faciliterait la sortie à l'aide du doigt, à
« l'aide des barbes d'une plume ou d'un bâtonnet recouvert de
« linge.

« Le *spéculum laryngien* peut être utilement employé à cet
« effet. Il faut toujours veiller à ce que la langue ne se renverse
« pas en arrière et la maintenir hors de la bouche.

« On cherchera à provoquer la respiration par la méthode
« due à Sylvester (voir aussi p. 95). Étendre le patient sur
« une surface autant que possible légèrement inclinée et à la
« hauteur d'une table ; faire saillir un peu la poitrine en avant
« au moyen d'un coussin ou de vêtements roulés ; se placer à la
« tête du patient, lui saisir les bras à la hauteur des coudes, les
« tirer vers soi doucement en les écartant l'un de l'autre, les
« tenir étendus en haut pendant deux secondes puis les ra-
« mener le long du tronc en comprimant latéralement la
« poitrine en même temps qu'une autre personne la pressera
« d'avant en arrière. Par l'élévation des bras on fait entrer
« dans la poitrine le plus d'air possible et on l'en fait sortir par
« leur abaissement et par la pression. Cette double manœuvre
« a pour but d'imiter les deux mouvements de la respiration.

« On répétera cette manœuvre alternativement quinze fois
« environ par minute et jusqu'à ce qu'on aperçoive un effort
« du patient pour respirer. (On peut même à de longs inter-
« valles imprimer des secousses brusques à la poitrine avec les
« mains largement étendues sur les côtés de cette cavité.
« Mais ce moyen ne peut être mis en pratique que par une
« personne habituée à l'administration des secours.)

« Aussitôt que la respiration tend à se rétablir (voir aussi
« le procédé Laborde, p. 100) il faut cesser de donner au
« noyé les soins qui viennent d'être indiqués et s'occuper

« des moyens de le réchauffer On remplira d'eau bien chaude
« la bassinoire et on la promènera par dessus le peignoir en
« laine, sur la poitrine, sur le bas-ventre ; le long de l'épine
« du dos en s'arrêtant plus longtemps au creux de l'estomac
« et aux plis des aisselles ; on l'appliquera également à la plante
« des pieds.

« (Les médecins qui sont appelés à donner des secours pour-
« ront faire usage du marteau de Mayor, son application faite
« cinq à six fois aux niveau des dernières côtes ne devra
« durer que quelques secondes.)

« Les moyens indiqués ci-dessus doivent être employés en
« ayant soin de se régler sur la température extérieure ; il
« faut veiller à ce que le corps du noyé ne soit pas exposé
« à une chaleur supérieure à 35° centigrades. Quoique l'eau
« de la bassinoire soit à une température plus élevée, cette
« chaleur dont l'action ne s'exerce qu'au travers d'une cou-
« verture ou d'un peignoir de laine, ne peut avoir aucun in-
« convénient.

« A ces divers moyens qui ont pour but de réchauffer le noyé
« et de rétablir la respiration, on ajoutera, pour développer
« progressivement la chaleur, des frictions assez fortes, à
« l'aide des frottoirs en laine chauds, sur les côtés de l'épine
« du dos, ainsi que sur les membres. Ces frictions seront faites
« avec ménagement à la région du cœur, au creux de l'es-
« tomac, aux flancs et au ventre. On brossera doucement,
« mais longtemps, la plante des pieds, ainsi que la paume
« des mains.

« Si l'on aperçoit que le noyé fait des efforts pour respirer,
« il faut discontinuer, pendant quelque temps, toute manœu-
« vre qui pourrait comprimer la poitrine ou le bas-ventre et
« contrarier leurs mouvements, mais, dans ce cas, il serait
« utile de passer rapidement et à plusieurs reprises le flacon
« d'ammoniaque sous le nez.

« Si un noyé, *ayant déjà repris connaissance* paraît éprouver
« beaucoup de difficultés à respirer et si on remarque qu'il sort
« de l'écume par la bouche ou par le nez, on tâchera de pro-
« voquer des vomissements en chatouillant le fond de la gorge.
« — On pourrait même faire prendre un paquet d'ipéca si l'on
« sait que le noyé se trouve à jeun.

« Il ne faut pas donner de boisson à un noyé avant qu'il ait

« repris ses sens et qu'il puisse facilement avaler. Cependant
« on peut, en vue de le ranimer lui introduire dans la bouche
« quelques gouttes d'eau-de-vie ordinaire, d'eau de mélisse ou
« d'eau de Cologne et à défaut de ces spiritueux, l'eau-de-vie
« camphrée qui se trouve dans la boîte de secours.

« Après une demi-heure d'administration assidue, mais inu-
« tile des soins indiqués plus haut on pourra recourir sous la
« direction d'un médecin à l'insufflation de la fumée de tabac
« par l'anus (1).

« Quand le noyé est revenu à la vie, il faut le coucher dans
« un lit bassiné et l'y laisser reposer le temps nécessaire. A
« défaut de lit, on portera le noyé à l'hôpital en prenant les pré-
« cautions convenables pour le soustraire à l'action du froid.

« Si pendant le sommeil, la face du malade, de pâle qu'elle
« était, se colore fortement, et si, après avoir été éveillé, il
« retombe aussitôt dans un état de somnolence, on lui appli-
« quera des sinapismes en *feuilles* ou en *pâte* entre les épaules,
« ainsi qu'à l'intérieur des cuisses et aux mollets ; on lui posera
« en même temps 6 ou 8 sangsues derrière chaque oreille. —
« Il est entendu qu'on n'aura recours à ces moyens qu'en l'ab-
« sence d'un médecin. »

---

(1) *Manière de pratiquer l'insufflation.* — L'appareil qui sert à
cet usage se nomme appareil fumigatoire.

Pour le mettre en jeu, on humecte 8 à 10 grammes de tabac à
fumer, on en charge le fourneau de l'appareil et on l'allume avec
un morceau d'amadou ou avec un charbon ; ensuite on adapte le
soufflet à la machine ; quand on voit la fumée sortir abondamment
par le bec du chapiteau, on ajoute la canule que l'on introduit
dans l'anus et l'on fait mouvoir le soufflet avec précaution.

A défaut de l'appareil fumigatoire, on pourrait se servir de
deux pipes ; on en charge une que l'on allume et dont on introduit
le tuyau dans l'anus du noyé en guise de canule ; on souffle par le
tuyau de l'autre qui est appliquée sur la première, fourneau contre
fourneau.

Chaque injection de fumée devra durer *une* ou *deux minutes au
plus*, et dans aucun cas elle ne devra être prolongée au point de
provoquer le gonflement du ventre.

Après chaque opération, qui pourra être répétée plusieurs fois
de quart d'heure en quart d'heure, on exercera, à plusieurs reprises, une légère pression sur le bas-ventre de *haut en bas*.

Objets contenus dans les boîtes de secours aux noyés et aux asphyxiés.

POSTES DE SECOURS DE PARIS

1° Une paire de ciseaux de seize centimètres de long à lames émoussées ;
2° Un peignoir en laine ;
3° Un bonnet de laine ;
4° Un levier en buis ;
5° Un caléfacteur d'un demi-litre à un litre ;
6° Deux frottoirs en laine ;
7° Deux brosses ;
8° Une bassinoire à eau bouillante ;
9° Le corps de la machine fumigatoire, son soufflet ;
10° Un tuyau et une canule fumigatoire ;
11° Une boîte contenant du tabac à fumer ;
12° Une aiguille à dégorger la canule ;
13° Une boîte de sinapismes Rigollot ;
14° Des plumes pour chatouiller la gorge ;
15° Une cuillère étamée ;
16° Un gobelet d'étain ;
17° Un biberon ;
18° Une bouteille contenant de l'eau-de-vie camphrée ;
19° Un flacon contenant de l'eau de mélisse spiritueuse ;
20° Un flacon renfermant un demi-litre d'alcool ;
21° Une petite boîte renfermant plusieurs paquets d'ipéca en poudre d'un gramme chacun ;
22° Un flacon à l'émeri, à large ouverture contenant cinq cents grammes de chlorure de chaux en poudre ;
23° Un flacon contenant 100 grammes de vinaigre ;
24° Un flacon à l'émeri contenant cent grammes d'éther sulfurique ;
25° Un flacon à l'émeri contenant cent grammes d'ammoniaque (alcali volatil).
26° Une seringue à injections hypodermiques ;
27° Une lancette pour saignées ;
28° Des bandes à saigner, des compresses et une plaque de taffetas d'Angleterre ;

29° Une palette graduée pour la saignée ;
30° Un briquet avec amadou ;
31° Un spéculum laryngien ;
32° Un marteau de Mayor ;
33° Un nouet de poivre et de camphre pour la conservation des objets de laine. Outre ces objets on placera dans chaque localité un thermomètre centigrade et un réservoir à gaz oxygène (Instruction de 1891).

Dans la boîte de secours se trouve également un flacon de 250 grammes renfermant de l'*alcool rectifié* pour être brûlé et servant à chauffer, dans un petit *caléfacteur* l'eau destinée à la bassinoire en cuivre que l'on substitua en 1842 aux fers à repasser ; on employait ces fers pour ramener la chaleur chez les noyés ; mais trop fortement chauffés, ils pouvaient produire des brûlures assez graves. La difficulté de se procurer, en été surtout, où les submersions sont les plus fréquentes, un fourneau et du charbon pour chauffer les fers, fit adopter le caléfacteur qui a, en outre, l'avantage de donner en quelques minutes, de l'eau à une haute température. M. Chevallier membre du Conseil de salubrité proposait un moyen simple et ingénieux pour chauffer la bassinoire. Son procédé consistait à introduire dans l'appareil de la chaux vive et de l'y éteindre avec un peu d'eau. Le dégagement de calorique qui s'opère alors presque aussitôt permettait de procéder au réchauffement du noyé, dès son arrivée sans être obligé d'attendre que les fers à repasser, l'eau ou les cendres qu'on employait alors aient acquis, par le feu, le degré de chaleur nécessaire.

Asthme.

RÉSUMÉ DES PREMIERS SOINS ET SECOURS D'URGENCE. — Fumigations de stramoine, de belladone, de tabac, de jusquiame (*Voir Fumigation*, p. 64) ou cigarettes de feuilles de ces plantes. — Inhalation de pyridine 10 à 12 gouttes sur un mouchoir ou sur une assiette ; faire respirer ; éther, chloroforme et nitrite d'amyle 3 à 4 gouttes seulement sur un mouchoir. — Injection de morphine. — Aérer, éclairer la chambre.

INDICATIONS. — L'accès d'asthme est caractérisé :
1° Par sa soudaineté et sa brusquerie. Rien ne le fait

prévoir sinon parfois un mal de tête et un sentiment de malaise général.

2° Par la position que prend spontanément le malade afin de mieux respirer ou plus exactement de chasser plus facilement de la poitrine l'air inspiré. En effet, chez l'asthmatique l'inspiration d'air est courte, l'expiration est difficile et prolongée.

3° Par la terminaison de l'accès. Le malade rend alors des crachats perlés qui ressemblant à du vermicelle.

L'accès d'asthme débute brusquement et environ 2 à 3 heures après le coucher. La personne atteinte s'est couchée en parfaite santé, mais brusquement saisie d'oppression, elle se lève et court ouvrir ses fenêtres. Elle prend ensuite la position que lui commande le mal, celle qui semblera lui donner un point d'appui solide aux bras pour renforcer les muscles de la poitrine et diminuer l'oppression.

Tantôt le malade est assis les coudes sur les genoux, tantôt il est debout et saisit à pleines mains le dossier d'une chaise ou de son lit. Quelquefois il se met sur son lit et se tient courbé en deux.

La sueur, une sueur visqueuse, qui perle sur son front, atteste l'angoisse et l'intensité de ses efforts. Il est pâle, les yeux saillants.

L'accès dure une ou plusieurs heures. Il est souvent suivi d'autres accès pendant plusieurs jours. La fin d'un accès se manifeste par des éternuements, par l'expectoration de crachats perlés.

Nous venons de décrire l'asthme vrai ou franc, sorte de névrose ou accès nerveux, mais beaucoup de maladies se manifestent par l'asthme moins net, moins caractérisé.

LES PREMIERS SOINS ET SECOURS D'URGENCE. — On peut enrayer ou notablement atténuer un accès d'asthme vrai pris au début, dit le professeur Dieulafoy : par des fumigations (*voir Fumigations* p. 64) de datura stramonium, de belladone, de jusquiame. On peut encore faire fumer quelques feuilles sèches de ces plantes soit en les roulant dans du papier à cigarette soit en les mettant dans une pipe.

Par des inhalations de pyridine, en mettre 10 à 12 gouttes sur un mouchoir et respirer ou bien en verser sur une assiette placée dans la chambre. Faire respirer aussi de l'ammoniaque et se boucher le nez pour ne pas irriter la muqueuse nasale.

Par des inhalations d'éther, de chloroforme. En verser sur un mouchoir et faire respirer jusqu'à ce que le malade soit calmé ou ait des tendances à s'endormir. Retirer alors le mouchoir.

Ou encore par des inhalations de nitrite d'amyle : 3 à 4 gouttes, pas davantage, sur un mouchoir.

Par une potion antispasmodique opiacée (*voir Antispasmodiques*).

Enfin par des injections de morphine selon la formule habituelle :

Chlorhydrate de morphine.........	0 gr. 10 centigr.
Sulfate neutre d'atropine	0 gr. 005 milligr.
Eau distillée stérilisée.............	10 gr.

En injecter une seringue et, si l'accès est violent, on peut une heure après en injecter une autre.

Aérer la chambre, l'air frais soulage, l'éclairer aussi pour diminuer l'angoisse. Faire respirer de l'oxygène.

L'iodure pris à petites doses peut prévenir les accès ou les atténuer mais comme il n'agit pas aussitôt il ne peut pas servir pour l'accès qui vient de se déclarer.

NOTA. — On prépare aujourd'hui des injecteurs spéciaux dont on met l'extrémité en verre dans chaque narine alternativement, puis avec une poire en caoutchouc on injecte un liquide calmant. Ce moyen est bon et surtout commode.

Attaque de nerfs.

RÉSUMÉ DES PREMIERS SOINS ET SECOURS D'URGENCE. — Desserrer les vêtements, donner de l'air, éloigner toutes personnes inutiles surtout les enfants. — Projeter de l'eau froide sur le visage. On peut faire respirer un peu d'éther, mais ni les sels anglais, ni odeur forte, ni vinaigre. Assister la malade et attendre la fin de la crise en prenant garde qu'elle ne se blesse contre les objets qui l'entourent lorsqu'elle fait des mouvements désordonnés.

INDICATIONS. — Afin d'être compris par tout le monde nous rangeons sous cette dénomination ou encore sous le nom de *Crise nerveuse, Crise de nerfs* un ensemble de phénomènes beaucoup plus fréquents chez la femme que chez l'homme et qui sont marqués parfois par des cris étranges, des mouvements désordonnés avec chute et perte plus ou moins complète de connaissance.

Il est à remarquer que ces attaques sont plus particulières aux femmes excitables, aux jeunes filles nerveuses, émotives ou très impressionnables, soit que cet état relève d'une frayeur ou de chagrin, de perte d'argent, d'amour contrarié ou même d'un coup reçu.

La crise est parfois annoncée plusieurs jours ou plusieurs heures à l'avance, par des bâillements, des pleurs ou rires sans motifs, par une sensation de constriction à la gorge ou de boule qui remonte de la poitrine ou de l'abdomen jusqu'au cou. Elle éclate à propos d'une émotion, d'une contrariété ou même sans motifs apparents et surtout dans la période des règles.

La malade éprouve de l'oppression, puis la tête lui tourne, elle pousse un cri et tombe, mais cette chute n'a pas la brusquerie, la brutalité de celle de l'épilepsie. La malade tombe sans se faire mal et généralement sans se mordre la langue comme fait l'épileptique. Elle pousse des cris aigus ou rauques, elle porte la main au cou comme pour arracher un lien qui lui serre la gorge. Ses veines du cou sont gonflées et la face est congestionnée, celle de l'épileptique est pâle. La malade s'agite dans des mouvements grands et désordonnés avec perte de connaissance partielle ou totale. La crise se termine par des pleurs ou un peu de délire. L'attaque de nerfs n'est pas toujours aussi forte et l'on n'y retrouve souvent qu'une partie des symptômes que nous venons de décrire sans chute ou avec chute.

LES PREMIERS SOINS ET SECOURS D'URGENCE. — Donner de l'air à la malade, desserrer ses vêtements. La coucher sur un lit, un canapé. Éloigner d'elle toutes les personnes inutiles. Si c'est une jeune fille ne laisser que sa mère. Si c'est une dame mariée, son mari seulement. Ablutions froides sur la figure. Avec ces soins une crise de moyenne intensité se terminera d'une façon naturelle.

Si la crise est forte avec mouvements désordonnés, la personne qui assiste peut essayer d'appuyer fortement les deux mains, une de chaque côté dans la région des ovaires (bas-ventre) surtout à gauche.

Ne faire respirer ni sels anglais, ni odeur forte, ni vinaigre, autant de choses qui dans ce cas excitent la malade et prolongent la crise, mais on peut faire respirer un peu d'éther sur un mouchoir.

L'attaque de nerfs finit par des pleurs abondants ou un peu de délire. Si les attaques se répètent, consulter un médecin qui recherchera les causes primordiales.

Au moment de la crise, ne laisser approcher ni les enfants, ni les personnes nerveuses à cause de la contagion
de l'exemple ou de la frayeur.

BLESSURES

LES BLESSÉS

Un accident quelconque vient de se produire et a fait
une ou plusieurs victimes.

La victime est à terre, empressez-vous auprès d'elle pour
la secourir. Votre premier soin sera de juger de la nature
de l'accident. Il peut se faire que la victime soit gravement atteinte et alors elle ne pourra répondre à vos questions ; ou bien sans être sérieusement frappée, elle se
trouve sous l'impression du choc violent qu'elle a reçu
et ne se rend pas bien compte de sa situation, elle ne répond pas ou répond mal.

Avec beaucoup de ménagement examinez d'abord si le
sang coule en abondance. Dans ce cas enlevez le vêtement,
coupez ou déchirez pour aller plus vite. Si le sang jaillit,
appliquez le doigt, la paume de la main, un mouchoir serré
ou deux mouchoirs dont l'un plié est maintenu sur la
plaie, un autre le serre fortement ou mieux serrez le membre en appliquant une corde entre la blessure et le tronc
et attendez le secours d'autres personnes ou d'un médecin.

Si le blessé vomit du sang il faut le mettre sur le dos
ou sur le côté qui correspond à la blessure, lui faire prendre, si possible, un peu d'eau fraîche ou de l'eau glacée
avant de le transporter.

Après une rapide inspection vous n'avez aperçu aucune
hémorragie abondante, cherchez en tâtant avec précaution où est le siège de la blessure, à la tête, au tronc, ou

aux membres. Remuez doucement le malade, soulevez les bras l'un après l'autre, les jambes également.

Dès qu'à la suite de votre inspection le malade pousse un cri, un gémissement, arrêtez-vous, reposez doucement sur le sol le ou les membres blessés et occupez-vous de la manière de relever le malade et de le transporter en un lieu où il puisse recevoir des soins.

Relèvement du blessé. —Lorsqu'une personne charitable a reconnu, au moins d'une façon sommaire, la nature de l'accident : hémorragie, fracture, contusion, etc., elle doit, si les aides sont en nombre suffisant, rester près du

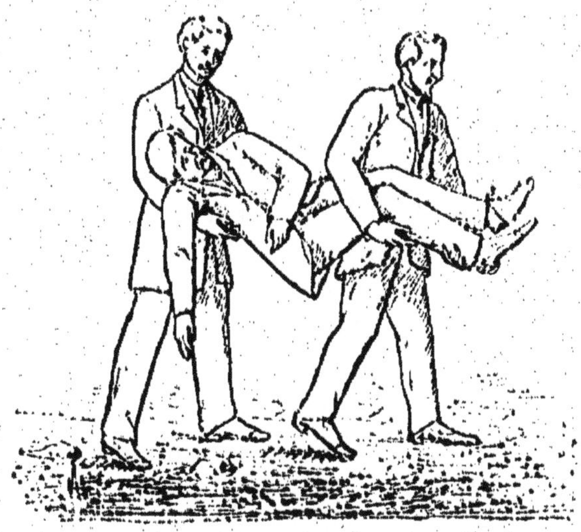

Fig. 29. — Transport à bras d'un blessé.

membre atteint ou près de la partie blessée pour préserver celle-ci de choc ou de position défectueuse, d'hémorragie plus grave, pendant que l'un des assistants saisit le malade par les épaules sous les aisselles et l'autre ou les deux autres vers le siège (*Fig.* 29).

S'il s'agit d'une fracture, d'une contusion grave de la jambe, par exemple, la personne qui donne ses soins saisit le membre en arrière et en avant de la fracture, en plaçant les mains au dessous de la jambe et sans imprimer aucun mouvement à l'endroit blessé; elle soulève le membre en même temps que les aides soulèvent le patient et le fait reposer doucement dans la position la moins douloureuse qui est ordinairement la position rectiligne, mais sans employer aucune force pour redresser la jambe. Au besoin on peut mettre des *attelles* si on en trouve. Les attelles sont des petites planchettes que l'on applique sur la fracture et que l'on fixe au moyen d'un bandage, d'un ou deux mouchoirs pour immobiliser la partie fracturée d'un membre et épargner au patient les douleurs.

Transport du blessé. — Le transport des blessés dans une grande ville est chose simple et facile. Il suffit de s'adresser à un garde urbain qui avertit aussitôt par téléphone le poste ambulancier. Celui-ci envoie la voiture d'ambulance toujours prête ou des brancardiers de service qui arrivent bientôt sur le lieu de l'accident avec tous les dispositifs nécessaires.

Mais si l'accident est arrivé dans une petite ville ou à la campagne, on devra pour le transport du blessé observer les les règles suivantes :

A défaut de civière ou de brancard ou de voiture prendre une échelle ou une planche assez large et assez solide, une porte qu'on enlève de ses gonds, y placer, si possible, un matelas, une couverture avant d'y déposer le blessé. Si l'on n'a qu'une seule couverture, elle sera mieux employée à recouvrir le malade.

Les porteurs saisissant le support où repose le blessé se relèvent ensemble et marchent d'une allure régulière, cadencée, *mais sans aller au pas*. Le porteur le plus grand se met près de la tête afin que celle-ci se trouve plus élevée que le reste du corps pendant la marche.

Il est entendu qu'avec des aides assez nombreux la personne qui donne ses soins marche près du blessé et surveille la partie malade. Au besoin elle soutient et soulève l'endroit blessé surtout dans les montées ou les descentes. C'est elle qui commande les mouvements aux porteurs, soit pour relever, transporter ou déposer le blessé.

Lorsqu'on saisit la victime de l'accident pour la relever ou la transporter le membre atteint doit être saisi le premier ; s'il s'agit de déposer la victime ce membre sera replacé en dernier lieu et doucement.

Pour les premiers soins et secours à prodiguer au blessé après son transport dans un endroit qui convient à cet effet voir pour chaque blessure les données nécessaires. (*Voir* à l'article *Hémorragie, voir Fractures, voir Contusions*, etc.)

BRULURES

Résumé des premiers soins et secours d'urgence.— Enlever avec précaution les vêtements qui recouvrent la partie brûlée afin de ne pas déchirer l'épiderme qui peut être adhérent.

Premier degré : lavage antiseptique, savonnage au préalable, si besoin est c'est-à-dire, si la partie brûlée ou la partie voisine a été sali par un corps gras. — Application d'une solution picriquée.— Pommade au bismuth (*Voir* les *Formules* plus loin). — Recouvrir le tout avec gaze boriquée, coton boriqué et bande. — Pansement renouvelé plusieurs fois pendant le premier jour, puis une fois en 24 heures les jours suivants.

Deuxième et troisième degré : Nettoyage au savon autour de la partie brûlée, si c'est nécessaire, et même sur la brûlure si l'épiderme est enlevé et souillé. — Application renouvelée trois à quatre fois en 24 heures les deux premiers jours d'un liniment oléo-calcaire ou mieux, d'une solution picriquée. — Au troisième jour : application de la pommade au bismuth. — Ne point percer les ampoules ou phlyctènes avant le sixième jour. Ne point vider celles qui auraient percé spontanément. — Au sixième jour, au moyen de ciseaux fins et désinfectés, couper toute la peau soulevée par la brûlure, enlever la sérosité et panser à la pommade au bismuth.

Quatrième et cinquième degré : Savonnage, pansement antiseptique encore plus rigoureux. Ces deux derniers cas relèvent surtout du chirurgien.

Prendre garde à l'état général du malade : s'il est dans l'abattement, la torpeur, le stimuler par des boissons excitantes : thé, café, par des injections d'éther. — Le calmer au contraire par des potions au bromure et au chloral dans le cas d'agitation et si l'on craint que le malade ne puisse dormir pendant la nuit.

INDICATIONS. — La brûlure consiste en une altération plus ou moins grave de nos tissus, produite par la chaleur ou par des substances caustiques.

De là deux divisions dans les brûlures : celles occasionnées par le feu ou un liquide chaud et celles qui résultent du contact des matières caustiques ou corrosives. Nous parlerons successivement des traitements d'urgence à apporter aux unes et aux autres.

Au point de vue de la gravité de l'accident, une autre division des brûlures a été donnée et, sans vouloir suivre les auteurs qui en multiplient le nombre, nous adopterons la division la plus généralement admise c'est-à-dire celle de *cinq degrés.* Notons à ce sujet qu'à l'occasion d'un même accident plusieurs degrés de brûlures peuvent exister simultanément, c'est-à-dire qu'à côté d'une partie du corps ou d'un membre fortement brûlé peuvent se trouver d'autres parties légèrement endommagées par la chaleur.

Premier degré. — Brûlure légère, irritation, rougeur de la peau, mais *sans ampoules.* — Cette brûlure se produit au contact du feu ou d'une eau qui est très chaude sans être bouillante ou encore sous l'influence d'un soleil ardent : *coup de soleil*, sur le bras, sur la nuque, sur une partie découverte du corps. — La peau est rouge, irritée, un peu tuméfiée, elle donne une sensation de prurit ou de cuisson fort désagréable.

Deuxième degré. — Epiderme soulevé par des ampoules ou phlyctènes comme après l'application d'un vésicatoire, mais les couches profondes de la peau sont intactes. Les ampoules contiennent un liquide clair, jaune ou couleur de citron. — Les brûlures de ce degré sont celles faites à l'eau bouillante, à l'huile ou à la graisse bouillante, à la flamme d'un réchaud à pétrole ou d'une essence qui prend feu, si du moins le contact de ces diverses sources de chaleur n'est pas prolongé.

Troisième degré. — Ici la peau est sérieusement endommagée, les ampoules ou phlyctènes sont larges et nombreuses et renferment non pas un liquide jaune clair, citrin, mais un liquide épais, sanguinolent, avec cela parfois des escarres petites et peu nombreuses de couleur noire ou jaune.

Quatrième degré. — A ce degré de brûlure la destruction de la peau est complète, elle est carbonisée ou détachée : les escarres sont nombreuses, sèches, noirâtres et, en les frappant avec l'ongle ou le doigt, elles font entendre le son du parchemin. Les couches brûlées et gangrenées se détachent par plaques. Pour cette brûlure grave, la douleur est moins grande que pour les précédentes, parce que les terminaisons nerveuses ne sont pas irritées comme pour les autres degrés mais détruites.

Cinquième degré. — Ce cinquième et dernier degré comprend toutes les altérations profondes des tissus, perte de substance, destruction des chairs, des vaisseaux, des troncs nerveux, avec escarres dures et sonores comme le parchemin.

A ce degré un membre tout entier peut être détruit et presque instantanément lorsque, par exemple, un ouvrier fondeur vient par imprudence à plonger la main, le pied ou le bras dans la chaudière des métaux en fusion.

Durée des brulures. — Il est assez difficile d'assigner le temps exact nécessaire à la guérison d'une brûlure. Ce temps est variable, il est proportionné à la profondeur des lésions, c'est-à-dire au degré de mortification des tissus, aux soins apportés dans l'exécution des pansements, à la méthode de traitement employée. Il est très notablement diminué par l'absence de toute suppuration.

Un autre facteur important à considérer, c'est l'étendue des brûlures quand il s'agit de grandes surfaces atteintes. Il est certain qu'un organisme peut être épuisé par la réfection d'une quantité de tissus endommagés, la réparation sera ainsi plus lente et la guérison retardée. Il peut même arriver que des brûlures très étendues provoquent la mort. On admet que des brûlures occupant le tiers de la surface du corps sont capables de mettre la vie en danger, celles occupant la moitié de la surface de la peau offrent en général plus de chance de mort que de survie. Hâtons-nous d'ajouter qu'un pansement antiseptique rigoureux diminue de beaucoup ce pronostic fâcheux.

En moyenne, par la méthode de traitement développée plus loin, les brûlures du premier degré guérissent en cinq ou six jours, celles du deuxième et même du troisième degré mettent seulement douze jours à guérir, celles du quatrième et du cinquième beaucoup plus longtemps.

Au point de vue des phénomènes qui se succèdent à la suite d'une brûlure il faut mentionner *trois périodes* assez distinctes.

Première période. — Dite période *d'inflammation.* Pour les brûlures du deuxième et troisième degré, elle dure en moyenne deux jours. C'est la période douloureuse pouvant amener, par l'excès des souffrances, une stupeur profonde.

Deuxième période. — appelée *de réaction inflammatoire* assez variable comme durée. Pour les brûlures légères ou peu graves et bien soignées c'est la période où cessent les douleurs et où commence la réfection de la peau et des tissus. — Pour les brûlures graves étendues c'est à ce moment qu'apparaissent la fièvre et les réactions inflammatoires des viscères.

Troisième période. — La suppuration.

Afin d'indiquer plus exactement le traitement d'urgence qui convient à chaque production de phénomènes nous avons fait mention de ces trois périodes.

Nous l'avons fait aussi pour suivre la division habituelle et classique, *mais la suppuration n'arrive que pour les pansements mal faits.* Le traitement que nous formulons plus loin supprime la période de suppuration et donne des résultats excellents pour les brûlures aux premier, deuxième et troisième degré.

Dans la pratique de ces pansements urgents nous n'avons jamais eu à déplorer des cicatrices quelconques laissées par des brûlures même par celles faites au visage.

Ce traitement, c'est l'application méthodique et rigoureuse de l'antisepsie comme on doit la pratiquer pour une plaie. Toute plaie un peu profonde et qui suppure quelque temps laisse des marques de son passage.

SAUVETAGE ET MOYENS DE PRÉSERVATION. —Nous voudrions que toute personne et même que l'enfant soient bien persuadés que le meilleur moyen d'éteindre le feu qui prend aux vêtements n'est point de se débattre, de courir, de jeter de l'eau sur les vêtements ou de souffler dessus. Loin de là. — En agissant ainsi on ne réussit qu'à attiser la flamme ou le feu. Si on parvient à l'éteindre à un endroit on est brûlé à un autre, ou bien on croit l'avoir éteint et les brûlures continuent. On perd un temps précieux et on se fait des brûlures étendues.

Le véritable moyen, le seul pratique c'est d'étouffer le feu : se rouler sur un lit ou dans un lit ou encore dans une couverture. A défaut de lit ou de couverture envelopper avec l'habit d'un autre, avec un tapis, un chiffon, un tablier, etc., la personne dont les vêtements brûlent.

De même en fait de sauvetage : pour approcher du feu, pour traverser rapidement les flammes, le sauveteur devra s'envelopper dans une couverture épaisse qu'il rejette aussitôt qu'il a passé l'endroit dangereux.

PREMIERS SOINS ET SECOURS D'URGENCE. — *Règles générales pour toutes les brûlures.* — Placez aussitôt le membre atteint de brûlures sous l'eau froide, ou bien appliquez des compresses froides sur la partie brûlée. Avec les précautions les plus minutieuses enlevez les vêtements qui recouvrent la partie atteinte, coupez ces vêtements, si c'est nécessaire, afin de ne pas faire souffrir et surtout pour ne pas arracher l'épiderme qui peut être adhérent aux vêtements.

L'application d'eau froide calme la douleur. On a coutume aussi d'appliquer de la gelée de coings ou de groseilles ou bien des pommes de terre râpées, des cataplasmes froids de farine de lin, etc., autant de substances capables d'apporter un peu de fraîcheur à l'endroit brûlé et d'empêcher le contact de l'air.

On peut sans trop d'inconvénients les employer pour les *brûlures très légères*. Elles doivent être proscrites chaque fois qu'il est possible de faire mieux, et qu'on a la faculté de se procurer les objets nécessaires d'un bon pansement car le soulagement qu'elles apportent est de minime importance en regard des dangers qu'elles font courir en souillant la plaie ; ce qui peut amener la suppuration que l'on doit éviter à tout prix.

Les applications d'huile, de beurre, de graisse et d'onguent présentent les mêmes inconvénients. Nous faisons à leur sujet les mêmes réserves. Cependant à défaut d'autres médications leur emploi aura l'avantage de préserver du contact de l'air la partie brûlée et par là même d'apporter un réel soulagement. Si ces corps gras se trouvaient appliqués sur une partie des chairs mise à nu par une peau enlevée, ou même seulement entamée ou sur des phlyctènes percées, en d'autres termes sur une plaie ouverte, il faudrait commencer le pansement rigoureux en enlevant ces graisses par un savonnage minutieux.

Premier degré. — Les brûlures très légères dites du premier degré seront soignées par des compresses d'eau boriquée froide ou bien par des lavages avec la solution suivante :

    Eau phéniquée normale, c'est-à-dire à 5 %.....   50 gr.
    Solution sublimée à 1 pour mille............. . 50 gr.
    Eau boriquée................................   150 gr.

recouvrir ensuite de pommade au bismuth et menthol.

On peut encore plus simplement et avec avantage appliquer des compresses d'eau picriquée. Cette application un peu douloureuse au premier moment calme bien vite la douleur.

Se servir pour ces lavages ou ces applications de touffes de coton hydrophile ou de coton boriqué.

Essuyer légèrement avec une touffe sèche de ce coton et étendre par dessus la pommade suivante :

Menthol... 2 gr.
Sous-nitrate de bismuth........... .... 20 gr.
Vaseline pure et neutre........................ 80 gr.

Cette pommade doit être préparée *très consistante* pour ne pas couler et être étendue en couches épaisses. Recouvrir d'un morceau de gaze aseptique, puis d'un peu de coton à pansement, le tout maintenu par une bande. La pommade consistante et les couches épaisses ont pour but d'éviter l'adhérence de la gaze aseptique avec la peau. Le pansement devra être changé au moins une fois par 24 heures. En changeant le pansement il est inutile de laver, si le premier a été bien fait, il faut seulement remettre de nouveau une couche épaisse de pommade calmante et antiseptique.

Deuxième et troisième degré. — C'est dans ces cas de brûlures qu'il sera bon de suivre rigoureusement toutes les indications d'un bon traitement si l'on veut éviter les conséquences malheureuses d'une brûlure mal soignée.

Quand la partie brûlée aura été débarrassée avec précaution, comme nous l'avons dit plus haut, des vêtements qui la recouvrent il faudra voir si les chairs ont été mises à nu par un déchirement de la peau, si celle-ci se trouve endommagée sur différents points et en faire un nettoyage soigné et minutieux. On devra savonner ces divers endroits, s'ils sont souillés par des corps gras, puis laver à l'eau boriquée stérilisée. Agir avec douceur pour ne point endommager la peau déjà mortifiée et ne pas entamer les phlyctènes. Dans ce but imbiber de savon une touffe de coton hydrophile ou de gaze et frotter légèrement. L'important est d'éviter la suppuration.

Il est inutile de dire que l'opérateur devra pour donner

ces soins s'être lavé les mains et les doigts, sans cela il pourrait infecter lui-même les plaies qu'il soigne.

En pratique les choses ne se passent pas toujours de cette façon : le patient qui souffre réclame un soulagement immédiat et l'application de liniment picriqué avec enveloppement est le meilleur moyen de calmer ses souffrances. Dans ces conditions c'est le second pansement qui devra comporter les soins antiseptiques dont nous venons de parler.

Nous recommandons expressément de ne pas percer les phlyctènes pour ne pas ouvrir une plaie à l'infection.

Si les phlyctènes sont énormes et s'ouvrent elles-mêmes on ne fera pas sortir le reste du liquide. Au contraire on les soutiendra par de larges bandes de gaze aseptique ou de gaze boriquée.

Lorsqu'à la suite d'un frottement ou de l'enlèvement des habits l'épiderme a été complètement détaché il est, croyons-nous, dangereux de replacer ces lambeaux d'épiderme qu'on ne peut désinfecter soigneusement.

Enfin quand la brûlure a été faite au visage et a touché les lèvres on prend garde à conserver à la bouche ses dimensions naturelles. Après avoir délimité celles-ci aussi bien que possible, on prépare des mèches de gaze hydrophile ou boriquée imprégnée de pommade au bismuth (sans menthol) on les recouvre de poudre de bismuth et on les laisse en permanence sur la lèvre inférieure pour empêcher l'adhérence de celle-ci avec la lèvre supérieure.

On usera du même procédé afin d'empêcher la soudure ensemble de deux doigts ou de deux orteils et en général de deux parties du corps brûlées et rapprochées.

Ces différentes précautions indiquées, le pansement consiste : d'abord en une application de liniment oléo-calcaire ou mieux encore de solution picriquée (acide picrique : 10 gr. eau bouillie : un litre) dès que l'accident vient de se produire. Le liniment picriqué a l'avantage de calmer mieux la douleur et de remplir l'office de liquide antiseptique. — On renouvelle de temps à autre ces applications et chaque fois on recouvre avec un linge ou une gaze aseptique et par dessus on étend une couche de coton à pansement, le tout est maintenu par une bande.

Au troisième jour et même à la fin du second, c'est-à-dire après la période inflammatoire, on panse avec la pommade au bismuth ci-dessus formulée.

Au sixième jour, avec des ciseaux fins et désinfectés, il faut enlever toutes les ampoules ou phlyctènes en ne laissant aucune partie de peau mortifiée. Le liquide des phlyctènes s'est transformé en gelée, on détache cette gelée et on l'enlève. On refait aussitôt le pansement avec la pommade indiquée, la gaze et le coton, etc.

Des brûlures ainsi traitées guérissent en dix jours ou douze jours.

Quatrième et cinquième degré. — Ces deux degrés de brûlures graves où non seulement la peau, mais encore les tissus ont été atteints exigent des prompts secours et un pansement rigoureux, bien fait. Malgré cela les cicatrices ne peuvent être évitées puisque à ce degré les tissus sont détruits quand ce n'est pas un membre lui-même ou une partie de membre.

Il faut prévenir la stupeur des victimes par des boissons chaudes *non alcooliques :* infusion de thé, de café, par des injections d'éther.

La stupeur passée, le malade peut être agité, énervé, on conseillera une potion au chloral et au bromure, et comme alimentation du lait et des œufs seulement.

La greffe cutanée, l'anesthésie générale pour pansement aseptique parfait sont du ressort du chirurgien (1).

Brûlures par les liquides caustiques ou corrosifs.

Les liquides corrosifs peuvent être de deux sortes :

1º Des acides : acide acétique, acide azotique (eau forte) acide sulfurique (vitriol) acide chlorhydrique (fumant), etc., acide phénique, etc.

2º Des alcalis : ammoniaque, soude, potasse, etc.

On connaît le principe de chimie élémentaire : un acide se combine à un alcali pour en neutraliser l'action. Réciproquement un alcali forme avec un acide un composé qui n'a en général ni les propriétés de l'acide ni celles de la base ou alcali. Voilà donc un moyen d'anihiler l'action corrosive de l'un par l'autre ; toutefois comme il ne s'agit pas simplement de faire une réaction chimique, mais un pansement et que d'autre part un acide quelconque appliqué sans dose ou sans discernement pourrait être plus nuisible que l'alcali à neutraliser on ne peut accepter cette idée qu'à titre de principe et l'on devra suivre les précautions suivantes.

Brûlures par les acides.

RÉSUMÉ DES PREMIERS SOINS ET SECOURS D'URGENCE. — Essuyer *à sec* en se servant d'un mouchoir, d'un linge, d'un papier buvard. Appliquer ensuite pendant quelques minutes, un quart d'heure une bouillie épaisse faite avec du carbonate de

---

(1) Après guérison complète des brûlures, on enlèvera la coloration jaune que produit l'acide picrique sur la peau en faisant prendre à la main, aux doigts ou au membre coloré, un bain chaud contenant à saturation du bicarbonate de soude ou du borax S'il n'est pas possible de faire prendre un bain, on fait, sur la partie de la peau à décolorer, des lotions chaudes avec une solution de bicarbonate de soude ou avec un mélange d'eau et de magnésie hydratée. On renouvelle, si c'est nécessaire, le bain ou les lotions.

magnésie, de la magnésie hydratée ou calcinée et mieux encore avec du sel de Vichy. A défaut de ces substances se servir de la craie pilée, de la cendre sans charbon.

En troisième lieu lavage à *grande eau*. S'il s'agit de brûlures au phosphore on remettra après lavage une application de magnésie calcinée. Le pansement est continué comme pour les brûlures en général.

Si l'acide a touché l'œil, lavage aussitôt à *grande eau*.

Si l'acide a pénétré dans la bouche, rinçage de celle-ci avec eau bicarbonatée.

INDICATIONS. — Nous prendrons comme exemple de brûlures occasionnées par les acides, celles produites par le plus redoutable de tous : l'acide sulfurique, liquide incolore, lourd, paraissant huileux, d'où lui vient sans doute son nom vulgaire *huile de vitriol*, l'arme favorite des amantes délaissées ou désabusées.

Que l'acide sulfurique projeté au visage et atteignant les deux yeux puisse faire perdre la vue presque instantanément, il n'y a aucun doute à cet égard. L'action de cet acide et même d'autres acides très forts est très corrosive et pour l'œil rapidement irrémédiable.

PREMIERS SOINS ET SECOURS D'URGENCE. — Lorsqu'une personne vient d'être atteinte au visage, ou aux mains par une projection de liquide acide quelconque : acide sulfurique, chlorhydrique, etc. les premiers soins consistent à enlever la plus grande quantité possible de cet acide en essuyant à sec avec un mouchoir, un linge quelconque, un papier buvard.

On comprendra l'importance de cette première pratique en sachant que les acides n'agissent bien comme corrosifs et et ne produisent leur maximum d'intensité que s'ils sont mêlés à un peu d'eau : *Corpora non agunt nisi soluta*.

Après avoir ainsi essuyé, délayer de la magnésie hydratée, du carbonate de magnésie dans un peu d'eau et l'appliquer sur l'endroit brûlé, ou mieux encore du bicarbonate de soude, sel de Vichy que l'on délaye dans un peu d'eau pour en faire une bouillie épaisse. Le sel de Vichy neutralise bien l'acide et d'autre part le dégagement d'acide carbonique calme la douleur. A défaut de sel de Vichy ou bicarbonate de soude prendre de la craie ou de la cendre, dont on enlève les résidus et les morceaux de charbon. On délaye cette craie ou cette cendre qu'on étend sur la brûlure comme les substances précédentes.

Cette application doit durer quelques minutes, puis lavage à *grande eau*.

A défaut de magnésie, de bicarbonate, de craie ou de cendre après avoir essuyé l'acide, faire un lavage abondant à l'eau.

Toutefois pour les brûlures produites par le phosphore, brûlures qui rentrent dans la catégorie de celles faites par les acides, puisque l'acide phosphorique, se produisant au fur et à mesure de l'exposition du phosphore à l'air, est l'agent corrosif qui produit les lésions, il faudra laisser longtemps une application de magnésie calcinée pour neutraliser l'acide phosphorique dès qu'il se forme, si du moins toutes les parcelles de phosphore n'ont pas été enlevées. On le reconnaîtra facilement en plaçant dans l'obscurité complète la partie atteinte par le phosphore ; une lueur indique la présence de celui-ci.

Pour les pansements à continuer après ces premières indications suivre les règles données plus haut pour les brûlures en général.

On pourrait cependant ici avec avantage mettre à profit la propriété antiseptique d'une solution de bicarbonate de soude :

Bicarbonate de soude...................... 10 gr.
Eau distillée ou bouillie...................... 250 gr.

et pratiquer des lavages avec cette solution avant de recouvrir la brûlure avec la pommade au bismuth ci-dessus.

Si l'acide avait pénétré dans la bouche, dans le nez, un rinçage de la bouche, un lavage du nez avec une eau contenant un peu de bicarbonate de soude ou quelques gouttes d'ammoniaque 15 à 20 gouttes par verre d'eau serait le meilleur traitement à suivre.

Brûlures par les alcalis.

Les alcalis sont des substances qui peuvent à l'état de solutions très concentrées corroder et brûler nos tissus : ammoniaque, potasse caustique, cristaux de soude, sel de javelle, etc.

Premiers soins et secours d'urgence. — Enlever soigneusement avec un linge et *à sec* tout ce qu'on peut retirer de la substance ou de la solution corrosive, laver abondamment, puis appliquer des compresses de vinaigre.

Lavages à grande eau ; panser ensuite comme il a été dit pour les brûlures en général, c'est-à-dire nettoyage minutieux, onctions avec le liniment oléo-calcaire et application de pommade au bismuth.

Pour l'ingestion par la bouche, gargarisme de la bouche avec vinaigre ou eau fortement vinaigrée.

Pour l'absorption par l'estomac : grands lavages de celui-ci (*voir* plus haut à *la pratique des pansements*) et siphonage. (*Voir* aussi *Empoisonnement par les acides*, page 268.)

Cathétérisme vésical ou Sondage de la vessie.

Résumé des premiers soins et secours. — L'opérateur s'étant lavé les mains soigneusement, la sonde étant propre et même stérilisée, si possible, le sondage pour homme se fait en trois temps ; le malade est couché sur le dos, les cuisses fléchies. — L'opérateur se place à gauche du lit :

Premier temps. — La verge est relevée et appliquée contre le ventre. La sonde huilée à l'huile stérilisée ou à la vaseline est alors introduite parallèlement à la surface du ventre.

Deuxième temps. — La verge est écartée et la sonde est poussée perpendiculairement à la surface du ventre.

Troisième temps. — La verge et la sonde sont abaissées en avant entre les cuisses du malade ; par ce mouvement la sonde pénètre dans la vessie, l'urine s'écoule aussitôt.

INDICATIONS. — Le sondage de la vessie chez l'homme et même chez la femme peut devenir dans certains cas une opération d'urgence. Il peut arriver en effet que, par suite d'un spasme, d'un obstacle passager tel qu'un calcul au col de la vessie, celle-ci n'est plus capable d'évacuer l'urine.

Dans ce cas c'est le cathétérisme évacuateur ou sondage qu'il faut pratiquer. Pour cette opération il y a deux sortes de sondes : les sondes rigides et dures et les sondes molles. Les premières franchissent plus facilement un obstacle à cause de leur rigidité, mais elles ont le très grave inconvénient de pouvoir blesser le canal de l'urètre. Les autres ou sondes molles de Nélaton sont les plus employées aujourd'hui. D'ailleurs on peut donner à ces sondes molles une certaine rigidité en introduisant un *mandrin* dans la sonde.

Toutes les manœuvres ci-dessous indiquées sont données pour le sondage de la vessie chez l'homme, sondage de beaucoup le plus difficile, nous dirons plus loin un mot sur celui de la femme.

Le sondage doit autant que possible être fait par un médecin, ou un infirmier ou une personne ayant déjà vu les manœuvres nécessaires pour cette opération.

LES PREMIERS SOINS ET SECOURS D'URGENCE. — Il est très important d'observer les précautions que nous formulons sommairement sous peine d'occasionner au patient des désordres graves (1).

Ces précautions consistent :

1º Dans le nettoyage et la stérilisation des sondes à introduire à travers le canal de l'urètre, dans l'antisepsie de la main de l'opérateur et le nettoyage des bords du prépuce de la verge chez le malade ;

2º Dans l'exécution douce et patiente des manœuvres nécessaires pour faire pénétrer la sonde jusque dans la vessie.

Prendre garde à ne pas porter des germes d'infection dans le canal de l'urètre, éviter les blessures, les déchirures que l'on pourrait produire avec la sonde.

Un bon procédé de nettoyage antiseptique de la sonde s'obtient en la savonnant d'abord puis en la faisant bouillir pendant une heure avec une solution phéniquée à 3 ou 4 pour cent. Elle est conservée aseptique dans une solution phéniquée au même titre et bouillie, le flacon bien bouché.

Pour un usage immédiat on pourrait après le savonnage de la sonde la tremper dans une solution de formol du commerce ayant soin après cela de la passer à plusieurs reprises dans l'eau bouillie afin d'enlever tout le formol qui serait irritant sur les muqueuses. On stérilise encore une sonde en la savonnant et la passant dans une solution de nitrate d'argent dosée au millième.

L'opérateur devra aussi nettoyer ses mains au savon, se brosser les ongles et passer les mains dans une solution de sublimé au millième. Il nettoiera aussi le prépuce de la

---

(1) Nous indiquons les règles d'une opération faite aseptiquement, on les observera autant que possible, mais en cas d'urgence quand le temps presse, quand on n'a pas sous la main les instruments nécessaires, on ne peut les suivre exactement.

verge sans employer la solution de sublimé qui serait ici très irritante.

Pour introduire la sonde, la saisir à la main comme une plume à écrire après l'avoir huilée avec une huile stérilisée ou avec de la vaseline pure.

SONDAGE DE L'HOMME. — Les manœuvres peuvent se réduire à trois temps.

Premier temps. — Le malade est placé sur le dos, les cuisses fléchies, près du bord gauche du lit. La verge est relevée et appliquée contre le ventre ; la sonde est introduite, avec douceur parallèlement à la surface du ventre jusqu'au pubis, on peut la sentir avec le doigt à l'extérieur.

Deuxième temps. — La verge est écartée du ventre et à mesure que ce mouvement s'exécute la sonde est poussée à peu près perpendiculairement à la surface du ventre et pénètre ainsi dans le col de la vessie.

Troisième temps. — La verge et la sonde sont abaissées en avant, entre les cuisses du malade mais pendant que cette manœuvre se fait la sonde est poussée et, par un léger mouvement de bascule, introduite jusque dans la vessie. L'urine s'écoule aussitôt.

Nous le répétons, il faut pour ces manœuvres une grande douceur, une grande patience. Ne point s'énerver, ne point forcer brusquement quand on sent un obstacle ou un spasme, mais attendre et reprendre doucement la pression sur la sonde en la faisant manœuvrer à droite ou à gauche pour chercher la route naturelle et ne point créer de fausses routes. Attendre qu'un spasme soit passé en continuant une légère pression sur la sonde sans vouloir aussitôt forcer l'obstacle.

SONDAGE DE LA FEMME. — Lavage de la vulve au savon

puis à la solution boriquée stérilisée par des tampons imbibés de cette eau ou d'eau bouillie simplement.

Mêmes précautions pour l'opérateur.

Après avoir écarté les grandes, les petites lèvres, voir où se trouve le méat urinaire qui est facile à découvrir et introduire une petite portion de la sonde environ 15 centimètres, l'urine s'écoule aussitôt.

COLIQUES

RÉSUMÉ DES PREMIERS SOINS ET SECOURS D'URGENCE. — Ils se réduisent à peu de choses près pour toutes les douleurs violentes appelées coliques aux moyens suivants :

1° Calmer la douleur :

a) Par de larges et chauds cataplasmes de farine de lin. A défaut de cataplasme qui agit mieux : compresses d'eau chaude, ouate imbibée d'eau chaude, fer chaud à repasser (interposer un linge), assiette chaude, sac d'avoine chauffée ; grands bains tièdes un peu chauds (loin des repas) ;

b) Par une injection de morphine, à défaut, par des suppositoires belladonés opiacés, par des lavements de chloral, ou lavements au laudamun.

c) par des inhalations d'éther ou encore de chloroforme.

2° Combattre la constipation, si c'est nécessaire :

a) par des purgations ou mieux par des lavements purgatifs ou lavements à la glycérine ;

b) Par des suppositoires à la glycérine.

3° Combattre les vomissements ou les envies de vomir :

a) Par la potion de Rivière ;

b) Par des petits morceaux de glace ;

c) Par quelques gouttes d'éther sur du sucre. (*Voir* aussi : *Antivomitifs*).

DÉFINITION. — Le mot colique a dû d'abord désigner les douleurs de cette partie du gros intestin qui est appelée côlon, puis, par analogie de souffrances, il indique toutes les douleurs violentes provenant des organes suivants :

du foie ou de la vésicule biliaire, de l'intestin, des reins
d'où les noms qui rappellent ces organes, telles sont les
coliques hépatiques, les coliques intestinales, les coliques
néphrétiques. La colique saturnine ou colique de
plomb porte le nom de la substance toxique dont elle
est le résultat, elle a son siège dans l'intestin et dans
l'abdomen.

Les **Coliques hépatiques** ou **biliaires** ont pour cause un
ou plusieurs calculs qui se forment dans les voies biliaires et cheminent dans ces canaux en les irritant.

La colique hépatique est parfois annoncée par quelques
signes avant-coureurs ou prodromes : une certaine pesanteur dans l'hypocondre droit, une gêne mal définie et
des troubles gastriques;«mais le plus souvent»,dit le professeur Dieulafoy, « elle éclate après le repas, le sujet se
« plaint de vives douleurs qui s'irradient en plusieurs
« points : au creux épigastrique (*point épigastrique*), autour
« de l'ombilic, à l'hypocondre droit, à l'épaule droite et à
« l'extrémité inférieure de l'omoplate,du même côté (*point*
« *scapulaire*). Ces douleurs acquièrent rapidement une
« vive intensité, certains malades souffrent tellement
« qu'ils poussent des cris aigus, se roulent dans leur lit et
« cherchent par les positions les plus variées, à calmer
« leurs souffrances. Les douleurs ne sont pas continues,
« elles se suivent à intervalles plus ou moins rapprochés
« et constituent l'*accès de colique hépatique*. L'accès dure
« en moyenne de six à douze heures, bien qu'il puisse
« persister plusieurs jours. » Ajoutons à cette description
les vomissements fréquents ou les états nauséeux, envies
de vomir, etc.

LES PREMIERS SOINS ET SECOURS D'URGENCE. — Ils ont
été indiqués ci-dessus *au résumé.*

Les cataplasmes de farine de lin peuvent être arrosés de laudanum, mais ce n'est pas nécessaire.

La formule de l'injection de morphine est la formule classique :

Chlorhydrate de morphine................	0 gr. 10
Sulfate neutre d'atropine................	0 gr. 005
Eau distillée................	10 gr.

Une ou deux seringues de Pravaz. La dose à injecter varie suivant l'intensité de la douleur.

Le lavement au chloral a pour formule :

Chloral................	2 gr.
Bromure................	2 gr.
Eau................	150 gr.

Le lavement au laudanum consiste à mettre dans environ 100 à 150 grammes d'eau tiède 15 à 20 gouttes de laudanum et même plus.

Le lavement glycériné est préparé en ajoutant une à deux cuillerées à bouche de glycérine pure pour 100 à 150 gr. d'eau tiède. Mais il arrive parfois que les lavements ne peuvent être supportés.

(*Voir* page 43, *Antivomitifs*).

On peut administrer une injection de morphine et un lavement au chloral, même une injection et un lavement avec 15 gouttes de laudanum. Cependant on fera bien d'attendre environ une demi-heure d'intervalle entre l'administration de deux doses de médicament pour juger si la première a suffi et mesurer ainsi les calmants à l'intensité de la douleur.

Un procédé à recommander spécialement pour la colique hépatique a été indiqué par le Dr Touatre de la Nouvelle-Orléans : on fait prendre par cuillerées à bouche en y mettant une demi-heure environ 300 à 400 grammes d'*huile d'olive pure*. Le malade est couché sur le côté droit.

La diarrhée se produit huit ou dix heures après. Avoir soin de donner avant l'huile d'olive ou après 15 grammes d'huile de ricin et, si possible, quelques massages sur le ventre. La douleur disparait rapidement et le malade expulse dans ses selles des quantités de petits calculs. L'innocuité de ce procédé est complète, l'huile n'est pas agréable à prendre, mais on peut avec de la menthe, de l'orange ou du citron l'aromatiser.

Les **coliques intestinales** appelées aussi *coliques du miserere* sont dues à une occlusion de l'intestin par torsion de celui-ci sur lui-même, par étranglement, etc.

La douleur qui est très forte s'irradie à tout l'abdomen, surtout autour du nombril. Le ventre est dur, ballonné. Il y a des vomissements d'abord d'aliments, puis de bile puis de matières fécales.

Ces coliques sont souvent précédées d'une diarrhée persistante ou d'une constipation opiniâtre auxquelles le malade malheureusement n'a apporté aucune attention pour les guérir.

Il ne faudrait pas confondre ces coliques avec les douleurs de l'appendicite ou avec celles de la hernie étranglée : le traitement d'urgence n'étant pas le même.

Les douleurs de l'appendicite ont pour siège surtout le côté droit ; les douleurs de la hernie étranglée supposent toujours ou presque toujours une hernie visible au dehors.

Les premiers soins et secours d'urgence sont ceux mentionnés plus haut.

Faire appeler le plus tôt possible un médecin.

Les **Coliques néphrétiques** sont provoquées par le cheminement d'un calcul plus ou moins volumineux avec irritation ou déchirement sur son passage dans le canal de l'uretère, c'est-à-dire dans le canal qui conduit les urines depuis le rein jusqu'à la vessie.

On reconnaîtra ces sortes de coliques à la douleur atroce qui se manifeste principalement dans les lombes ou région des reins, dans le ventre. Mais c'est dans les reins que la douleur est la plus forte et dans le testicule qui se rétracte ainsi que la verge (les grandes lèvres chez la femme). Le malade ici est immobile, replié sur lui-même, il a des vomissements fréquents ou des envies de vomir. Il prend toutes les positions capables d'atténuer ses souffrances.

Les premiers soins et secours sont ceux déjà indiqués pour les coliques en général.

Les **Coliques saturnines** ou **Coliques de plomb** sont dues à une intoxication aiguë (empoisonnement accidentel ou volontaire) ou à une intoxication chronique (ouvriers plombiers) produites par le maniement du plomb et de ses composés : litharge, céruse, minium, etc.

Certains auteurs prétendent que l'intoxication chronique atteint surtout les ouvriers plombiers qui sont alcooliques et même ceux-là seulement.

Quoi qu'il en soit, la crise est le plus souvent précédée de pesanteur d'estomac, de digestions mauvaises, de langue chargée, d'haleine fétide, puis l'accès éclate ; les douleurs partent du creux de l'estomac pour s'étendre à tout l'abdomen d'un côté à l'autre. Elles se font sentir sans interruption, mais elles sont exagérées à certains moments. Elles sont un peu calmées par une forte pression sur le ventre tandis que le moindre frottement les augmente. Les vomissements sont fréquents, tantôt alimentaires seulement, tantôt bilieux, la constipation est absolue et très difficile à combattre ; aussi plusieurs praticiens ne veulent point donner des injections de morphine pour ne pas augmenter encore la difficulté de déconstiper le malade.

LES PREMIERS SOINS ET SECOURS D'URGENCE. — On donnera de la limonade sulfurique, on appliquera des cataplasmes de farine de lin sur le ventre. On fera nettoyer minutieusement la bouche et les dents par l'usage d'eau dentifrice et de craie camphrée.

Combattre la constipation, c'est le principal, le seul moyen de guérison. Ne pas faire prendre des purgatifs salins qui agissent mal en ce cas ou qui provoquent une nouvelle période de constipation (Dr Lemoine), mais prescrire : huile de ricin 30 à 50 grammes par jour pendant plusieurs jours de suite. Le Dr Weil professeur, lui, préfère l'huile d'olive à la dose de 100 à 150 grammes à jeun tous les matins ou encore en lavements à la dose d'un litre en se servant d'une longue sonde rectale. On a préconisé aussi la belladone, deux pilules par jour, une le matin, une le soir à la dose de 0 gr. 05.

Coliques des petits enfants. — Il arrive parfois qu'un enfant au sein est pris de violentes coliques et brusquement. Ces coliques peuvent avoir des causes différentes ; mais quelles que soient ces causes, voici des moyens inoffensifs à employer :

Avant tout nous recommandons un bain tiède prolongé une demi-heure ou même une heure, puis des cataplasmes légers de farine de lin. Ne pas les arroser de laudanum et ne jamais administrer de la morphine ou du laudanum même à des doses infinitésimales à des petits enfants.

Souvent un suppositoire suffit pour faire aller à la selle et calmer l'enfant. On peut aussi faire usage d'un purgatif à l'huile de ricin ou encore d'un mélange qui n'a pas l'effct aussi prompt que l'huile de ricin, mais qui nous a toujours donné des résultats excellents :

Huile de ricin .... 50 gr.
Huile d'amandes douces .... 150 gr.

On donnera de ce mélange deux à quatre cuillerées à café au moment de la crise, et on renouvellera cette dose une fois la journée si les coliques recommencent.

Les coliques des petits enfants ont souvent pour cause la diarrhée verte ; nous conseillons de soigner attentivement cette diarrhée et pour cela de faire appeler le plus tôt possible un médecin.

Coma.

Le coma est un assoupissement profond, un état maladif très grave dans lequel le sujet, insensible à la parole, aux appels, est encore incapable de montrer un signe d'intelligence, de se mouvoir et ne paraît garder de la vie que les fonctions circulatoire et respiratoire.

Cependant le coma peut être plus ou moins profond et de ce fait la situation est plus ou moins grave.

Les causes qui amènent chez un malade l'état comateux sont nombreuses.

Celles-ci peuvent être en effet une affection des méninges, du cerveau : *coma méningitique*, une attaque d'apoplexie : *coma apoplectique*, une ivresse complète : *coma alcoolique*, une conséquence de fièvres graves et continues *coma typhoïdique*, une manifestation du diabète, *coma diabétique*, etc.

On connaît encore les comas *épileptique, saturnin* (empoisonnement par le plomb), *palustre* après une attaque de fièvres paludéennes, enfin d'autres comas et parmi ceux-ci celui qui résulte d'un violent coup à la tête, d'une fracture du crâne, etc.

LES PREMIERS SOINS ET SECOURS D'URGENCE. — Tous les efforts de la thérapeutique d'urgence doivent tendre en général sauf les cas évidemment désespérés à faire sortir le malade de son assoupissement, à le ranimer par toutes les excitations possibles. Ces efforts seront très souvent inutiles, mais ils doivent être tentés.

Les secours à prodiguer seront à peu près les mêmes dans tous les cas. Il est d'ailleurs parfois très difficile de reconnaître la cause véritable du coma.

Une première indication thérapeutique c'est d'administrer un lavement purgatif au malade. Ce moyen inoffensif a réussi plus d'une fois à donner quelques résultats. En effet par une évacuation abondante des matières fécales on diminue l'état infectieux de l'intestin et on facilite aussi très souvent la circulation du sang.

A ce premier moyen ajouter les frictions sur tout le corps, frictions faites avec un gant de crin, un morceau de toile rude que l'on mouillera légèrement et, si possible, avec eau de Cologne, baume de Fioravanti, eau-de-vie, essences fortes.

Ensuite essayer les sinapismes que l'on posera nombreux sur la poitrine sur les cuisses, les jambes. On prendra garde à ne pas les laisser trop longtemps. Le malade étant incapable de se plaindre ne peut avertir du temps nécessaire d'application et une vésication ou brûlure est à craindre.

Puis on usera encore des moyens suivants : projections d'eau froide sur les narines. On se sert pour cela d'une seringue ; ablutions d'eau froide sur la tête et même sur la poitrine. A cet effet on prend une éponge, un gros linge que l'on trempe dans l'eau froide et que l'on promène sur les endroits indiqués. Il faut avoir soin auparavant de remonter la chemise pour ne pas la mouiller et de glisser sous le corps une toile caoutchoutée.

Enfin comme moyens généraux il reste à notre disposition : le marteau de Mayor (*voir* ce mot), les injections sous-cutanées d'éther, de caféine, d'huile camphrée (*voir excitants*), puis les lavements de thé, très chargés, de café ou même d'un liquide vineux ou alcoolique.

Dès que le malade sera capable d'avaler un liquide, lui faire prendre une potion stimulante, potion à l'acétate d'ammoniaque, à la caféine, etc.

Dans les cas particuliers de coma on devra mettre en œuvre des soins spéciaux, c'est ainsi qu'on fera une saignée si le coma provient d'une apoplexie, d'une congestion cérébrale, d'une forte contusion sur la tête ou d'une fracture du crâne lorsqu'en reconnaissant ces causes *on sentira un pouls fort et rebondissant*. A défaut de saignée appliquer 8 à 10 sangsues vers chaque oreille et 10 près de l'anus.

Dans le coma diabétique : injections hypodermiques de caféine, lavement au lait ou avec un peu de bicarbonate de soude et inhalation d'oxygène.

Commotion cérébrale.

Sous cette appellation nous rangeons des phénomènes de nature bien diverse, mais ces phénomènes sont désignés sous ce même vocable, telle est la raison qui nous les fait réunir ici.

En effet, la commotion cérébrale peut être mentale, elle peut aussi être physique. En d'autres termes, elle peut provenir d'une émotion vive causée par l'annonce d'une mauvaise nouvelle, d'un attentat, d'une catastrophe. Cet ébranlement nerveux cérébral peut aller jusqu'à la folie et même, dit-on, la mort. La commotion cérébrale peut également résulter d'un coup reçu sur la tête ou d'une chute. Ces causes physiques, selon leur intensité, peuvent amener toutes les complications cérébrales possibles.

La commotion cérébrale occasionnée par une mauvaise nouvelle annoncée sans précaution ou sans graduer et tempérer l'émotion qu'elle doit produire, se manifeste en général de deux manières bien opposées. Nous indiquerons séparément les secours d'urgence à mettre en œuvre dans les deux cas. Le plus souvent elle produit l'agitation, les mouvements désordonnés, les cris, les sanglots, parfois la perte de la raison. Cette aliénation mentale due à la grande douleur n'est le plus souvent que passagère et la raison revient avec un peu plus de calme, après quelque temps.

LES PREMIERS SOINS ET SECOURS D'URGENCE. — Calmer par des paroles douces, affectueuses. Ne point contrecarrer systématiquement les idées et les divagations du malade. Le laisser tout entier à sa douleur lorsque celle-ci se traduit par des sanglots et des larmes. Cette expansion de la douleur amène généralement du calme.

Après quelque temps une potion calmante, un grand bain tiède produiront le meilleur effet.

On peut craindre un peu aussi de congestion au cerveau. Une purgation sera toujours utile.

D'autres fois l'ébranlement nerveux, la commotion se traduit par de la stupeur, de l'hébétude. Le patient reste comme étourdi, abattu par un choc violent. Il s'obstine à ne pas bouger ou à ne songer morne et taciturne qu'à la cause de son chagrin. Il est inconscient de tout ce qui se qui se passe autour de lui.

Cet état est généralement plus sérieux que le premier.

On devra autant que possible tirer cette personne de sa torpeur. Lui adresser des paroles de douceur, des rappels d'affection. Tâcher de la distraire par des promenades et, si possible, par une occupation.

Les excitants tels que le café, le champagne peuvent avoir de bons résultats, mais ils peuvent aussi faire naître une grande surexcitation difficile ensuite à calmer.

La commotion cérébrale produite par une cause physique peut être le résultat d'un choc violent : chute sur les pieds, la commotion se transmet par la moelle épinière jusqu'au cerveau, chute sur la tête, coup reçu sur la tête.

Selon l'intensité du choc, la commotion est légère, assez grave et très grave.

Dans les cas légers, les symptômes n'ont rien qui puisse alarmer. Ce sont des éblouissements des yeux avec flammèches ou scintillements lumineux, bourdonnements d'oreilles, légère douleur à la tête.

Dans d'autres cas, il peut y avoir de l'hébétude, une absence de mémoire, une lassitude générale, des vomissements ou un état nauséeux ; enfin si le choc est plus violent encore, le malade peut être atteint jusqu'à la perte de connaissance, aussitôt après l'accident.

LES PREMIERS SOINS ET SECOURS D'URGENCE. — Si la commotion est légère résultant d'une chute sur les pieds d'un endroit peu élevé, frictionner la colonne vertébrale, boissons chaudes, non alcooliques : thé, café, etc. Faire prendre un grand bain tiède.

Dans les cas plus graves : coucher le malade sur un lit, la tête élevée, desserrer les vêtements au cou, à la poitrine, afin de faciliter la respiration et la circulation. Appliquer des compresses froides sur la tête ou une vessie à glace. Frictions sur la colonne vertébrale, sur la poitrine, sur le cœur en se servant d'un excitant comme l'alcool camphré, le baume de Fioravanti, l'alcool de menthe, l'eau de-vie, etc., etc., lavement purgatif. Ne pas donner de boissons alcooliques, surtout dans les cas un peu graves. On ne devra pas essayer de faire boire le malade tant qu'il ne peut pas avaler facilement. Si malgré ces soins le malade ne va pas mieux, pratiquer des injections d'éther ; mais le moyen le plus efficace sera encore une bonne saignée au bras.

Il faudra aussi faire le plus tôt possible ces injections et cette saignée si, aussitôt après l'accident, le malade a perdu connaissance et ne paraît pas facile à rappeler de son état.

Contagion et prophylaxie.

Les différentes maladies reconnues contagieuses sont :

La *Broncho-pneumonie*,
Le *Choléra*,
La *Coqueluche*,
La *Diarrhée* ou *entérite infantile*,
La *Diphtérie*,
La *Fièvre typhoïde*,
La *Grippe* ou *Influenza*,
L'*Ophtalmie purulente*,
Les *Oreillons*,
La *Rougeole*,
La *Scarlatine*,
La *Syphilis*,
La *Tuberculose*,
La *Variole*.

INDICATIONS. — Pour bien faire comprendre ce que nous écrivons sur la contagion, il est nécessaire de montrer par quelles phases successives se déroule une maladie qui suit son cours normal. Nous indiquerons ensuite la manière de se mettre à l'abri des atteintes des germes d'une maladie contagieuse.

Puisque nous disons qu'une maladie est contagieuse, nous affirmons par là même que des germes, agents de l'infection, peuvent pénétrer dans notre organisme et s'y développer en donnant naissance à la maladie qui leur est propre et dont ils sont la cause.

La maladie se déclare-t-elle aussitôt que le germe a pénétré dans l'organisme? Non. Ce germe introduit se développe sourdement, sans fracas, sans laisser soupçonner sa présence. C'est la *période d'incubation*, dont la durée est variable, selon chaque maladie. Mais bientôt les symptômes se manifestent, la maladie apparait, c'est la *période* dite d'*invasion*.

La maladie continuant son cours est en pleine évolution, c'est la *période d'état*. Enfin le mal ayant presque accompli son cycle normal régresse, diminue, pour laisser place, dans les cas heureux, à la convalescence ou *période de défervescence*. A cette quatrième phase du mal se produit pour beaucoup de fièvres éruptives, la desquamation. Les squames ou débris de peau sont très contagieux.

Donc, quatre périodes se succèdent dans toute maladie infectieuse ou contagieuse :

Première période dite d'incubation,

Deuxième période, dite d'invasion.

Troisième période, dite d'état.

Quatrième période, dite de défervescence ou de convalescence.

Broncho-pneumonie. — Cette maladie n'est pas considérée dans le public comme contagieuse. Cependant la chose est certaine, surtout pour les enfants. Nous le voyons bien dans les hôpitaux où elle se propage très rapidement dès que dans une salle un enfant est atteint.

Isoler le malade le plus tôt possible, dès que la maladie est reconnue. Surtout ne pas laisser pénétrer dans la chambre du malade un enfant et encore moins un enfant atteint ou venant d'être atteint de rougeole. L'isolement doit durer jusqu'à la guérison complète. Après guérison désinfecter la chambre et les vêtements du malade. (*Voir Désinfection*, p. 242.)

Choléra. — La contagion se produit comme pour la broncho-pneumonie, dès que le mal est déclaré. Il se propage surtout par les déjections, les souillures provenant de ces déjections et par l'air environnant.

L'isolement doit se faire aussitôt que possible.

Il importe aussi de désinfecter avec soin les déjections avant de les jeter. A cet effet, on videra deux ou trois litres des solutions antiseptiques suivantes sur les selles journalières du cholérique :

> Sulfate de zinc ou sulfate de fer du commerce. 100 gr.
> Eau.. un litre.

ou bien :

> Hypochlorite de chaux ou sel de javelle ...... 250 gr.
> Eau pour émulsionner et former un lait,....... un litre.

Un bon désinfectant à recommander aussi, c'est le lait de chaux ou le mélange récent de chaux vive et d'eau.

Il est nécessaire en versant des solutions désinfectantes sur les déjections que celles-ci soit bien mélangées aux premières pour que la désinfection soit complète.

La garde-malade d'un cholérique ne devra jamais manger dans la chambre où est le malade. Pour aller auprès de celui-ci, elle prendra une blouse ou un sarrau qu'elle quittera en sortant de la chambre. Avant de se mettre à table et de rien toucher, elle se lavera les mains et les désinfectera dans une solution de sublimé au millième ou solution phéniquée à 2 %. Le malade étant guéri lui faire prendre un bain sulfureux, désinfecter ses vêtements et sa chambre. (*Voir Désinfection*.)

Coqueluche. — La coqueluche est pour les enfants très

contagieuse. Elle peut se communiquer d'un enfant malade à un autre même pendant la période d'incubation, c'est-à-dire avant les quintes de toux caractéristiques, dès que le catarrhe prémonitoire de la coqueluche a fait son apparition.

Ce serait même d'après le professeur Weil, la seule période contagieuse, mais d'autres auteurs se basant sur des observations affirment que la coqueluche est contagieuse à toutes les périodes, soit depuis l'apparition du catarrhe nasal ou coryza, jusqu'à la cessation des quintes de toux.

L'isolement se fera donc aussitôt que possible. On évitera que des enfants indemnes s'approchent d'un petit malade surtout pendant les quintes de toux.

Lavage fréquent du nez, des lèvres, des yeux de l'enfant malade, avec l'eau boriquée.

Après guérison, désinfection de la chambre à coucher. L'enfant ne devra pas rester enfermé durant toute cette maladie. Désinfection de ses habits. (*Voir Désinfection.*)

Diarrhée infantile. — Cette maladie appelée encore *diarrhée verte* des nourrissons, nécessite des lavages et des soins antiseptiques dont un médecin fixera l'usage. Désinfection des seins, par lavage à l'eau boriquée si l'enfant est allaité par sa mère ou par une nourrice, désinfection minutieuse du biberon dans l'autre cas. Prendre garde aussi qu'un enfant s'infecte un peu plus en portant à la bouche des doigts souillés par des déjections ; donc lavage et désinfection des mains à l'eau boriquée ; séchage de ces mains à la poudre de bismuth. Et comme souvent il y a rougeur et irritation aux fesses et aux cuisses, lavage de ces endroits à l'eau boriquée puis séchage à la poudre de bismuth.

Diphtérie. — La diphtérie se propage par le bacille de

Löfler qui se trouve dans la bouche des enfants atteints de ce mal. La contagion peut avoir lieu d'un enfant à un autre dès que ce microbe ou bacille existe dans la bouche, donc pendant la période d'incubation. A quel moment cesse le danger de contagion? C'est un point difficile à préciser. Le professeur Bard cite un cas où la propagation eut lieu au 34e jour de la convalescence. D'après le Docteur Rabot, médecin de la clinique des enfants, le bacille précité disparaît avec les fausses membranes.

Théoriquement on ne devrait cesser l'isolement d'un diphtérique qu'au moment où l'analyse des crachats ne montre plus dans ceux-ci la présence du bacille de Löfler. Pratiquement on convient que l'isolement ne doit pas durer plus de trois semaines à un mois.

Désinfection rigoureuse des crachats, des linges, des vêtements et de la chambre. Mêmes précautions pour la garde-malade que pour le choléra.

Fièvre typhoïde. — Ici c'est le bacille d'Eberth qui est la cause de la maladie et aussi de la contagion.

D'après les professeurs Chantemesse et Vidal on ne trouverait pas le bacille dans les selles avant le douzième jour de sa pénétration dans l'organisme. Donc pas de contagion possible pendant la période d'incubation.

Il faut isoler le malade dès que le diagnostic est présumé et jusqu'à la guérison. Ce sont les urines et les excréments qui transmettent le germe de la maladie. On devra prendre envers ceux-ci les mêmes mesures que pour les déjections d'un cholérique et les mêmes précautions pour la garde-malade.

Grippe, influenza. — A quel moment commence la contagion, quand finit-elle? il est bien difficile de préciser pour cette maladie. On admet que la contagion est possible dès que surviennent le coryza, le larmoiement, la toux et qu'elle cesse avec leur disparition.

Il n'est pas d'usage de désinfecter ; ce serait pourtant un moyen de préservation.

Ophtalmie purulente. — Cette suppuration de l'œil est très grave, elle conduit à la perte de la vue, si elle n'est arrêtée. Les doigts souillés par la suppuration de l'ophtalmie purulente et portés à un œil sain, lui communiquent cette redoutable maladie.

Toute personne qui soigne ce mal, qui approche d'une autre atteinte d'ophtalmie purulente, qui touche des linges souillés ou la main de la personne malade fera bien de se laver les mains puis de les désinfecter dans la crainte de les porter souillées à ses yeux.

Oreillons. — L'incubation de cette maladie généralement bénigne est longue : deux à trois semaines. La contagion peut avoir lieu pendant l'incubation et surtout deux jours avant le gonflement des deux glandes parotides situées chacune à droite et à gauche à l'angle de la mâchoire inférieure. Ce gonflement aux deux angles de la mâchoire donne à la figure l'aspect d'une poire.

L'affection est contagieuse par la salive, par le mouchoir, jusqu'à la guérison complète. Pour préciser, la contagion est possible pendant encore quinze jours à compter du moment où le gonflement parotidien s'est montré. (Professeur Courmont.)

Rougeole. — Cette maladie très contagieuse peut se communiquer dès qu'apparaît le coryza, le larmoiement des yeux, qui précèdent l'éruption.

La durée d'isolement serait de quinze jours au maximum à partir de l'apparition de ce coryza. Il est préférable de ne pas laisser dans la même chambre plusieurs

enfants atteints de la rougeole, mais il y a urgence d'éloigner aussitôt des autres le rougeoleux atteint de broncho-
pneumonie, complication redoutable de la rougeole.

La désinfection de la chambre, des vêtements, des linges
serait utile après la rougeole. Pas de récidive en général.

Scarlatine. — La contagion peut se produire avant l'é-
ruption dès qu'apparait l'angine, c'est-à-dire pendant la
période d'incubation qui est ordinairement de deux à trois
jours.

Un fait à noter pour cette maladie, c'est que le pouvoir
contagieux peut durer très longtemps. Quelques observations le prouvent. Cependant on admet que la desquamation de la peau étant achevée, le danger de contagion a
disparu. Il faut, en général, compter deux mois pour l'évolution complète de la maladie.

Isolement pendant toute cette durée ou tout au moins
pendant 45 jours. Désinfection rigoureuse des linges de
corps, des habits, de l'appartement. La scarlatine récidive très rarement.

Syphilis. — La syphilis, maladie grave surtout par ses
conséquences éloignées : paralysie, ataxie, etc., exige un
traitement rigoureux et méthodique de plusieurs années.

Elle n'est transmissible d'un individu à un autre que
si le premier est en période d'évolution de la maladie et
s'il a des manifestations morbides, telles que chancre,
boutons spécifiques, plaques muqueuses et que si le second porte une plaie même très petite sur la peau ou sur
les muqueuses : écorchures, coupures, égratignures, simple
érosion surtout sur les muqueuses.

La crainte de contamination de ce mal est souvent nulle
ou trop affaiblie, elle aurait pourtant un effet salutaire
en bien des circonstances. Elle est parfois exagérée : il n'y

a aucun danger de toucher la main à un syphilitique à moins d'avoir soi-même une plaie à la main. Par contre, il est très imprudent de boire dans le même verre qu'un syphilitique et aussi dans le verre de n'importe qui.

Nous pourrions citer de nombreux exemples de personnes ayant contracté cette maladie en buvant après un malade de ce genre. Nous l'avons vu maintes fois dans les hôpitaux où des infirmiers insouciants, quoique prévenus, boivent dans les mêmes pots de tisane que les malades qu'ils soignent pour ce mal.

Très redoutables aussi, ces baisers donnés par un syphilitique sur la bouche, sur les yeux, où se trouvent des muqueuses qui peuvent avoir une légère érosion. Nous avons vu des jeunes ouvrières ainsi contagionnées et portant, soit à un œil, soit à la lèvre, un bouton chancreux, première manifestation de la syphilis.

La plupart des médecins spécialistes, le professeur Fournier de Paris entre autres admettent qu'une personne ayant contracté la syphilis depuis quatre ans, s'étant soignée très sérieusement pendant ces quatre années sous la direction d'un médecin expérimenté et consciencieux, en outre toute manifestation maladive ayant cessé, peut, après avis de son médecin traitant, se marier.

Tuberculose. — Ce n'est qu'à la seconde et à la troisième période de la maladie, alors qu'il crache, que le tuberculeux devient contagieux. Il est contagieux par ses crachats, par les parcelles de salive qu'il projette quand il tousse ou qu'il parle. La contagion peut avoir lieu aussi par les souillures provenant d'une plaie tuberculeuse ou de la transpiration.

D'après Brouardel, feu doyen de l'Académie de médecine, un grand nombre de personnes sont tuberculeuses sans le savoir. On prendra donc des précautions quand on aura lieu de croire à l'existence de ce mal et même on ne permettra à personne de cracher à terre dans un endroit où l'on habite, dans un lieu où l'on séjourne quelque temps. Si malgré la défense, il y a des crachats ne jamais balayer à sec, laver plus tôt et au besoin désinfecter. (*Voir Désinfection.*)

Désinfecter les crachats, les linges de corps, vêtements, la chambre d'un tuberculeux. Rappelons aussi que l'alcool est le grand pourvoyeur de la tuberculose. Sur 100 alcooliques, 80 deviennent tuberculeux.

Ne confondez pas l'alcoolisme avec l'ivrognerie.

Beaucoup d'alcooliques n'ont jamais été ivres.

On peut devenir alcoolique sans s'en douter et sans que l'on s'enivre, par l'habitude de l'apéritif, du petit verre d'alcool ou de liqueur, du vin pris à jeun.

A dose modérée et pris aux repas, le vin n'est pas nuisible : l'alcool est toujours mauvais.

Variole. — La variole ou petite vérole (la syphilis étant appelée la grosse vérole ou simplement la vérole) est éminemment contagieuse même pendant la période d'incubation qui dure une douzaine de jours (prof. Courmont) et qui commence au frisson initial de la fièvre. Cette contagiosité persiste jusqu'à la chute de la dernière croûte. La variole est surtout transmissible pendant la période de suppuration, de dessèchement des croûtes et de desquamation.

Isoler le malade aussitôt que possible et jusqu'à disparition de tous les boutons et de toutes les croûtes.

Désinfecter soigneusement la chambre, les draps, les linges de corps, les vêtements. Il est rare que la variole attaque deux fois la même personne. En tout cas, il est facile de s'en préserver par la vaccination renouvelée environ tous les sept ans et *toujours pratiquée lorsque apparaît une épidémie*. Des services de vaccination se trouvent régulièrement établis dans les grandes villes. Le vaccin de génisse aujourd'hui seul employé est sans danger.

La dernière épidémie de variole observée à Marseille, assez grave, puisque les entrées pour variole dans les hôpitaux pendant un seul mois (janvier 1907) sans parler des malades soignés en ville ont atteint le chiffre de 286, a été particulièrement instructive. Sur ces 286 cas un certain nombre était provoqué par la variole noire ou hémorragique. Les malades succombaient rapidement par hémorragie et en général avant le sixième jour de la maladie.

La proportion des décès par rapport au nombre de malades a été :

Variole noire ou hémorragique................ 91 %
Variole confluente........................... 85 %
Autres varioles moins graves................. 23 %

« La mortalité a été de 17 % pour les revaccinés, 33 %
« pour les vaccinés, 64 % pour les non vaccinés. La revac-
« cination la plus récente parmi les décédés remonte à
« trois ans. Quant à l'âge de nos malades, le plus grand
« nombre était âgé de vingt à quarante ans ; les quelques
« malades au-dessus de soixante ans et les enfants au-
« dessous de un an sont morts. Nous avons noté les formes
« hémorragiques, surtout de vingt à trente ans ».

(Comité médical des Bouches-du-Rhône.)

CONTUSIONS

Le mot contusion désigne toute meurtrissure, toute lésion non apparente produite par une chute, par un coup plus ou moins violent, mais sans déchirure ou coupure de la peau. Dans la contusion il n'y a donc pas de plaie, du moins pas de plaie apparente.

Il est bien évident que plus le coup reçu, plus le choc éprouvé aura été violent, plus la contusion ou traumatisme sera grave, d'où la division possible des contusions en trois degrés.

Contusions au premier degré. — Cette première division comprend les lésions les plus légères.

Au premier degré, elle est caractérisée par une blancheur qui se produit à l'endroit frappé, une vive rougeur lui succède pendant qu'une douleur sourde, mais assez forte se fait sentir et que survient de l'enflure. La rougeur et l'enflure plus exactement appelée *œdème* indiquent un engorgement qui s'est formé dans la partie atteinte, une rupture de vaisseaux sanguins placés sous la peau. Cet épanchement de sang ou *ecchymose* peut cependant, suivant les régions atteintes, ne pas apparaître tout de suite et tarder quelques heures, même quelques jours, à se manifester.

Les premiers soins et secours d'urgence. — S'il s'agit d'un coup reçu sur les doigts, la main ou le pied, sur un membre, faire prendre un bain d'eau tiède, plutôt un peu chaude, bain d'une heure environ, dans lequel on peut, si on veut, ajouter un peu d'eau blanche ou bien compresses d'eau chaude. Ce bain, ces compresses d'eau chaude mais non brûlante, calment aussitôt la douleur.

Tenir élevée, si possible, et au repos, la partie atteinte.

Bien que la peau dans la contusion, la contusion au premier degré surtout, ne laisse apercevoir aucune plaie, aucune fissure, il sera bon de laver l'endroit avec une solution antiseptique : eau sublimée au millième (1 gr. sur 1.000 d'eau), si la région atteinte n'est pas près de l'œil, dans le cas contraire, eau boriquée stérilisée. Se servir de coton à pansement.

Contusions au deuxième degré. — Les caractères indiqués ci-dessus pour décrire une contusion au premier degré, sont les mêmes à constater ici, mais ils sont plus marqués, plus accentués ; la douleur est aussi plus forte.

L'épanchement sanguin plus considérable forme des *bosses sanguines.*

Les premiers soins et secours d'urgence seront les mêmes que ceux inscrits à la contusion du premier degré. En plus, on peut se servir avec avantage de la compression dans le but de refouler le sang qui se trouve accumulé dans les bosses sanguines. A cet effet, on peut employer une bande de toile assez serrée, ou mieux encore une bande élastique en caoutchouc. On desserre ces bandes si le patient les supporte difficilement; on les replace en serrant un peu moins. A la campagne, on prend une pièce de 10 centimes que l'on applique et que l'on maintient sur la bosse sanguine, au moyen d'une bande serrée ou d'un mouchoir. Cette pratique est bonne et réussit.

On fera bien aussi, comme il a été indiqué pour le premier degré, de laver la partie atteinte avec une solution antiseptique, et recouvrir d'un peu de coton boriqué.

Contusions au troisième degré. — A ce degré les lésions sont très graves. La vie peut être en danger.

La partie contusionnée renferme des os broyés, des artères ouvertes. On en juge à la palpitation.

Mais, ce qui frappe le plus, c'est la torpeur, l'hébétude ou seulement l'état d'abattement profond dans lequel se trouve la victime.

Dans ces conditions, la personne secourable doit se

préoccuper de l'état général du malade plus encore que de soigner la partie atteinte.

La mort peut survenir rapidement ou quelques heures après. Elle peut être aussi un jour ou deux plus tard le résultat d'une septicémie aiguë, d'une gangrène.

LES PREMIERS SOINS ET SECOURS. — Faire aussitôt appeler un médecin, stimuler, réveiller l'énergie du malade par des odeurs fortes : sels anglais, éther, ammoniaque, etc. Pratiquer une injection d'éther en dehors de la partie contaminée. Réchauffer le malade par des applications de linges chauds, de bouillottes. Exciter les fonctions de respiration par les manœuvres de la respiration artificielle.

Si le malade peut avaler facilement, lui donner des boissons chaudes : thé, café, etc.

Après ces soins urgents, on devra laver antiseptiquement et à chaud avec des soins minutieux la partie atteinte ou le membre contusionné, puis l'envelopper dans du coton à pansement. Pratiquer, selon l'expression usuelle, « un véritable embaumement ».

Convulsions.

DÉFINITION. — Les convulsions sont des contractions violentes, involontaires de certains muscles, ceux surtout des membres supérieurs et de la tête.

INDICATIONS. — Les convulsions peuvent se produire chez l'adolescent, l'adulte ou le vieillard ; mais elles sont rares. On les observe plus fréquemment chez l'enfant d'un à trois ans. Nous ne parlerons que des convulsions de l'enfant.

L'attaque de convulsions est parfois précédée de quelques signes. L'enfant est énervé, il pleure. Il peut arriver un vomissement qu'on ne saurait attribuer à aucune cause.

Puis la crise éclate avec tous ses symptômes : les paupières sont convulsées ; les yeux apparaissent retournés en haut et ne laissent voir que le blanc, la face est pâle, grimaçante, contractée, parfois elle exprime un sourire désagréable, sardonique, la tête est rejetée en arrière, les dents grincent. Les membres supérieurs sont en proie à des contractions violentes, saccadées, les mains sont crispées. Les muscles de la poitrine participent à ces contractions et la respiration est irrégulière, précipitée à certains moments, puis ralentie. Il peut, en outre, y avoir émission d'urine ou de matières fécales.

Les causes des convulsions peuvent être assez différentes. On a incriminé la dentition, les vers intestinaux, la constipation, une alimentation mal comprise, un écart de régime de la nourrice ou le début de fièvres éruptives : scarlatine, rougeole, etc., ou de méningite.

La crise dure en général quelques minutes. Elle peut durer plus longtemps et se reproduire plusieurs fois. Sans préjuger de l'issue de la maladie dont elle peut être le premier symptôme apparent, elle se termine le plus souvent sans laisser de désordres permanents.

LES PREMIERS SOINS ET SECOURS D'URGENCE.— Soutenir l'enfant pour qu'il ne vienne pas à se blesser par ses mouvements désordonnés. Lui donner un petit lavement d'eau tiède de la contenance de la moitié d'un grand verre. Le coucher dans son berceau réchauffé par des bouillottes, ou, mieux encore, s'il ne vient pas de manger, le mettre dans un bain tiède, où on le gardera demi-heure à trois quarts d'heure.

On ne fera boire à l'enfant ni liqueur, ni aucune boisson

même légèrement alcoolique. Mieux vaut ne rien donner à boire pendant la crise. Si ensuite l'enfant paraît encore inquiet, agité, si après un calme l'agitation et l'énervement semblent reparaître, on fera bien de lui donner un peu d'eau de fleurs d'oranger, un peu de sirop bromuré ou chloralé ou une légère purgation. Il sera urgent d'appeler un médecin pour connaître et combattre la cause originelle de ces crises.

Coup de fouet.

On désigne couramment sous ce nom un accident qui se produit le plus souvent dans les circonstances suivantes: une personne est en marche, elle traverse un terrain en culture, un sol bourbeux, la difficulté de la marche l'oblige à un effort plus grand dans la tension des muscles du mollet, ou bien elle gravit une pente, monte de la chaussée sur un trottoir, ou même, sans augmentation apparente de l'effort dans la marche, brusquement, *comme si elle recevait un coup de fouet*, cette personne ressent une douleur très vive dans le mollet, ainsi que dans le bas de la jambe. Elle se traîne avec peine et boite en rentrant au domicile. D'après certains auteurs il y a rupture d'un petit muscle; selon d'autres rupture d'une petite artère.

PREMIERS SOINS ET SECOURS D'URGENCE. — Le repos de trois ou quatre jours à la chambre, la jambe étendue, ou mieux encore au lit, guérira de ce petit accident. Si la douleur est insupportable, on fera sur l'endroit douloureux des applications de larges cataplasmes chauds de farine de lin, ou encore des compresses chaudes d'un mélange de teinture d'arnica et eau blanche. On pourrait encore prendre un grand bain, y rester une heure, ou un bain de la jambe intéressée, l'eau du bain venant baigner la jambe jusqu'au genou.

Coup de sang.

Cette expression dont le langage populaire fait assez souvent usage, peut désigner deux affections bien différentes :

Ou bien le coup de sang est dans la tête et signifie apoplexie (nous renvoyons à ce chapitre, p. 134).

Ou bien le coup de sang est un épanchement du sang veineux, épanchement très apparent sous la peau du mollet ou du bas de la jambe, surtout à la face externe.

Dans ce dernier cas, cet accident est le résultat de la rupture d'une quantité de vésicules siégeant sous la peau et lui donnant en général après rupture une couleur lie de vin.

Cet épanchement a lieu soit à la suite d'un coup, d'un heurt, ou même sans cause manifeste, lorsque déjà la jambe était le siège de nombreuses varices.

PREMIERS SOINS ET SECOURS D'URGENCE. — Repos, la jambe étendue, se reposer au lit est préférable, la position horizontale favorise mieux la circulation du sang. Les applications de compresses chaudes, aussi chaudes qu'on peut les supporter, sans se brûler, calmeront la douleur et chasseront le sang. Ensuite, porter des bas à varices ou des bandes élastiques destinées à cet usage.

Coup de soleil.

Les rayons d'un soleil ardent venant frapper une personne non protégée, peuvent provoquer chez elle des accidents graves.

La gravité est beaucoup plus grande si cette personne est arrêtée, immobile, ou si, étant en marche, elle se trouve dans un endroit encaissé exposée non seulement aux rayons solaires directs, mais aussi à leur réverbération, ou encore si elle se trouve au milieu d'une foule, dans un endroit poussiéreux, dans les rangs d'une troupe en route. (*Voir Asphyxie* par la chaleur et *Premiers soins et secours dans ce cas.*)

Les rayons d'un soleil ardent peuvent avoir d'autres conséquences et produire des accidents locaux lorsqu'ils frappent une partie du corps laissée à nu, autre que la tête (car si c'est à la tête il y a insolation ou asphyxie, *voir* ces mots). Ces parties du corps sujettes à recevoir un coup de soleil sont surtout la nuque, le cou, le bras, les jambes.

La partie brûlée par le soleil est rouge, un peu tuméfiée, douloureuse, et on y ressent une cuisson assez vive. Elle s'excorie facilement, se dessèche, se fendille légèrement, et plus tard se desquame.

Les premiers soins et secours d'urgence. — Application de compresses froides mouillées avec eau blanche, ou bien avec eau blanche et arnica.

On fera bien de laver l'endroit avec une solution antiseptique et de recouvrir avec du coton à pansement (coton hydrophile). Ce lavage et cet enveloppement calment la douleur, car la partie brûlée n'est plus exposée à l'air. Ils préviennent aussi les suites de cette excoriation, d'où peuvent naître, en effet, boutons, furoncles et engorgement des ganglions voisins.

On peut, au lieu de solution antiseptique, se servir avec avantage d'une solution picriquée (*Voir* aux *Pansements*) qui est le spécifique des brûlures et dont l'action est calmante et antiseptique. L'inconvénient de la solution picriquée est la coloration jaune de la peau. Cette coloration disparaît après quelques jours. On peut l'enlever aussi après guérison, par des compresses chaudes imbibées d'une solution de bicarbonate de soude. (*Voir Pansement des brûlures*).

Coupures.

INDICATION. — La section ou coupure de la peau et des chairs, soit par un instrument tranchant, soit par un débris de verre, un débris de porcelaine, etc., produit naturellement une hémorragie et l'écartement des deux parties coupées.

La section peut être petite, accident peu grave, elle peut être profonde et atteindre un nerf important, une artère et même l'os sous-jacent. La conduite à tenir est différente selon ces diverses blessures.

Lorsque la coupure a été faite par débris d'objets tranchants, il est à craindre qu'un éclat, qu'un morceau de ces débris ne soit resté dans la plaie, crainte en général mal fondée, car le plus souvent il ne reste rien dans la plaie. Cependant il ne nous est jamais arrivé de soigner une blessure de ce genre, sans que le patient n'ait exprimé ses vives craintes à ce sujet.

On reconnaîtra la présence d'un morceau de verre ou de porcelaine dans les chairs en appliquant à l'endroit la pulpe de l'index. On sentira un corps dur, une résistance facile à distinguer, même sans habitude. De son côté, le patient éprouvera au moment de ces palpations, une douleur spéciale, c'est-à-dire la sensation d'une piqûre par un corps étranger.

LES PREMIERS SOINS ET SECOURS D'URGENCE. — On devra toujours soigner même les plus petites coupures, si l'on veut éviter les complications à redouter d'une plaie mal soignée.

S'il s'agit d'une légère coupure à la main, aux doigts,

on pourra laver simplement à une solution antiseptique
ou même à l'eau pure, appliquer par dessus un morceau
de taffetas d'Angleterre ou de baudruche gommée et, par
dessus le taffetas, une petite couche de collodion. Celui-ci
a pour but de faire adhérer le taffetas à la peau et d'empêcher au moins pendant deux jours que le taffetas ne
soit emporté par le lavage et le savonnage des mains. —
Au cas où une douleur vive et continue surviendrait après
ce pansement, il faudrait enlever collodion et taffetas,
faire saigner un peu la plaie en pressant et la panser avec
solution antiseptique : puis gaze, coton, etc.

Si la coupure est un peu plus profonde, mieux vaut
faire un pansement en règle et suturer les deux bords de
la plaie. Cette suture se pratique au moyen d'un fil d'argent, d'un catgut et d'une aiguille recourbée. Elle a pour
but, en rapprochant les bords d'une plaie béante, de
hâter la guérison et d'éviter une cicatrice. (*Voir* aux *Pan-
ments, Sutures*). On arrête l'hémorragie veineuse — hémorragie habituelle des coupures peu profondes — par
une compression légère de la bande qui retient le pansement et par la position élevée, si possible, de l'endroit
blessé.

Si la coupure plus grave ou plus profonde a sectionné
une artère, le sang jaillit à chaque pulsation du pouls. La
compression avec une bande serrée suffit souvent à obtenir l'arrêt de l'hémorragie ; la suture est un moyen plus
efficace encore ; si pourtant on ne parvient pas à arrêter
la perte de sang abondante, voir à l'article *Hémorragie* la
conduite à tenir. Lorsqu'on a arrêté le sang par une forte
compression, il faut lâcher la bande environ une heure
après pour éviter des complications et mieux, faire appeler
un médecin.

Dans les coupures profondes, graves, on reconnaîtra la

section d'un nerf important ou d'un tendon à ce que la main ou le doigt, ou le membre intéressé ne peut exécuter tous les mouvements habituels. Il importe de se confier à un chirurgien pour la suture du nerf ou du tendon coupé, afin d'éviter l'impotence fonctionnelle du doigt ou du membre blessé.

On prétend qu'un doigt complètement détaché peut reprendre vie s'il est aussitôt et soigneusement replacé. Bien que les reprises dans ces cas soient excessivement rares, elles ne peuvent être mises en doute, car elles ont été affirmées de tous temps en médecine par des personnes dignes de foi. On peut en faire l'essai si la section est nette et la plaie non souillée. A plus forte raison, devra-t-on replacer avec soin un doigt qui tient encore par un lambeau de chair et se confier à un chirurgien pour le nécessaire à tenter dans ces circonstances.

NOTA. — Les albuminuriques et surtout les diabétiques devront donner des soins même à leurs plus petites coupures.

CORPS ÉTRANGERS

INDICATIONS. — Les corps étrangers qui peuvent entrer dans les cavités naturelles du corps, dans nos organes, ou pénétrer dans nos chairs sont de toute sorte et de toute nature : pointes d'aiguille, éclat de bois, balle de revolver, graine de céréale, débris de verre, grain de poussière, insectes, etc.

Ces corps étrangers sous la peau, comme les échardes ; dans les chairs, comme des pointes d'aiguille, débris de crochet, ou tout objet dans la gorge, etc., provoquent le plus souvent une vive irritation de la partie où ils sont situés et de la suppuration. Ils peuvent en outre compromettre par leur présence et par l'inflammation qu'ils suscitent, les organes des sens, de l'œil, de l'oreille, etc.

Assez fréquemment, on a vu des balles de revolver, des morceaux de fer, s'enkyster dans les chairs, et ne donner lieu pendant un très long séjour, à aucun accident ; mais la balle de revolver qui n'a pas touché un organe essentiel est parmi les corps étrangers un des moins funestes.

Il importe le plus souvent d'enlever ces corps étrangers aussitôt que possible.

Les moyens et la technique à mettre en œuvre seront différents selon le corps étranger et selon l'endroit où il s'est logé.

Nous indiquerons ces moyens et la façon de procéder pour :

> Un corps étranger pénétré dans l'œil.
> Un corps étranger pénétré dans la gorge et l'œsophage.
> Un corps étranger pénétré dans l'oreille.
> Un corps étranger pénétré dans le nez.
> Un corps étranger pénétré sous la peau.
> Un corps étranger pénétré dans les voies aériennes.

Corps étrangers dans l'œil.

INDICATIONS. — Deux cas peuvent se présenter :

Dans le premier cas, de beaucoup le plus fréquent, le corps étranger est libre à la surface interne de la paupière, de la paupière supérieure en général.

Dans le second cas, le corps étranger est implanté dans le globe oculaire.

Ceux désignés dans le premier cas, les corps étrangers libres sont presque toujours : un grain de poussière, de poussière de charbon souvent, un moucheron. La présence de cet infime corpuscule suffit à déterminer un picotement, une démangeaison qui porte à se frotter l'œil, d'où larmoiement, douleur de l'œil et de la tête, œil rouge et injecté.

Une bonne recommandation, c'est de prescrire au patient de ne point se frotter l'œil pour ne pas augmenter la douleur et l'irritation.

LES PREMIERS SOINS ET SECOURS D'URGENCE. — Ils consistent en deux mots, à retourner la paupière et à saisir le corps étranger libre sur l'œil ou sur la paupière.

Le retournement de la paupière supérieure, car celui de la paupière inférieure est très facile, se fait en trois temps.

Après avoir commandé au patient de regarder en bas, vers ses pieds, vous saisissez le bord inférieur de la paupière et les cils avec le pouce et l'index des deux mains, c'est le premier temps.

Vous tirez cette paupière en bas légèrement pour la déplisser, deuxième temps.

Vous appuyez avec vos deux index en haut sur la partie supérieure du globe oculaire, en relevant le bord inférieur de la paupière, de façon à faire basculer celle-ci et à la retourner, c'est le troisième temps.

Rien n'est plus facile ensuite que d'enlever le grain de poussière, ou de charbon, ou le moucheron, quand vous le voyez bien : l'index seul de la main gauche reste appuyé sur cette paupière ainsi retournée, et la maintient dans cet état pendant que la main droite qui est libre saisit un cornet de papier, une carte de visite ou un petit linge roulé tout prêt d'avance et placé à proximité. En passant ce linge roulé, ce cornet sur le corps étranger, on l'enlève facilement.

Parfois, on ne peut apercevoir le corpuscule étranger, tant il est petit, ou parce qu'il est incolore, on fera dans ce cas, usage d'une loupe.

Quelques opérateurs modifient un peu cette façon de procéder en saisissant le bord inférieur de la paupière seulement avec le pouce et l'index de la main gauche, et en appuyant sur le globe oculaire avec un stylet pour le retournement de la paupière ; la première méthode est celle dont nous faisons usage, elle nous a paru la plus aisée.

Un moyen moins sûr, mais qui réussit souvent, consiste à saisir les bords de la paupière, comme nous l'avons indiqué au premier temps, et de l'attirer en bas pour recouvrir en partie la paupière inférieure. Cette manœuvre provoque un flot de larmes qui entraîne le petit corps étranger.

Lorsqu'il s'agit non plus d'un corps étranger libre dans l'œil, mais d'une parcelle d'acier, de pierre, ou de fer, etc., implantée dans le globe de l'œil, les désordres qui peuvent se produire risquent d'être graves.

Si ces corps étrangers ne sont pas extraits aussitôt ou presque aussitôt, ils sont capables de susciter une inflammation cornéenne qui les inscrute davantage, une opacité de la cornée, d'où vue compromise et quelquefois iritis.

Dans le cas qui nous occupe, la douleur est très vive. On ne peut que difficilement obtenir l'immobilité de l'œil et opérer la manœuvre ci-dessus indiquée, deux choses nécessaires à l'extraction, aussi on instillera dans l'œil deux à trois gouttes d'une solution de cocaïne, 1 p. 100, ou même à 1 pour 50 (la première solution suffit, et on doit la préférer). On pourra ensuite enlever assez facilement le corpuscule étranger implanté en se servant d'une pince, ou mieux encore d'une lame effilée : lame de bistouri, lame d'une aiguille spéciale ; ce bistouri et cette longue aiguille doivent être tenus la lame dirigée parallèlement à la surface de l'œil et non perpendiculairement comme on le fait pour une pince.

Panser enfin l'œil à l'eau boriquée *stérilisée* et, s'il y a nécessité d'un pansement complet, appliquer sur le globe oculaire de tous petits tampons de gaze stérilisée, puis du coton stérilisé.

Mais pour ce dernier cas, nous conseillons vivement de se confier à un médecin.

Corps étrangers dans la gorge et dans l'œsophage.

INDICATIONS. — Les corps étrangers qui sont dangereux à avaler sont nombreux et variés. Ce sont tantôt des fragments d'os, une arête de poisson, une épingle, une aiguille, etc., tantôt des morceaux de pain, de viande, etc., engloutis trop gros, avalés gloutonnement ; mais très souvent il s'agit d'un morceau de râtelier qui s'est détaché pendant le sommeil et qui a glissé dans la gorge.

Nous ne saurions trop recommander de ne jamais porter dans la bouche une pièce de râtelier assez petite pour pouvoir passer dans la gorge ou l'œsophage en tombant de la place où elle est située. On doit tout au moins s'assurer souvent que cette pièce est solidement retenue.

S'il s'agit d'un enfant, comme celui-ci porte tout à la bouche, les objets les plus divers peuvent être cause de l'accident

Les symptômes qui peuvent survenir dans ces cas sont parfois effrayants : l'asphyxie est imminente, le malade anxieux et couvert de sueur, ne respire qu'avec peine.

Mais heureusement ces cas sont les moins nombreux et le plus souvent, le patient éprouve simplement une gêne à la déglutition, et craint pour les suites de cet accident.

Les premiers soins et secours d'urgence. — Dans le cas de suffocation, d'asphyxie imminente, le témoin de ces phénomènes ne doit pas hésiter à porter secours à la victime en introduisant aussitôt l'index de la main droite dans l'arrière-gorge, pour essayer d'en retirer le bouchon qui fait obstacle, ou sinon, le pousser plus avant dans l'œsophage.

On peut aussi, en titillant la luette, provoquer un vomissement qui débarrassera le patient.

En cas d'insuccès, un médecin ou un chirurgien appelé en hâte pratiquera la trachéotomie ou l'œsophagotomie externe.

Dans les cas où le corps étranger paraît à peu près toléré et où il n'y a pas danger de suffocation immédiate, il faut calmer et rassurer la victime de l'accident sur les conséquences que peut avoir celui-ci, puis se renseigner sur la nature du corps étranger et sa situation. Dans ce but, on fera ouvrir largement la bouche, tirer la langue afin d'apercevoir ce corps étranger, on peut aussi palper le cou.

Notons ce fait qui n'est pas une rareté, et dont plus d'un praticien a été assurément le témoin, c'est qu'il arrive parfois que le patient s'imagine avoir avalé un objet, un morceau de râtelier dans une chute qu'il vient de faire, dans son sommeil, dans une syncope ; il sent à la gorge que cet objet le gêne, lui fait mal, il croit du moins le sentir, et si l'on prend soin de chercher cet objet, on le retrouvera ou en place, ou dans la chambre, sur une table, sur la cheminée.

Si le corps étranger est visible à l'entrée de l'œsophage on pourra le saisir avec des pinces ou avec le doigt. S'il est plus profondément situé, un médecin fera usage d'instruments spéciaux : propulseur, panier de Grœffe, crochet de Kirmisson. A défaut de réussite par ces moyens et quand le corps étranger est mal toléré, une opération paraît nécessaire. Toutefois, en dehors de ces moyens chirurgicaux, d'autres pratiques moins ennuyeuses et sans danger peuvent très souvent amener des résultats heureux.

L'absorption de purées épaisses de pomme de terre, de mie de pain, ou de bouillies autres, est à recommander, surtout lorsque le corps étranger avalé est une épingle, une aiguille ou un petit clou, une pièce de monnaie. Ces purées très épaisses ont pour but de faire glisser et cheminer le corps étranger tout le long du tube digestif.

Les vomitifs sont aussi à conseiller, mais seulement dans les quelques heures qui suivent l'accident, et pour les objets arrêtés près de la gorge ; dans les cas différents ils pourraient faire implanter ou encastrer ces objets dans l'estomac ou dans l'œsophage.

Quand il s'agit d'un enfant, on peut le coucher, le dos sur une table, la tête en dehors de la table et renversée. Par son propre poids, le corps étranger quand il n'est pas implanté dans la gorge ou dans l'œsophage, peut tomber en dehors.

La radioscopie donnera des indications précieuses lorsqu'on est dans l'ignorance de la nature de l'objet avalé ou de sa position.

Corps étrangers dans l'oreille.

INDICATIONS. — Ici encore toute espèce d'objets peuvent pénétrer dans l'oreille, les insectes peuvent également s'y glisser pendant le sommeil.

Ce sont en général des accidents sans gravité, si l'objet n'est pas acéré ; le mal alors ne peut venir que d'une extraction maladroite, brusque et imprudente. Aussi nous

ne saurions trop recommander d'avoir recours à un médecin ou à un chirurgien patient et expérimenté, lorsque
les soins et les secours que nous allons indiquer n'auront
pas réussi.

LES PREMIERS SOINS ET SECOURS D'URGENCE. — En
premier lieu, il faut reconnaître l'objet ainsi que sa position dans le conduit auditif. A cet effet, on saisit la petite
éminence placée en face du pavillon externe de l'oreille
(le tragus) on la soulève en haut et en dehors ; puis on
introduit, si l'on peut, dans l'espace laissé libre entre
les parois de l'oreille et l'objet un petit tube de caoutchouc mince et souple placé au bout d'une canule
d'une seringue forte ou d'un irrigateur Éguisier, ou
encore à l'extrémité d'une grosse poire en caoutchouc. On
pratique ainsi de grandes irrigations chaudes. Le patient
aura la tête appuyée et tiendra un bassin au dessous de
l'oreille.

L'irrigation passant derrière l'objet forcera celui-ci à
rétrograder et à sortir. Comme liquide, on peut se servir
d'une eau émolliente pour faciliter le glissement du corps
étranger : eau de mauves, décoction de graines de lin, ou
encore huile.

Dans la très grande majorité des cas, ces pratiques suffisent, si elles étaient impuissantes, si le corps étranger
se trouvait dans l'oreille depuis quelques jours, on
pratiquerait l'asepsie de l'oreille au moyen d'injections
chaudes d'eau boriquée stérilisée en attendant le chirurgien.

Parfois le corps étranger que l'on croit avoir dans l'o-
reille n'est que du cérumen, ce corps cireux que sécrète
naturellement le conduit auditif, et qui peut se concréter
et faire bouchon. Pour s'en débarrasser, on se servira

d'un cure-oreilles avec précaution, ou encore de la solution suivante qui dissoudra le cérumen :

Bicarbonate de soude .... 0 gr. 25
Eau distillée................................ 20 gr.

L'injection poussée tiède dans l'oreille devra y rester quelques instants, on enlève ensuite l'eau avec des plumasseaux de coton hydrophile portés au bout d'une allumette.

Corps étrangers dans le nez.

LES PREMIERS SOINS ET SECOURS D'URGENCE. — S'il s'agit de corpuscules introduits dans le nez, des irrigations tièdes comme elles viennent d'être indiquées pour l'oreille, suffiront à obtenir l'extraction.

Toutefois ces irrigations ne seront pas aussi fortes que dans l'oreille afin d'éviter des maux de tête, des douleurs ennuyeuses qui en seraient le résultat. Le plus souvent on pourra facilement extraire le corps étranger avec des pinces ou avec un crochet à pointe émoussée.

S'il s'agissait d'une mouche, d'une araignée, une injection d'eau tiède suffirait à l'entraîner. On peut encore pratiquer une injection d'huile tiède qui tuera l'insecte.

Corps étrangers dans la peau.

INDICATIONS. — Les corps étrangers enfoncés sous la peau sont des épines, des hameçons, des crochets à broder (*Voir Crochets*, p. 129), des fragments d'aiguilles, des débris de verre, de porcelaine, de fer, des échardes ou éclats de bois, etc.

Lorsqu'il arrive une blessure par un des objets ci-dessus indiqués, et que l'objet s'est cassé, on peut craindre qu'un morceau ne soit resté dans la plaie, ce que l'on reconnaîtra en palpant l'endroit blessé avec l'index de la main droite. En même temps, le patient ressentira par cette palpation, une douleur provoquée par les débris de cet objet cassé.

LES PREMIERS SOINS ET SECOURS D'URGENCE. — Si le corps étranger dépasse en dehors de la peau, il est facile de le saisir et de le retirer. Toutefois s'il s'agit d'un crochet ou d'un hameçon, les retirer brusquement serait faire une blessure très douloureuse, mieux vaut, avec de la patience et des essais réitérés, leur faire suivre en les retirant, le même chemin qu'ils ont pris pour s'enfoncer dans la peau.

Lorsque le corps étranger a pénétré tout entier sous la peau, on est obligé d'inciser la peau et parfois même, le tissu sous-jacent pour le retirer.

Pour extraire un éclat de bois, une écharde placée sous l'ongle, il est à remarquer que le plus souvent ce bois est pourri, il s'effrite à mesure qu'on le saisit avec des pinces, aussi doit-on couper l'ongle sur presque toute la longueur où l'écharde s'est enfoncée. On enlève progressivement avec un bistouri, ou un canif désinfecté, des couches minces de l'ongle jusqu'à ce qu'on arrive à l'éclat de bois que l'on saisit largement avec une pince. On peut encore corroder l'ongle en raclant celui-ci avec un fragment de verre ou encore employer une solution de potasse caustique : eau, 20 grammes, potasse caustique, 50 grammes. On trempe le bout d'une allumette dans cette solution, on le promène sur l'ongle au-dessus de l'écharde. La solution ronge l'ongle jusqu'à l'éclat de bois, on a soin d'enlever les premières applications et de les renouveler. On doit, pour ce dernier moyen, opérer avec précaution, car on risque avec cette solution très caustique, de brûler la peau sous l'ongle.

Corps étrangers dans les voies aériennes.

INDICATIONS. — Cet accident le plus grave de tous ceux que peuvent produire les corps étrangers relève exclusivement pour les soins et les secours à donner, de la compétence des médecins et surtout des chirurgiens.

Il s'agit le plus souvent d'une aiguille, d'une épingle, qu'une personne en train de coudre, ou qu'une demoiselle de magasin tenait à la bouche entre ses lèvres, ou entre ses dents. Cette personne oublie à un moment qu'elle garde à la bouche cette aiguille ou cette épingle, elle fait une forte aspiration pour saisir à nouveau et de la même façon un autre objet, et le premier est ainsi entraîné dans la trachée-artère, c'est-à-dire dans les bronches ou voies aériennes.

Ou bien encore la personne qui porte à ses lèvres ou à ses dents cette aiguille ou cette épingle a une occasion de rire. Elle respire alors brusquement et profondément, comme il arrive dans les éclats de rire, et l'objet porté entre les lèvres est entraîné dans le conduit aérien.

Bien difficile est l'extraction d'un corps étranger dans les voies aériennes. On essaye l'action puissante d'un fort aimant quand le corps étranger est en métal ; mais s'il s'agit d'une épingle à grosse tête, celle-ci reste prise dans les tissus des bronches ou des poumons. Une opération chirurgicale très dangereuse est alors indispensable.

Nous ne saurions donc trop montrer ce danger et prévenir les personnes qui ont l'habitude regrettable de mettre à leur bouche épingles, aiguilles et autres objets semblables. Qu'elles sachent bien à quelle éventualité redoutable elles s'exposent.

Crampes.

La crampe est une contraction douloureuse, subite et passagère d'un muscle.

Elle se manifeste surtout à la jambe et plus particulièrement au pied ou au mollet. Elle a lieu encore au bras, aux doigts, au menton.

La crampe des doigts, spéciale aux hommes de bureau, appelée *crampe des écrivains*, exige un traitement de longue durée et ne constitue pas un cas d'urgence, nous n'en parlerons pas.

Les crampes peuvent être parfois le symptôme d'un empoisonnement par l'arsenic, par le plomb ou une manifestation du choléra, nous signalons ces causes pour en avertir. Elles sont le plus souvent le résultat d'une fausse position d'un membre.

PREMIERS SOINS ET SECOURS D'URGENCE. — Une crampe vous prend au lit, crampe de la jambe presque toujours, saisissez fortement cette jambe avec les deux mains et serrez autant que vous pourrez, vous arrêtez la contraction douloureuse du muscle, ou bien levez-vous posez le pied sur le marbre, sur un objet froid quelconque. Cette sensation de froid comme la manœuvre de serrer fortement la jambe feront cesser la crampe.

On peut encore frictionner vigoureusement l'endroit avec la paume de la main sur laquelle on vide quelque peu de baume de Fioravanti ou de l'alcool, de l'eau-de-vie ou quelques gouttes d'essence térébenthine.

Parfois des mouvements brusques de la jambe comme ceux d'extension suffisent pour arrêter une crampe. Quand celle-ci siège au bras, aux doigts on peut agir de même. Cependant ces mouvements d'extension brusque ne sont pas à conseiller parce qu'ils sont très douloureux et peuvent avoir des inconvénients.

Crampes d'estomac.

Les crampes d'estomac ou gastralgie sont caractérisées par des contractions très douloureuses de cet organe. Ces contractions se manifestent le plus souvent par des tiraillements, des pincements d'estomac. A ces symptômes s'ajoutent parfois des sensations de brûlure stomacale, de pyrosis ou des renvois acides.

Les causes de la gastralgie sont nombreuses. La chlorose, l'anémie la déterminent habituellement, aussi arrive-t-il souvent que les crampes d'estomac coexistent avec des névralgies frontale, ou occipitale (derrière la tête) ou autre, avec des maux de tête, des palpitations ; autant de manifestations de la chlorose et de l'anémie.

Un excès dans les plaisirs, un surmenage physique ou intellectuel, les veilles prolongées, les chagrins, les émotions vives et pénibles sont également capables de provoquer des crises douloureuses d'estomac.

A noter encore comme cause fréquente de ces crises, l'usage du vin pur ou d'un vin qui bien que mêlé à un peu d'eau et bu aux repas, contient beaucoup d'acidité.

La gastralgie peut enfin reconnaître d'autres origines telles que la dyspepsie symptomatique de certaines maladies, l'ulcère de l'estomac et le cancer. On fera bien de consulter un médecin le plus tôt possible afin de se guérir et éviter par là l'état de faiblesse et de nervosité que procurent les crampes d'estomac. La neurasthénie en est souvent aussi la conséquence.

LES PREMIERS SOINS ET SECOURS D'URGENCE. — Pour calmer la douleur des crampes d'estomac, des moyens très simples ont réussi parfois ; avaler un grand verre d'eau fraîche ou un verre d'eau minérale, appliquer des fers chauds, des sacs d'avoine très chaude, des cataplasmes, des compresses imbibées d'éther sur le creux de l'estomac.

D'autres moyens plus énergiques consistent à prendre 4 ou 5 pilules d'éther au moment des crises. On peut encore avaler du sucre imbibé d'une dizaine ou d'une quinzaine de gouttes d'éther ou de 4 à 5 gouttes de chloroforme, faire respirer un peu de ces substances sur un mouchoir. Nous conseillons la potion suivante :

POTION ANTIGASTRALGIQUE

Extrait thébaïque.....................	0,03 centigr.
Extrait de belladone..................	0,05 —
Sirop d'éther.........................	30 gr.
Eau de laurier-cerise.................	10 gr.
Eau de tilleul........................	85 gr.

à prendre par cuillérées à soupe toutes les demi-heures jusqu'au calme.

POUDRE ANTIGASTRALGIQUE

Magnésie calcinée lourde...............	10 gr.
Sous-nitrate de bismuth	5 gr.
Cannelle en poudre.....................	5 gr.
Éther..................................	5 gr.

Conserver en flacons bien bouchés, en faire prendre une demi-cuillerée à café dans un peu d'eau sucrée au moment des crises.

Les personnes sujettes aux crises de gastralgie devront éviter dans leur alimentation les salades, les fruits peu mûrs, le vin trop acide et tout ce qui digère mal, éviter la constipation, vivre autant que possible au grand air, à la campagne, user de l'hydrothérapie, prendre des distractions.

Croup.

INDICATIONS ET DÉFINITION. — Le croup est une angine du larynx ; il est le plus souvent précédé par la diphtérie, maladie générale dont la localisation fréquente se produit au pharynx. Les fausses membranes apparaissent à un point de la région pharyngienne, sur une amygdale ou sur l'arrière-gorge et envahissent le larynx.

En effet, le croup d'emblée est rare. Le plus souvent il est consécutif à l'angine diphtérique ou angine couenneuse.

Il importe donc de reconnaître celle-ci à ses débuts, surtout chez l'enfant, car elle peut exister chez l'adulte et ne causer chez lui que des malaises analogues à ceux de toute angine. Toutefois cette angine diphtérique ou couenneuse, conserve chez l'adulte le caractère éminemment contagieux qu'elle a chez l'enfant.

SYMPTOMES. — Au point de vue de l'état général, un enfant atteint d'angine diphtérique est pâle, triste, et se plaint de lassitude. Il manque d'appétit, d'entrain aux jeux. Il a parfois un peu de coryza.

En l'examinant, on peut trouver au cou, en arrière du maxillaire inférieur, à l'angle, un engorgement des glandes qui y sont situées. L'enfant interrogé à propos de sa gorge répondra qu'il éprouve un peu de gêne en avalant.

Dès le début du mal, on remarquera que la muqueuse des amygdales ou de l'arrière-gorge est très rouge. Puis sur cette muqueuse, apparaît un point blanc, c'est une pellicule blanchâtre semblable à du mucus.

Dans certains cas très graves, mais plus rares, les caractères sont plus accentués : fièvre plus forte, empâtement de la gorge, coryza abondant, etc.

Tels sont les cas ordinaires les plus fréquents. Malheureusement il peut arriver parfois que le croup se déclare brusquement sans présenter les signes précurseurs dont nous venons de parler. En un jour, même moins, la situation devient menaçante, alarmante, le croup est déclaré, il y a urgence de porter secours.

Nous venons de décrire la période qui précède le croup déclaré afin que l'on puisse le dépister, prévenir son développement et faire appeler un médecin lorsqu'on a quelques doutes.

Il nous reste à montrer le caractère de cette deuxième période où le croup est déclaré, c'est-à-dire au moment où se fait l'envahissement du larynx par les fausses membranes. Alors se manifeste une toux sèche à quintes brèves. La voix devient rauque, enrouée, manque de tonalité. Les fausses membranes empêchent les cordes vocales de vibrer et étouffent la voix.

Dans les accès de toux, le petit malade rejette des fausses membranes. Ce rejet le soulage et rétablit pour quelque temps la respiration ; mais bientôt, s'il n'est secouru, la difficulté de respirer augmente avec la production de nouvelles membranes. Parfois l'enfant se lève brusquement, les yeux hagards, le visage convulsé, il s'accroche à tout ce qui l'entoure, en proie à l'anxiété, à la terreur. A d'autres moments, il porte vivement ses mains au cou comme pour arracher ce qui l'étouffe. Les accès de suffocation se rapprochent et il meurt dans une angoisse épouvantable.

Les premiers soins et secours d'urgence. — Dès que l'on soupçonne ou que l'on peut craindre, d'après les symptômes, une angine diphtérique chez un enfant, il est prudent de faire appeler un médecin qui jugera de l'état maladif et de la nécessité de pratiquer des injections de sérum antidiphtérique. Il est certain que les craintes que des parents peuvent avoir sur un enfant sont beaucoup plus fondées s'il existe dans le pays une épidémie de diphtérie.

En attendant le médecin, tenir le petit malade dans une

atmosphère chaude et humide. On aura soin de pulvériser dans la chambre des substances aromatiques et balsamiques et de faire prendre à l'enfant quelques boissons chaudes.

On aura sous la main un vomitif que l'on ne donnera que si le médecin appelé tarde trop longtemps à venir, et si c'est nécessaire. Il serait dommage de fatiguer l'enfant inutilement par l'administration d'un vomitif.

On peut donner le mélange suivant :

Ipéca en poudre .... 0 gr. 30
Sirop d'ipéca .... 30 gr.

Si le croup est déclaré, si l'enfant étouffe, l'assistance d'un médecin ou mieux encore d'un chirurgien est urgente pour pratiquer le tubage ou la trachéotomie.

En attendant donner le vomitif ci-dessus indiqué. On peut le renouveler une seconde fois dans la journée.

Désinfection.

Désinfecter consiste à débarrasser des germes infectieux ou contagieux, toute personne contaminée, tout objet souillé.

La désinfection doit s'appliquer :

1° A la personne malade ;
2° A la garde-malade et à l'entourage ;
3° A la chambre du malade ;
4° Aux linges, aux vêtements, aux objets, qui ont pu être souillés ou contaminés.

En ce qui concerne la *désinfection d'un malade* atteint de maladie contagieuse, son efficacité est plus que douteuse pour la maladie en cours. Toutefois, par des soins hygiéniques et désinfectants, on peut prévenir de redoutables complications ; c'est dans ce but qu'il convient de conseiller au malade la plus grande propreté possible, c'est ainsi qu'il est bon de laver à l'eau boriquée stérilisée et tiède, le nez, les yeux d'un enfant atteint de rougeole ou de scarlatine, de faire prendre des gargarismes désinfectants dans la maladie des oreillons, dans la bronchopneumonie, etc.

La désinfection de la garde-malade ou des personnes qui entourent un malade contagieux devra être aussi rigoureuse que possible. Elle se fera par un lavage soigné, des mains au savon d'abord, puis avec une solution antiseptique. (*Voir Contagion.*)

Pour désinfecter une chambre, un appartement, on pourrait à la rigueur faire usage des solutions au sublimé, à l'acide phénique, etc., mais outre que ces solutions présentent des inconvénients sérieux, elles n'ont pas pour cet usage l'efficacité du *formol*. Le formol, appelé encore formaline, formaldéhyde, formol du commerce, est un produit que l'on trouve dans toutes les pharmacies ou drogueries et contenant 40 pour cent de formol chimiquement pur et 60 pour cent d'eau. On prépare avec celui-ci des mélanges à 5 pour cent d'eau, soit 125 grammes de formol du commerce pour 875 grammes d'eau. Cette proportion est celle indiquée pour la désinfection des équipements militaires par une circulaire ministérielle (26 février 1905). D'après certains auteurs, cette quantité de formol ne serait pas nécessaire et la proportion de 1 à 2 % serait suffisante, soit 10 à 20 grammes de formol pur ou bien 22 gr. à 44 gr. de formol du commerce par litre d'eau. Ce mélange servirait aussi à la désinfection des mains.

Avec ces mélanges de formol et d'eau, on peut asperger les locaux à désinfecter. Il suffit d'un contact de cinq à six heures pour avoir une stérilisation complète, aussi devra-t-on, deux heures après la première aspersion, la recommencer. Il faut avoir soin d'humecter absolument partout. Au lieu d'aspersion on peut faire des pulvérisations qui devront également atteindre toutes les surfaces, tous les objets.

Les surfaces en bois, les murs de pierre, les métaux, les étoffes ne seront pas détériorés, mais les papiers-peints, les peintures peuvent être altérés. On a proposé de recouvrir les papiers peints et les peintures d'un vernis avant la désinfection. Le meilleur serait, à notre avis, un vernis désinfectant comme celui qu'on obtient par mélange du formol et de la caséine, vernis appelé *formolactine*.

Un autre procédé de désinfection d'un local par le formol est obtenu au moyen des *vapeurs de formol* ou plus exactement de *formo-chlorol*. Ce procédé exige un pulvérisateur spécial à jet puissant. Il ne détériore pas les objets, sauf ceux qui sont délicats et qu'on doit enlever. On bouche toutes les fissures, on calfeutre les fenêtres et, l'appartement étant évacué, on fait passer le tube à dégagement par le trou de la serrure. On cesse la pulvérisation, quand la pièce est saturée de vapeurs désinfectantes. Il faut environ 1 kilogramme de solution formique du commerce pour 100 mètres cubes d'air. Après huit heures, on ouvre l'appartement, on établit un courant d'air et une demi-heure après on peut rentrer. Si l'odeur du formol persiste encore, un peu d'ammoniaque répandue ou pulvérisée dissipera cette odeur.

Quant à la *désinfection des linges*, vêtements, objets ayant servi au malade contagieux ou étant restés dans sa chambre, ils seront désinfectés, s'ils sont exposés sur toute leur surface aux vapeurs du formol (ou formo-chlorol). (Le formol additionné de chlorure de calcium pour le maintenir liquide à la température de vaporisation de ce corps prend le nom de formo-chlorol). On peut aussi exposer à ces mêmes vapeurs les édredons et tout ce qui ne saurait être mouillé sans altération.

Pour les draps, les mouchoirs, les chemises et tout linge de corps qui peut être mouillé sans inconvénient et sans crainte de détérioration, la désinfection sera obtenue en les laissant tremper pendant douze heures avant de les donner à la lessive, dans un mélange désinfectant ainsi composé :

Formol du commerce...................... 1 litre
Eau ordinaire .... 8 litres

L'action microbicide du formol découverte par l'éminent chimiste Trillat est hors de conteste. Cependant il ne faut pas oublier que cette action n'est pas assez pénétrante pour s'exercer en profondeur ; les objets de literie devront donc, pour plus de sûreté, être désinfectés à l'étuve à 120 degrés (Dr Berlioz). Les parquets seront lavés au sublimé, 1 pour 1.000, ou à la formaline du commerce à 15 ou 20 pour 100.

D'autres procédés excellents, mais peut-être moins énergiques, sont applicables pour la désinfection d'une chambre et de la surface des objets qu'elle contient, par exemple l'emploi d'une lampe spéciale (lampe Guasco) remplie d'alcool méthylique. Par la combustion, cet alcool est transformé en formol qui se répand en vapeurs dans l'appartement. L'opération doit durer au moins six heures.

Diphtérie.

INDICATIONS. — La diphtérie est une maladie très contagieuse. Elle peut rester localisée à la gorge comme dans le croup, ou bien provoquer dans l'organisme des désordres fort graves et le plus souvent mortels. On a vu des épidémies dont la malignité faisait périr les deux tiers et même plus des petits sujets atteints.

La diphtérie peut se manifester au larynx par le croup, dans l'organisme, par une sorte d'empoisonnement.

Une troisième sorte de manifestations, c'est la diphtérie cutanée. Cette dernière résulte de la contamination opérée par l'expectoration d'un diphtérique, ou par une plaie déjà diphtérique. Elle ne peut avoir lieu sur la peau que si cette dernière porte une écorchure, une égratignure, une blessure quelconque.

LES PREMIERS SOINS ET SECOURS D'URGENCE. — Le secours le plus efficace lorsqu'il est donné à temps, c'est l'injection hypodermique du sérum antidiphtérique de Behring et de Roux. Cette injection est à peu près inoffensive. On peut donc l'employer sans crainte, même dans les cas douteux, mais surtout lorsque dans le pays où l'on habite, règne une épidémie de diphtérie.

Il est bon de pratiquer une injection à tous les enfants de la même famille lorsque l'un d'eux paraît atteint. C'est une véritable vaccination préventive. Le traitement est du ressort exclusif du médecin. Toutefois, nous allons indiquer les précautions à prendre dans les cas déclarés.

Instruction du Conseil d'hygiène et de salubrité de la Seine ; conduite à tenir quand un cas se déclare dans une famille :

« Il est indispensable d'éloigner immédiatement toute
« personne qui ne concourt pas au traitement du malade
« et surtout les enfants.

« Les personnes qui soignent le malade éviteront de l'em-
« brasser, de respirer son haleine et de se tenir en face de sa
« bouche pendant les quintes de toux.

« Si ces personnes ont des crevasses ou des petites plaies,
« soit aux mains, soit au visage, elles auront soin de les recou-
« vrir de collodion.

« Elles se nourriront bien et devront sortir plusieurs fois

« dans la journée au grand air. Elles prendront la précaution
« de se laver préalablement le visage et les mains avec de
« l'eau renfermant par litre 30 grammes d'acide borique ou
« 1 gramme d'acide thymique.

« Enfin elles éviteront de séjourner nuit et jour dans la
« chambre du malade.

« A Paris, les familles qui désirent faire soigner leurs en-
« fants à l'hôpital s'adresseront le plus tôt possible au poste
« central de police de leur arrondissement ou au Commissa-
« riat de police de leur quartier et il sera mis gratuitement
« à leur disposition, sur le vu d'un certificat de médecin une
« voiture pour le transport. »

« *Mesures de désinfection.* — Les matières, rendues à la suite
« des quintes de toux ou de vomissements seront désinfectées
« à l'aide d'une solution contenant, par litre d'eau, 50 gram-
« mes de chlorure de zinc ou de sulfate de cuivre. Les linges,
« les vêtements etc. souillés par le malade seront immédiate-
« ment lavés avec une de ces solutions, puis plongés dans
« l'eau maintenue bouillante pendant une heure au moins.

« Les cuillères, tasses, verres, etc., ayant servi au malade
« devront être aussitôt après plongés dans l'eau bouillante.

« Quelle que soit l'issue de la maladie, la désinfection de la
« chambre est indispensable. On fera des fumigations de la
« manière suivante :

« Après avoir fermé toutes les ouvertures, on placera sur
« du sable une terrine contenant des charbons ardents sur
« lesquels on mettra une quantité de soufre concassée, pro-
« portionnelle à la capacité de la pièce (20 grammes environ
« par mètre cube).

« La chambre restera close pendant 24 heures, puis sera
« largement aérée.

« Les vêtements, linges, draps et couvertures ayant servi
« au malade seront désinfectés avant d'être envoyés à la les-
« sive, avec une des solutions indiquées précédemment.

« Les matelas seront ouverts et laissés dans la chambre
« pendant la fumigation. »

A propos de cette instruction du Conseil d'hygiène,
déjà ancienne, disons que la désinfection peut se faire
aujourd'hui plus avantageusement au formol (*Voir* p. 243).

En outre, pendant la maladie, on passera deux fois par jour sur le parquet ou le sol de la chambre un linge légèrement mouillé, au lieu de balayer. On laissera ensuite tremper ce linge dans une solution de sublimé au millième. On se servira même avec avantage de la solution au formol indiquée à l'article *Désinfection*.

La personne qui soigne le diphtérique ne prendra jamais ses repas dans la chambre du malade et ne se mettra à table qu'après s'être lavé les mains, le visage au savon, et après avoir passé un linge mouillé au sublimé en évitant toutefois de mouiller les

Un gargarisme avec une solut.. .. .. antiseptique (phénosalyl, 2 grammes, sirop de limons, 30, eau de menthe, 20, eau distillée bouillie q. s. pour un demi-litre) serait encore une bonne précaution à recommander.

Enfin il serait désirable que la garde-malade puisse revêtir une grande blouse dans la chambre du malade, blouse qu'elle quitterait au sortir de la chambre.

La plus grande propreté est aussi recommandée pour le malade auquel on aura soin de laver les yeux, le nez, deux à trois fois par jour, avec une solution boriquée stérilisée. Si possible, on lui fera prendre un gargarisme dont la composition peut être celle ci-dessus indiquée ou tout autre antiseptique selon les prescriptions du médecin.

Eclampsie (crises d')

INDICATIONS. — Les crises d'éclampsie apparaissent parfois chez les femmes enceintes, les primipares pléthoriques de préférence, et vers les trois derniers mois de la grossesse, le plus souvent.

Afin de prémunir la personne enceinte contre ces crises, le médecin-accoucheur ou la sage-femme aura la précaution, surtout dans les derniers mois de la grossesse, de faire analyser les urines de temps à autre, une fois par mois, ou même une fois tous les quinze jours, pour vérifier si elles contiennent de l'albumine.

On attribue ces crises à un véritable empoisonnement du sang, par défaut de circulation active, artérielle et veineuse chez la mère. En effet, la compression des artères et des veines qui résulte du développement de l'enfant gêne la circulation du sang et nuit à sa régénération incessante.

On ne saurait donc trop recommander aux dames enceintes de veiller aux fonctions de l'intestin, de faire de l'exercice, si possible, de boire du lait de temps à autre pour stimuler la dépuration du sang par les urines, de prendre tous les soins de propreté possibles, soins de la bouche et des dents, etc.

Les crises d'éclampsie sont annoncées quelque temps à l'avance par des signes qui sont des avertissements. Si l'on y prend garde, on peut prévenir la crise.

Ces signes sont en premier lieu l'albumine dans les urines, puis d'autres indices, tels que l'insomnie ou la somnolence exagérée, des vertiges, des nausées, pouvant aller jusqu'aux vomissements, des bourdonnements d'oreille, des maux de tête ou migraines, de l'essoufflement, parfois une diminution notable des urines.

Il est certain qu'un seul de ces derniers signes, même deux, ne suffisent pas pour conclure à une menace de crise d'éclampsie, ils peuvent servir d'indication et certainement une dame enceinte dont le médecin ou l'accoucheur a la préoccupation de prévenir ces crises, peut être assurée d'en être préservée.

SYMPTOMES. — La crise éclate brusquement, par des mouvements convulsifs des paupières, des membres et de toute la face : dents serrées, lèvres contractées, puis tout le corps est raidi, contracturé. La tête est rejetée en arrière, les mains sont crispées, le pouce en dedans, la respiration est un moment suspendue, etc. La crise éclamptique ressemble à s'y méprendre à la crise épileptique. Toutefois à l'encontre de celle-ci elle est précédé de douleurs de tête, de troubles visuels et surtout de l'albumine dans les urines.

LES PREMIERS SOINS ET SECOURS D'URGENCE. — En attendant le médecin qu'on est allé chercher en toute hâte, et de préférence le médecin accoucheur, on prendra des précautions pour que la malade ne se morde pas la langue. L'objet le plus utile et le plus inoffensif à interposer entre les dents est un linge roulé.

On desserrera tous les vêtements pour donner libre accès à la respiration et à la circulation du sang, on donnerait utilément un lavement purgatif si la personne était constipée, on évitera de faire respirer des odeurs fortes : vinaigre, sels anglais, pour ne point prolonger la crise commencée ou en provoquer d'autres. Le médecin appelé jugera de ce qu'il convient de faire et si l'on doit administrer les calmants habituels : chloral, bromure, ou encore, faire respirer du chloroforme.

Ecorchures, Egratignures.

LES PREMIERS SOINS ET LES SECOURS D'URGENCE. — Les écorchures, les égratignures qui se produisent sur la peau guérissent en général facilement.

Beaucoup de personnes prennent peu d'attention à ces blessures superficielles qui se cicatrisent elles-mêmes, le plus souvent et sans pansement.

Cependant, nous conseillons de soigner toujours, même

la plus petite égratignure. Un lavage antiseptique, une application de poudre antiseptique, ainsi que nous l'indiquons au commencement de ce livre, voilà des pratiques bien vite faites, elles pourront éviter des désagréments et des conséquences funestes beaucoup plus considérables qu'on ne le suppose généralement.

A la suite d'une blessure légère, mal soignée, on s'expose à voir :

Une cicatrice persister quelque temps,

Une inflammation qui peut amener une plaie sérieuse,

Un abcès se former dans les tissus plus profonds,

Un eczéma se déclarer et envahir un bras, une jambe ou tout le corps,

Un érysipèle survenir avec toute la gravité possible.

Dans certaines circonstances il est encore plus important de soigner les écorchures et les égratignures à cause des accidents graves qu'elles peuvent provoquer. Lorsque l'égratignure ou l'écorchure est souillée de terre ou de poussière de grandes routes, lorsqu'on est en contact avec les chevaux, il faut craindre le tétanos, maladie le plus souvent mortelle. Bien que les habitants de la campagne acquièrent une grande immunité par leur genre de vie et leur contact permanent avec la terre et les poussières, avec les chevaux, ils sont quelquefois victimes de cette redoutable maladie. Les citadins sont beaucoup plus sujets à la contracter. En général, craignez les plaies même légères mais anfractueuses, difficiles à nettoyer et à laver, plaies dans lesquelles on retrouve des souillures : poussières, terre, débris de crottin de cheval, etc.

Il est indispensable de se soigner lorsqu'on a pu, ayant des écorchures, caresser un chien enragé. Des exemples récents de personnes mortes de la rage, personnes qui avaient été léchées par un chien atteint d'hydrophobie, démontrent que, non seulement, il faut soigner ces petites plaies, mais qu'il est encore nécessaire de suivre dans un Institut Pasteur, comme chaque grande ville en possède, un traitement antirabique.

De même, on devra toujours soigner ses écorchures, égratignures, etc., lorsqu'on aura touché un animal en putréfaction, une plaie de mauvaise nature.

Ecrasement des doigts, des membres.

INDICATIONS. — Un pansement minutieusement fait, rigoureusement pratiqué dès le début, peut avoir les plus heureuses conséquences pour la conservation d'un doigt, d'une main, d'un membre écrasé.

Ce traitement minutieux, rigoureux, doit être fait par un médecin, un chirurgien, ou, à leur défaut, par une infirmière ou une personne habituée à la pratique des pansements.

LES PREMIERS SOINS ET SECOURS D'URGENCE. — En attendant le chirurgien ou le médecin, placez, si possible, la partie blessée dans un bain tiède, même un peu chaud, composé avec une solution antiseptique d'eau boriquée ou de sublimé à 0,25 centigr. pour 1.000.

Avec un tampon de coton boriqué ou de coton aseptique imbibé des mêmes solutions nettoyez doucement mais minutieusement, les souillures du membre blessé. Une bonne pratique consiste à faire des irrigations sur la plaie : un seau, un broc contenant une des solutions chaudes ci-dessus indiquées laisse couler d'un peu haut son contenu en un mince filet sur la plaie contuse et enlève mieux que tout autre procédé toutes les souillures sans provoquer de souffrances.

A défaut de bains ou d'irrigations, appliquez des compresses chaudes souvent renouvelées et imbibées de ces solutions.

Ne pas employer à ces pansements l'eau phéniquée dont les inconvénients sont assez sérieux, est une précaution sage, dont seul un médecin peut se dispenser, connaissant ces dangers et pouvant les éviter.

A titre d'indications, nous transcrivons les recommandations expresses que le professeur Paul Reclus chirurgien donnait à la clinique de la Charité de Paris, à propos des pansements d'un membre fortement contusionné, écrasé :

« Ne craignez pas d'employer une à deux heures à ce
« travail de décrassage par la benzine, l'éther, l'alcool,
« par le savonnage prolongé de la peau, le lavage à l'eau
« chaude, à l'eau oxygénée, l'asséchage des espaces morts,
« leur drainage ; les sutures seront rares pour laisser aux
« sérosités un facile écoulement ; la compression sera suffi-
« sante pour appliquer les surfaces cruentées les unes
« contre les autres. Ce que vous avez à redouter c'est l'in-
« fection, l'apparition d'un phlegmon diffus. Tendez tous
« les ressorts de votre thérapeutique pour qu'il ne se dé-
« veloppe pas. N'oubliez pas, d'ailleurs, que le strepto-
« coque et le staphylocoque ne sont pas les seuls enne-
« mis : vous avez à lutter aussi contre le bacille de Nico-
« laier et vous recourrez aux injections antitétaniques. »

Dyspnée.

La dyspnée est la difficulté de respirer. Cette difficulté, cette gêne de la respiration peut être légère et ne se manifester que par une accélération du rythme respiratoire qui est normalement de 16 à 18 inspirations par minute et qui peut être double, triple et même plus.

Elle peut être intense, alors le sujet suffoque, étouffe comme dans le cas de croup ou de corps étranger arrêté dans la gorge.

La dyspnée peut provenir de causes assez différentes d'où classification classique en :

Dyspnées laryngées : obstacles placés dans l'arrière-gorge ou bien croup, abcès rétropharyngiens, inflammation de la glotte ou de la langue.

Dyspnées pulmonaires : maladies des poumons ou de leur enveloppe, bronchite capillaire, broncho-pneumonie, pneumonie, pleurésie, asthme, pneumothorax, fracture de côtes, embolies pulmonaires, œdème aigu du poumon.

Dyspnées cardiaques : asystolie, péricardite.

Dyspnées nerveuses : celles qui n'ont d'autres origines qu'un état nerveux une appréhension, de l'angoisse.

LES PREMIERS SOINS ET SECOURS D'URGENCE. — Pour porter secours à un sujet atteint de dyspnée intense il importe d'en connaître la cause. La chose est facile parfois et nous renvoyons pour les soins à prodiguer aux articles développés plus loin : *Corps étrangers dans la gorge,* aux articles, *Croup, Asthme, Fracture de côtes,*etc.

S'il s'agit de dyspnées plumonaires nous renvoyons à l'article : *Points de côté ;* mais il est bien certain qu'on devra faire appeler aussitôt un médecin ou un chirurgien pour les cas urgents.

On pourra aux signes suivants reconnaître une dyspnée uniquement *nerveuse,* c'est que tout d'abord aucune cause réelle ne semble être en jeu. En outre la personne en question est généralement nerveuse, parfois d'une santé délicate. Elle s'agite, change de position dans son lit, sur sa chaise, revient à sa première position sans trouver une place fixe et bonne. Elle répond assez facilement et assez longuement aux questions qu'on lui pose quand le sujet l'intéresse, *elle n'a donc pas l'unique préoccupation de respirer à l'aise.* Et pourtant elle a un air ennuyé, elle a même une certaine angoisse, elle soupire, elle bâille, se plaignant de ne pouvoir pleinement respirer.

Calmer l'impatience et l'angoisse par des paroles rassurantes et encourageantes sans chercher à contredire les idées du malade.

Conseiller une infusion de tilleul ou de feuilles d'oranger ou de valériane.

La potion suivante sera très efficace et peut même être donnée dans d'autres dyspnées quand le malade peut avaler :

Chloral hydraté	1 gr.
Bromure de potassium	2 gr.
Sirop d'éther	30 gr.
Eau de menthe	10 gr.
Eau de tilleul	80 gr.

A faire prendre par cuillerée à bouche toutes les demi-heures.

EMPOISONNEMENTS

Observations générales

La statistique officielle, depuis plus d'un demi-siècle environ, indique une diminution notable dans la fréquence des empoisonnements criminels, diminution qu'il faut attribuer aux méthodes plus précises dans la recherche des poisons, mais, par contre une augmentation sensible des empoisonnements accidentels. L'augmentation du nombre de ces derniers s'explique par le développement de l'industrie, par la vulgarisation de la photographie, l'utilisation beaucoup plus répandue d'une quantité de produits chimiques et la prescription d'un grand nombre de médicaments nouveaux, dont les doses et les applications sont souvent peu connues.

Aussi les empoisonnements à forme plus ou moins grave sont encore très nombreux. L'intoxication par les champignons, les indispositions occasionnées par certains comestibles, indispositions mieux étudiées de nos jours, fournissent encore un gros appoint à la statistique dont nous parlons plus haut.

Nous ne saurions trop recommander de prendre toutes les précautions nécessaires pour éviter des erreurs ou des méprises.

Il est toujours dangereux de manger des champignons dont l'espèce n'est pas courante ou bien déterminée.

Il est imprudent d'avoir chez soi des substances actives ou fortes sans étiquettes (mettre si possible, une étiquette rouge qui est le signe du poison).

Il est non moins imprudent de vider des poudres ou des solutions chimiques dans des bouteilles, dans des verres ou des vases identiques à ceux dont on se sert journellement pour le sel de cuisine ou pour la boisson.

Également, ce sont des imprudences graves et souvent funestes, que celles de mettre ces différents récipients à produits chimiques à la place même ou à côté des boissons journalières, par exemple sur la table à manger, dans le placard des comestibles.

Combien d'accidents auraient été évités par ces mesures si simples et pourtant si rationnelles. Nous pourrions citer de nombreux exemples de ces méprises arrivées dans des circonstances semblables, dont deux de ces méprises ont amené la mort.

Définition. — L'empoisonnement ou intoxication est l'introduction d'une substance toxique ou poison dans notre organisme.

Cette substance peut être de nature très différente : un acide, un alcali, une infusion de plante, une poudre, une solution, un comestible, comme les champignons, une viande avariée, enfin un produit d'un usage ménager : benzine, alcool, essence de térébenthine.

L'introduction du poison peut se faire par la bouche, c'est la voie ordinaire, par lavement ou par injection vaginale, injection hypodermique. Nous nous occuperons presque exclusivement des empoisonnements par la bouche.

SYMPTOMES. — Lorsqu'après avoir avalé des aliments ou une boisson, une substance quelconque, une personne jusqu'ici en état de bonne santé éprouve subitement des symptômes graves, tels que nausées, vomissements, coliques violentes, anxiété, pâleur, sueurs froides, parfois des troubles de la vue ; mais surtout une douleur qui s'étend sur le trajet du tube digestif : gorge, œsophage, estomac et même intestins, craignez un empoisonnement. A noter aussi, comme symptôme fréquent, mais non constant, un goût spécial de la substance toxique avalée, goût métallique, s'il s'agit de poisons minéraux, goût nauséeux pour les viandes ou chairs de poisson avariées.

Toutefois il peut arriver que l'on confonde ces signes, sauf le dernier indiqué, avec ceux d'une maladie à invasion subite, comme les coliques hépatiques, les coliques néphrétiques ou les coliques intestinales, voire même avec les symptômes d'une simple indigestion, si, l'imagination aidant, on s'exagère les douleurs éprouvées.

En se rappelant ce qu'on a pu manger ou avaler, on distinguera les différents cas ; en outre, on n'oubliera pas (*Voir* ces affections) que dans les coliques hépatiques, néphrétiques, etc., une douleur très vive se fait sentir à un endroit marqué, douleur qui peut s'irradier, il est vrai, autour de son point d'origine, mais cependant très forte au siège du mal et parfois de tout un côté du corps, que, d'autre part, les indigestions se produisent généralement plusieurs heures après le repas, etc. Un empoisonnement par les champignons, qui pourrait être confondu avec une indigestion, se reconnaîtra aux signes particuliers : dilatation de la pupille, pouls irrégulier, etc.

Enfin il importe de savoir, à propos des symptômes d'une intoxication, que certaines maladies non seulement peuvent en simuler les signes graves et effrayants, mais encore quelques phases, telle est la perforation de l'estomac avec péritonite sidérante, rapidement mortelle, perforation occasionnée par un ulcère et donnant lieu à des vomissements répétés et sanguinolents, à des évacuations intestinales douloureuses. Voilà qui pourrait en imposer pour un empoisonnement par les acides, mais à l'examen attentif, on ne s'y méprendra pas. Dans le cas d'un poison acide, celui-ci a corrodé la langue, la bouche, l'arrière-gorge.

Rejeté en partie par les vomissements, cet acide fait effervescence sur le bicarbonate de soude, sur la pierre, sur les cendres, il tache le linge, etc.

Signalons encore, d'après Brouardel, les maladies suivantes : l'urémie, à forme gastro-intestinale : accidents cholériformes, éveillant l'idée d'un empoisonnement arsenical ou l'urémie à forme comateuse qui simule l'intoxication par l'opium.

Pour éviter la confusion, certains signes distinctifs devront être examinés attentivement.

Classification des poisons.

On a donné de nombreuses classifications de poisons. Quelques auteurs les classent d'après leurs effets sur notre organisme et les divisent en poisons irritants et corrosifs, poisons hyposthénisants, poisons stupéfiants, poisons septiques, etc.

Ces classifications nous paraissent défectueuses, elles ne donnent pas des divisions nettes et précises : un poison peut bien être corrosif et hyposthénisant à la fois comme le sublimé ; il peut avoir ensemble des propriétés stupéfiantes et hyposthénisantes, plusieurs plantes sont ainsi.

Nous reconnaissons la difficulté de cette classification. Celle que nous donnons ci-dessous nous paraît non point parfaite, mais simple et commode pour les recherches. Nous renvoyons d'ailleurs à la table alphabétique pour trouver promptement les soins et secours d'urgence, à prodiguer à une victime d'un poison inconnu ou d'un poison déterminé.

Notre classification est la suivante :

EMPOISONNEMENTS :

1º Par un *poison inconnu ;*

2º Par un *acide :* acide azotique ou nitrique, acide acétique et vinaigre, acide carbonique (*Voir Asphyxie* par l'), acide chlorhydrique ou fumant, acide chromique, acide cyanhydrique ou prussique, acide oxalique, acide phénique, acide sulfhydrique (*Voir Asphyxie* par l'), acide sulfurique ou huile de vitriol, eau régale ;

3º Par un *alcali :* ammoniaque et carbonate d'ammoniaque, potasse et carbonate de potasse, eau de javelle, eau sédative ;

4º Par les *métaux*, les *métalloïdes* ou leurs composés : alun, antimoine, argent et ses sels, arsenic, calomel (*Voir Mercure*), chlore, cuivre, cyanure de potassium (*Voir Acide cyanhydrique*), iode et iodure, mercure, nitrate de potasse, oxalate de potasse (*Voir Acide oxalique*), permanganate de potasse, phosphore ; plomb, extrait de saturne et eau blanche, sel ammoniac, sel de nitre (*Voir Nitrate de potasse*), sublimé (*Voir Mercure*), zinc et ses sels;

5° Par les *plantes* : *Voir* plus loin la liste des plantes vénéneuses ;

6° Par les *comestibles* : aliments avariés, champignons, gâteaux à la crème ; *crustacées* comestibles : écrevisses, crabes, crevettes, homards, langoustes ; *mollusques* : escargots, huîtres, moules ; poissons gâtés, viandes avariées.

7° Par les médicaments usuels : *Voir* la liste plus loin à l'indication de ces empoisonnements ;

8° Par des *substances diverses* d'un usage ménager : alcool (*Voir Alcoolisme*), alcool dénaturé, benzine, essence de térébenthine, pétrole.

TRAITEMENT GÉNÉRAL DES EMPOISONNEMENTS

PREMIERS SOINS ET SECOURS GÉNÉRAUX (1)

OBSERVATIONS. — Certaines conditions modifient l'action des poisons. Les effets de ceux-ci sont beaucoup plus prompts et plus considérables lorsque l'estomac est à jeun. La graisse favorise l'absorption du phosphore et retarde celle de l'arsenic.

La dose mortelle d'un poison varie suivant la santé du

---

(1) *Recommandation expresse.* — Avant toute chose, nous recommandons à la personne qui donne ses soins de garder toute sa présence d'esprit et tout son sang-froid. Elle devra éviter toute précipitation déraisonnée, toute hâte inconsciente. Ce n'est qu'à cette condition expresse qu'elle pourra prodiguer des soins utiles et efficaces. Mieux vaut perdre un peu de temps à retrouver le calme nécessaire que de s'exposer à commettre des erreurs dans les doses ou dans le choix des moyens, erreurs qui pourraient être aussi redoutables que le mal à combattre.

D'ailleurs dans tout le cours de cet ouvrage, à côté de moyens plus compliqués, plus scientifiques, nous indiquons des pratiques simples et l'usage de substances inoffensives connues telles par tout le monde. La personne peu habituée à ces traitements pourra faire usage de ces pratiques et de ces substances.

malade, suivant l'âge surtout. La dose pour un adulte sera deux fois plus grande que pour un enfant de douze ans.

Elle varie aussi suivant l'état des reins. Meilleure est la fonction des reins chez un homme plus facile sera l'élimination du poison, par cet organe de dépuration.

Enfin on peut absorber sans danger des doses fortes de poisons, lorsque peu à peu on s'est habitué à ces doses en commençant par de minimes quantités : arsenic, morphine, etc. Le roi Mithridate, rapporte l'histoire, ne put s'empoisonner parce qu'il était prémuni contre l'action du poison par des doses progressives et journalières de celui-ci.

Le traitement général des empoisonnements doit répondre à trois indications principales :

a) — Eliminer aussi vite et aussi complètement que possible le poison qui a pénétré dans l'organisme.

b) — Combattre ce poison et ses effets immédiats par une substance qui le neutralise chimiquement.

c) — Par une médication appropriée, lutter contre les conséquences de l'empoisonnement en provoquant des effets physiologiques contraires à ceux constatés sous l'influence du poison et cela dans le but d'annihiler l'action nocive de celui-ci.

POUR REMPLIR LA PREMIÈRE INDICATION : *éliminer aussi vite et aussi complètement que possible le poison* qui a pénétré dans l'estomac, deux moyens sont à utiliser.

En premier lieu, *le vomissement* provoqué soit par des substances vomitives, soit par des titillations de la luette au fond de la bouche.

En second lieu, *le lavage de l'estomac.*

Afin d'obtenir l'expulsion aussi totale que possible, ces deux moyens seront complétés par des purgatifs et des lavements.

Le premier moyen est le plus simple et le plus facile à mettre en œuvre :

On administrera :

Emétique............................	0 gr. 10
Eau froide ou tiède	un demi-verre (1)

ou bien :

Sulfate de cuivre..................	1 gr.
Eau froide ou tiède...............	un demi-verre

à faire prendre en trois ou quatre fois à cinq minutes d'intervalle chaque fois.

ou encore :

Ipéca en poudre....................	1 gr. 50
Eau................................	un demi-verre

avoir soin de bien délayer la poudre dans l'eau afin que le breuvage soit moins désagréable, on peut aussi dans le même but mettre un peu de sirop d'ipéca.

Un autre bon vomitif :

Farine de moutarde................	8 à 10 gr.
Eau...............................	un demi-verre

Afin d'aider aux vomissements on peut toucher le fond de la gorge ou la luette avec une barbe de plume, un petit rouleau de papier ou même en introduisant le doigt au fond de la bouche.

Après avoir obtenu un vomissement, il est bon de faire prendre un verre d'eau tiède pour faciliter les vomissements ultérieurs et les rendre moins douloureux.

Si par suite d'un obstacle insurmontable, mauvais vou-

---

(1) Avec intention et autant qu'il a été possible de le faire, nous avons donné des formules simples, faciles à préparer et rapidement faites, prenant pour divisions le verre, le demi-verre, le litre, le demi, le quart de litre, la cuillerée, etc. Ce n'est pas au moment où l'on prodigue ses soins à une personne empoisonnée qu'on a le temps ni la facilité d'exécuter des formules compliquées ou de faire de nombreuses pesées.

loir de l'intoxiqué qui a tenté de se suicider, ou à cause de l'état grave du malade qui est déjà dans le coma on ne peut faire prendre une des formules ci-dessus indiquées et par là même obtenir un prompt vomissement on pratiquera au bras ou à la jambe, une injection de chlorhydrate d'apomorphine à 0,02 centigr. (*Voir* formule page 120)

Des deux premiers moyens que nous avons mentionnés pour évacuer promptement et aussi complètement que possible le poison qui se trouve dans l'estomac, le plus puissant et le préférable lorsqu'on a ce qu'il faut sous la main, c'est le lavage de l'estomac.

A cet effet, on se sert du tube Faucher, dont nous avons indiqué la technique au début de cet ouvrage *aux médications usuelles*. (*Voir page 77.*)

A défaut du tube Faucher, on peut se servir d'un tube en caoutchouc quelconque, pourvu qu'il ait 2 mètres et demi de long et que son calibre extérieur ne dépasse pas la grosseur d'un doigt moyen.

On amorce, comme le tube Faucher, ce tube improvisé en y versant de l'eau, on fait ensuite siphonage en baissant le bout extérieur du tube au-dessous du niveau de l'estomac du patient. Le liquide versé dans l'estomac s'écoule ainsi facilement. On recommence encore une fois ou deux ce lavage pour débarrasser entièrement l'estomac.

Si l'introduction du tube dans l'œsophage était insupportable, douloureuse, on badigeonnerait l'arrière-gorge avec un peu de solution de cocaïne à 1 %.

En général, ces lavages peuvent être exécutés sans trop de difficultés, même chez les sujets privés de connaissance.

Il peut arriver cependant que le malade ou la personne

empoisonnée serre les dents sous l'effet d'un spasme, ou volontairement, on s'efforcera de faire ouvrir la bouche que l'on maintiendra ouverte par un mouchoir enroulé. Si on ne pouvait y parvenir on pratiquerait quand même le lavage en prenant un tube de caoutchouc de calibre assez petit pour passer à travers une des narines du nez.

Enfin, comme le poison peut avoir pénétré de l'estomac jusque dans les intestins, on hâtera l'élimination par des purgatifs ou par des lavements évacuants.

Comme purgatifs, nous avons à notre disposition des formules nombreuses.

Cependant, il est préférable de ne pas employer l'huile de ricin qui pourrait dissoudre et faciliter l'absorption d'un certain nombre de poisons.

Les meilleurs purgatifs à employer seront : deux à trois cuillerées à café de magnésie calcinée délayée dans un peu d'eau.

Ou bien :

    Sulfate de soude............ 45 gr.
    Eau........................ un verre

Ou bien (bonne formule) :

    Sel de Seignette........... 20 gr.
    Eau........................ un verre

On peut encore faire usage de la limonade purgative du Codex ou des eaux purgatives naturelles : eau de Villacabras, eau de Rubinat, eau de Montmirail, etc.

Le lavement sera préparé avec :

    Sel de cuisine ou glycérine... deux cuillerées à bouche
    Eau tiède................... un demi-litre environ

Ou bien mieux :

    Feuilles de séné............ deux bonnes pincées
    Sulfate de soude............ 15 gr. (environ).
    Eau........................ un demi-litre

Faites bouillir les feuilles de séné, ajoutez le sulfate de soude, passez à travers une passoire ou un linge et donnez le lavement quand il sera tiède.

LA DEUXIÈME INDICATION. — *Combattre le poison et ses effets immédiats par une substance qui le neutralise chimiquement*, sera remplie par un antidote spécial à chaque poison. Nous en parlerons à propos de l'empoisonnement en particulier.

Toutefois, nous donnons ici, pour le traitement général, la formule de l'antidote multiple tout à fait inoffensif du professeur Jeannel :

D'une part :

    Solution de sulfate de fer pur à 45° Baumé.   100 gr.

D'autre part :

    Magnésie calcinée...................... 75 gr.
    Charbon animal lavé................... 40 gr.
    Eau................................... 750 gr.

La solution de fer sera toujours prête, le mélange de magnésie calcinée, de charbon et d'eau peut se préparer au moment du besoin. Dès qu'on a délayé la magnésie et le charbon dans l'eau indiquée, on vide dans une grande bouteille et dans la même bouteille la solution ferrugineuse. Agitez vivement et donnez en quantité le précipité formé, c'est-à-dire par deux ou trois grandes cuillerées à bouche à la fois.

Cet antidote est utile dans un grand nombre d'empoisonnements, dans ceux provoqués par les acides, par l'arsenic (grâce au charbon), par l'iode, le brome, le phosphore, par les poisons des plantes et par les alcaloïdes retirés des végétaux tels que la cocaïne retirée de la coca, la cicutine retirée de la ciguë, etc.

Cet antidote serait inutile dans les empoisonnements provoqués par les alcalis : ammoniaque, potasse, soude ou carbonate de potasse, carbonate de soude (cristaux de soude), par l'émétique, par les cyanures.

Après l'administration de l'antidote de Jeannel, on fait vomir, ou bien on pratique le lavage de l'estomac; mais si on ne pouvait obtenir instantanément ce mélange il ne faudrait pas l'attendre et employer aussitôt les vomissements et le lavage. La magnésie calcinée, ou mieux la magnésie hydratée peut, assez bien, remplacer l'antidote de Jeannel.

Un antidote à recommander, c'est le lait ; on peut facilement s'en procurer et en prendre par quantité. Toutefois son mérite a été exagéré, car son pouvoir est faible. Il ne faudrait pas compter exclusivement sur son efficacité.

Un autre, plus actif que le lait, même dans certains cas, d'une merveilleuse efficacité, c'est l'eau albumineuse, qu'on prépare simplement en battant quatre ou cinq blancs d'œufs dans un litre d'eau environ.

A défaut d'autres médications, et pour atténuer les douleurs d'estomac, on donnera de l'eau de mauves qu'on obtient en faisant bouillir une ou deux pincées de mauves, fleurs ou feuilles dans un bol d'eau. On peut aussi employer l'eau de graines de lin préparée de même façon.

Une question se pose ici. A quel moment doit-on faire prendre l'antidote du poison, avant le vomitif ou après? En pratique, on agit selon les circonstances et comme on peut. Si c'est le vomitif qui est prêt le premier, c'est lui qu'on administrera d'abord, inversement si l'antidote était prêt en premier lieu. Logiquement, c'est ce dernier qu'on doit donner tout d'abord, puis le vomitif, et recommencer l'administration de l'antidote après avoir provoqué les premiers vomissements. L'antidote d'un poison en général n'empêche pas les vomissements, souvent même il les provoque.

LA TROISIÈME INDICATION. — Dans le traitement général des empoisonnements, indication qui consiste à *lutter contre les troubles graves occasionnés par le poison en provoquant, par une médication appropriée, des effets contraires à ceux du poison dans le but d'annihiler son action nocive,* sera obtenue par des stimulants, si le poison est un soporifique, par des calmants, si la substance ingérée a des propriétés excitantes, etc.

Cette médication appropriée varie donc selon le cas à traiter. Lorsqu'on aura mis tout en œuvre pour faire évacuer la substance toxique et la neutraliser par des moyens inoffensifs, on prendra garde à l'état général.

Nous ne conseillons pas à une personne qui n'est pas médecin ou pharmacien, d'user de médicaments actifs, ce serait encourir une grave responsabilité ; mais cette personne pourra se servir de moyens inoffensifs souvent bien efficaces et que nous indiquerons aussi nombreux que possible pour les différents cas ; le plus souvent ils suffisent.

EMPOISONNEMENT PAR UN POISON INCONNU

Il peut arriver qu'on se trouve en présence d'un empoisonnement dont la cause est inconnue : l'empoisonnement est volontaire, ou bien la personne intoxiquée est dans un état comateux, elle est incapable de répondre aux questions posées, ou encore la personne ignore elle-même les causes de l'accident.

On cherchera à se rendre compte rapidement de la nature du poison ingéré.

On reconnaîtra un acide par les érosions, les taches blanches (décoloration de la muqueuse), qu'il provoque dans la bouche et sur les lèvres, parce que les vomissements, s'ils se produisent, font effervescence sur la cendre, sur les carreaux, et tachent les habits en rouge, le linge blanc en jaune ou noir, ils rougissent fortement le papier bleu de tournesol.

Un alcali produit aussi la décoloration de la muqueuse de la bouche et des lèvres, des érosions, une soif ardente, et aussi, comme les acides, une très vive douleur dans l'œsophage, l'estomac et l'intestin ; mais au lieu de rougir, il bleuit le papier de tournesol et les vomissements ne font pas effervescence sur la cendre.

Dans l'un et l'autre cas, les vomissements apparaissent assez vite.

Enfin, par une investigation sommaire, on tâchera de reconnaître non seulement sa nature, mais quel est exactement le poison, auteur de l'accident. On s'aidera aussi des symptômes que l'on constate : douleurs, agitation ou prostration, réaction de la pupille, etc.

Cette recherche doit se faire assez rapidement, afin de ne pas retarder les soins d'urgence nécessaires.

LES PREMIERS SOINS ET SECOURS D'URGENCE. — Ils consistent à mettre en œuvre les moyens généraux que nous venons d'indiquer pour le traitement. général des empoisonnements : lavage de l'estomac, vomissements, antidote multiple de Jeannel, ou magnésie hydratée, purgatifs, lavements. Si on a reconnu ou cru reconnaître la nature du poison, il faudra employer en outre les antidotes convenables pour ce poison. Enfin, on combattra par les moyens à sa disposition les différentes manifestations morbides que l'on constate.

EMPOISONNEMENT PAR UN ACIDE

Les premiers soins et secours dans ce cas, consistent à faire prendre un antidote avant de provoquer les vomissements. On ne peut faire des lavages d'estomac pour l'ingestion de poisons aussi corrosifs que les acides azotique, chlorhydrique ou sulfurique.

L'antidote d'un acide est un alcali qui neutralise l'acide. Les alcalis que nous indiquons sont sans danger aux doses formulées.

Acide azotique ou nitrique, acide chlorhydrique ou fumant, acide chromique, acide sulfurique ou huile de vitriol, eau régale.

Résumé des premiers soins et secours d'urgence. — Cendre de bois débarrassée de ses scories, craie, magnésie, phosphate de chaux délayés dans un peu d'eau, lait, eau de chaux, eau de savon, pâte de savon, antidote multiple de Jeannel, ensuite vomissements, eau albumineuse, eau émolliente en quantité, bicarbonate de soude une cuillerée à café pas davantage, cataplasme de farine de lin sur l'estomac et le ventre, frictions aux pieds et aux mains.

Indications. — Ces acides étendus de *beaucoup* d'eau sont inoffensifs, et servent, à l'état de pureté, à préparer les limonades médicinales chlorhydrique, sulfurique, azotique ; mais à l'état concentré, ils produisent promptement des lésions irréparables.

Ils corrodent les tissus sur tout leur passage, dans la bouche, l'œsophage et l'estomac, détruisent les artères et les veines qu'ils rencontrent, d'où vomissements sanguinolents et perforation de l'estomac.

Les crachats ou les vomissements projetés sur la cendre, sur les carreaux, y font effervescence.

Symptomes. — Boursouflures et taches jaunes ou blanches dans la bouche, aux lèvres, décoloration de la muqueuse qui blanchit au contact du corrosif et perd sa coloration rose normale. Taches rouges sur les habits et jaunes sur le linge blanc, avec les acides azotique et chlorhydrique ; taches rouges sur les habits et noires sur le linge blanc et brûlures des étoffes légères, avec l'acide sulfurique.

Douleur atroce et chaleur vive à la bouche et à l'estomac. Grande difficulté d'avaler, de parler, de respirer. Le pouls devient irrégulier, petit. La chaleur du corps diminue, les extrémités sont froides.

Une telle intoxication demande un prompt secours pour avoir une efficacité réelle.

LES PREMIERS SOINS ET SECOURS D'URGENCE. — On administre délayés dans un peu d'eau, les premiers antidotes qu'on a sous la main, afin de neutraliser promptement ces acides : cendre de bois, ou de charbon, débarrassée des particules de charbon qu'elle contient, craie, savon coupé, délayés dans un peu d'eau, lait, eau de chaux, eau de savon, ou mieux, antidote multiple de Jeannel (*voir* p. 265 au traitement général des poisons indiqué plus haut), magnésie hydratée, magnésie calcinée.

De toutes ces substances on fait prendre une certaine quantité et sans crainte, on les délaye dans un demi-litre d'eau environ.

Ou encore : bicarbonate de soude, une cuillerée à café, pas davantage, de peur de provoquer une production considérable de gaz acide carbonique qui distendrait l'estomac et favoriserait sa perforation.

Quand les vomissements se produisent, on recommence l'administration des antidotes.

Donner ensuite eau albumineuse, eau de mauves. Appliquer sur l'estomac et le ventre des cataplasmes de farine de lin, des bouillottes aux pieds ou des frictions.

NOTA. — L'eau régale, ainsi appelée parce qu'elle dissout l'or, est un mélange d'acide azotique et d'acide chlorhydrique, donc les premiers soins et secours seront ceux que nous venons d'indiquer pour ces acides.

Acide acétique, vinaigre.

INDICATIONS. —Il n'est guère possible de prendre par erreur ou méprise, de l'acide acétique. Son odeur forte, sa saveur cuisante suffisent à renseigner sur sa présence. Si, par hasard, cet acide pénétrait dans la bouche, on se rincerait la bouche avec de l'eau de chaux, de l'eau de savon, du bicarbonate de soude. Si cet acide pénétrait dans le tube digestif, on emploierait les moyens énumérés plus haut à propos des acides azotique, chlorhydrique, sulfurique.

L'acide acétique concentré peut brûler la peau des mains, du visage, comme l'acide sulfurique. Nous renvoyons à l'article *Brûlures* par les acides (*voir* p. 189).

Lorsque l'acide acétique est étendu d'eau, il devient vinaigre. C'est le cas de remarquer encore qu'un acide étendu de beaucoup d'eau n'est plus nuisible. L'acide acétique pur est un poison redoutable. Le même acide très dilué dans l'eau devient un condiment journalier et bienfaisant.

Toutefois l'ingestion d'une quantité de vinaigre pur constitue tout de même une intoxication.

Sans mettre la vie en danger immédiat et en imminence de mort, comme pour l'ingestion d'acides purs ci-dessus mentionnés, cet acide peut avoir des conséquences fâcheuses, et il importe d'y porter secours aussitôt.

LES PREMIERS SOINS ET SECOURS D'URGENCE. — Ce sont ceux déjà indiqués pour les empoisonnements par les acides azotique, chlorhydrique, sulfurique (*voir* p. 269).

NOTA. — Le vinaigre, par un usage excessif et prolongé

peut entraver la digestion et amener des dyspepsies graves. Il peut même ainsi altérer gravement la santé.

Mais que dire de la pratique de quelques jeunes filles qui, chaque jour, boivent du vinaigre pur pour diminuer l'embonpoint qui leur semble déparer l'élégance de leur taille? C'est un empoisonnement lent, capable d'altérer pour toujours la santé et d'avoir, plus souvent et plus rapidement qu'on ne le croit, une issue fatale. Brillat-Savarin, dans son livre intitulé *La Physiologie du goût*, déplore la mort d'une belle jeune fille qui usa de ce procédé pour combattre son embonpoint. Elle y perdit sa bonne mine, sa santé et la vie.

Acide cyanhydrique ou prussique et cyanures.

RÉSUMÉ DES PREMIERS SOINS ET SECOURS D'URGENCE. — Faire respirer de l'éther, de l'ammoniaque, un peu de chlorure de chaux. Le meilleur antidote c'est : sulfate ferreux et bicarbonate de soude. Respiration artificielle. — Affusions froides. — Permanganate de potasse très petite quantité. — Alcool. — Café. — Injection d'éther.

INDICATIONS. — A la dose de moins d'un gramme, l'acide cyanhydrique et les cyanures sont des poisons foudroyants et tout secours apporté à l'intoxiqué est inutile.

Si la dose de poison est très faible, on peut espérer par une médication prompte et énergique, obtenir un résultat favorable.

Il peut arriver qu'on s'empoisonne par l'acide cyanhydrique et ses composés les cyanures, de plusieurs façons.

En premier lieu, en prenant, par méprise, une solution, une poudre qui contient un peu de cet acide ou des cyanures. L'eau de laurier-cerise, l'eau d'amandes amères, etc., etc., contiennent en très petite quantité de l'acide cyanhydrique.

En second lieu, en respirant cet acide, soit dans un laboratoire, où on le prépare (le chimiste Suédois Scheele le prépara pour la première fois et mourut ainsi empoisonné), soit dans une essence qui en renferme : essences d'amandes amères, essence de mirbane, nitrobenzine. On a vu des accidents graves se produire par un cosmétique appliqué aux cheveux et contenant ces essences.

En troisième lieu, lorsqu'on mange une certaine quantité d'amandes de noyaux de pêches ou d'abricots, etc. Des enfants sont morts ainsi intoxiqués.

Enfin, une dernière façon de s'intoxiquer, c'est de toucher le cyanure ou des bains de cyanure, lorsqu'on porte à la main une coupure ou une écorchure. De nombreux accidents, parfois mortels, se produisaient lorsqu'en photographie on faisait usage du cyanure de potassium. On sait que les photographes ont cette habitude qui est très dangereuse s'ils portent des écorchures aux mains, de laver leurs mains avec une solution de cyanure ou un morceau de ce sel lorsqu'elles sont tachées par le nitrate d'argent. Des empoisonnements fréquents arrivent dans les mines d'or, où les ouvriers emploient le cyanure pour l'extraction du métal précieux.

Symptômes. — Quand la dose de ces poisons est de quelques grammes, la mort peut être foudroyante, ou arriver promptement dans des convulsions horribles.

Quand la quantité ingérée est faible et laisse quelque espoir de survie, on observe des vertiges, des nausées, des vomissements, puis parfois de la stupeur. La victime paraît insensible, les pupilles sont dilatées, la respiration accélérée et stertoreuse, le pouls précipité et petit ; le corps est en proie à des contractions convulsives. Les pieds et les mains se refroidissent, une sueur glacée couvre le corps.

On remarque aussi de la cyanose ou coloration violette des lèvres, de l'oreille et des doigts.

Un signe caractéristique, c'est l'odeur d'amandes amères qu'exhale l'haleine.

Lorsque la lutte contre le mal parait devoir être victorieuse, les symptômes diminuent assez vite. On doit continuer les secours pendant plusieurs heures.

LES PREMIERS SOINS ET SECOURS D'URGENCE. — On tâche de faire vomir, s'il y a ingestion de solution toxique, mais, en même temps, on fait respirer de l'éther, excellent antidote, ou de l'ammoniaque, du chlorure de chaux, cette poudre qui sert à préparer l'eau de javelle, ou encore du nitrite d'amyle.

Respiration prolongée d'oxygène, respiration artificielle, affusions froides sur la tête, projection d'eau fraîche sur le front, le visage. Bain chaud, en faisant ces affusions froides sur la tête. Frictions sur tout le corps.

Dès que le malade peut avaler, on lui fait prendre une à deux cuillerées à café de magnésie délayée dans un demi-verre d'eau environ, également quinze à vingt gouttes de teinture de belladone.

Le meilleur antidote, celui que les mines, les usines où l'on emploie les cyanures, devraient avoir toujours sous la main, consiste à faire prendre successivement :

> Sulfate ferreux................... une cuillerée à café

Puis :

> Bicarbonate de soude............ une cuillerée à café

Ces deux sels absolument inoffensifs, doivent être conservés séparément dans des flacons bien bouchés. On les administre en une fois et l'un après l'autre, en commençant par l'un ou l'autre. Il se forme dans le corps avec ces sels, et l'acide prussique ou les cyanures, du bleu de Prusse corps non toxique, capable de neutraliser l'acide cyanhydrique.

On donnera aussi des excitants : liqueurs, un ou deux petits verres, café noir un peu chargé, une ou deux tasses, enfin, une ou deux injections d'éther.

Acide oxalique et oxalate de potasse.

Résumé des premiers soins et secours d'urgence. — Eau de chaux, hydrate de magnésie, magnésie calcinée, craie, lavage de l'estomac, vomissements, puis purgatif huileux : huile de ricin, boissons émollientes.— Ne pas donner autant que possible de la cendre de bois délayée dans l'eau, ni bicarbonate de soude ou de potasse. Ces différents corps transforment l'acide oxalique en oxalate, sel presque aussi redoutable que l'acide oxalique. Il y a donc peu d'intérêt à les employer.

Indications. — L'acide oxalique est employé dans les ménages, où il sert à faire de l'eau de cuivre ; plusieurs industries s'en servent également. Les empoisonnements par cet acide sont donc assez fréquents.

En outre, il tue rapidement en une, deux ou trois heures, si on n'a pas porté un prompt remède. La dose mortelle est faible : 10 à 15 grammes, et même moins.

Enfin cet acide qui se trouve en cristaux plats et allongés dans les pharmacies et le commerce, ressemble beaucoup aux cristaux de sulfate de soude et de sulfate de magnésie. Cette ressemblance augmente la fréquence des méprises possibles.

Symptomes. — A l'état concentré ou à l'état de cristaux, cet acide corrode la bouche, l'œsophage et l'estomac. Il produit sur son passage une vive cuisson. Bientôt apparaissent les vomissements, environ un quart d'heure après l'ingestion.

C'est un poison des muscles du cœur. Aussi les premiers

symptômes s'observent sur l'état de la circulation : battements précipités du cœur et du pouls.

Le pouls est irrégulier, intermittent, il bat très vite, et les battements deviennent petits et imperceptibles. Les extrémités sont froides et sont le siège de fourmillements. Le malade a des contractions convulsives, de l'hébétude, il meurt dans le coma.

Ces symptômes sont plus ou moins accentués, selon l'état concentré, ou la plus grande dissolution du sel dans l'eau ; mais souvent le résultat est le même, si la quantité ingérée est suffisante pour être mortelle.

Il faut bien savoir que, dans cet empoisonnement, il y a des rémissions, c'est-à-dire des moments de calme qui peuvent donner une fausse sécurité et faire cesser les soins urgents ; mais bientôt les symptômes réapparaissent plus menaçants, avec une imminence de mort.

LES PREMIERS SOINS ET SECOURS D'URGENCE. — Les deux meilleurs antidotes de l'acide oxalique sont la magnésie, une à deux cuillerées à café dans un verre d'eau, et l'eau de chaux diluée, à deux grands verres. Lavage de l'estomac, ou provoquer des vomissements par un des moyens déjà indiqués au traitement général des empoisonnements.

La craie que l'on pile et que l'on délaye dans un peu d'eau, constitue aussi un excellent antidote. Puis boissons émollientes.

Donner un purgatif d'huile de ricin, 30 à 40 grammes, frictionner les pieds, les mains, tout le corps, pour aider à la circulation. Réchauffer par tous les moyens possibles. Donner des excitants : liqueurs, café noir, injections d'éther, une à deux seringues.

Dans le résumé des premiers soins et secours, nous disons qu'il n'est pas bon de donner du bicarbonate de soude (une cuillerée à café), ou cendres de bois parce que l'acide oxalique transforme ces sels en oxalate de potasse presque aussi redoutable que l'acide oxalique ; on peut le faire cependant en ayant soin de provoquer aussitôt les vomissements.

Oxalate de potasse. — Ce sel plus connu sous le nom de *sel d'oseille*, est employé dans l'industrie à divers usages, et dans les ménages à enlever les taches de rouille, les taches d'encre. Il sert aussi à décaper les métaux.

Le sel d'oseille produit les mêmes symptômes et les mêmes accidents funestes que l'acide oxalique. Ses meilleurs antidotes sont comme pour celui-ci, la magnésie, l'eau de chaux, la craie. Le bicarbonate de soude est ici tout à fait inutile.

Un antidote spécial et très efficace :

Chlorure de calcium ou mieux de magné-
    sium .... 20 gr.
Ammoniaque .... 2 gouttes
Eau .... un 1/2 verre

Les autres soins à employer sont les mêmes que pour l'acide oxalique.

Acide phénique et phénol.

INDICATIONS. — Deux sortes de méfaits sont imputables à l'acide phénique ou phénol quand il est employé sans discernement, car il est à noter que, pris à l'intérieur, à la dose journalière de 0,25 à 0,50 centigr., au maximum, il est utile dans les bronchites, catarrhes, etc.

En premier lieu, comme tous les acides forts que nous venons d'étudier, il peut, lorsqu'il est avalé à l'état concentré, corroder sur son passage les organes qu'il atteint : bouche, œsophage, estomac, intestin.

En second lieu, en applications externes, il est capable, et ces accidents sont assez fréquents, parce qu'il est journellement employé aux pansements des plaies, de mortifier la peau et les tissus, là où il est appliqué, de produire sur eux des brûlures et la *gangrène phéniquée.* (*Voir* à ce sujet *Pansements phéniqués,* p. 31) et pour les brûlures à l'*Acide phénique,* page 189.)

Nous n'avons pas à nous occuper ici, à propos d'empoisonnements, de ces brûlures et de cette gangrène, nous renvoyons aux différents articles qui traitent ces questions.

Cependant ces applications externes d'acide phénique, si elles sont étendues, peuvent faire absorber à l'intérieur une certaine quantité de cet acide et provoquer les mêmes inconvénients et les mêmes symptômes qu'une dose relativement faible, mais supérieure cependant à la normale.

Donc, deux sortes d'empoisonnement peuvent se produire par l'acide phénique, l'un à l'état concentré, l'autre à l'état de dissolution étendue, ou à l'absorption de 2 à 3 grammes, car, à plus faible dose, il peut y avoir quelques désagréments, mais pas un empoisonnement au sens vrai du mot.

SYMPTOMES. — L'acide phénique est un poison violent et prompt. A l'état concentré, il brûle les lèvres, la bouche, l'estomac, en produisant des taches grises, puis noirâtres. Une odeur de phénol s'échappe de l'haleine, les urines émises peu de temps après l'accident sont noires.

Parfois des vomissements se produisent, mais le plus souvent des vertiges, des nausées, puis de la stupeur. Les membres semblent paralysés et tombent inertes. Un état comateux précède la mort de quelques heures. En même temps se manifestent des coliques violentes, de la diarrhée et une soif intense.

La respiration est saccadée, irrégulière, haletante. Le pouls est petit, irrégulier.

Quand l'acide phénique n'a pas été avalé en solution concentrée ou pure, les ravages et les désordres qu'il provoque sont moins accusés ; les secours peuvent être plus efficaces. On remarque les mêmes symptômes, mais bien atténués.

LES PREMIERS SOINS ET SECOURS D'URGENCE. — Si l'acide a été ingéré pur ou concentré, les moyens à mettre en œuvres sont les mêmes que ceux que nous avons indiqués pour tous les acides corrosifs : craie, magnésie, délayées dans un peu d'eau, pâte de savon, eau de chaux, etc.

L'antidote spécial du phénol à prendre tiède ou chaud, c'est :

    Sulfate de soude ou de magnésie......   30 gr.
    Eau....................... environ un 1/2 litre.

à boire par verrées, le tout en un quart d'heure ou une demi-heure.

Il se forme des phénates ou sulfo-phénates inoffensifs. Cet antidote peut servir aussi de purgation utile.

Lavage de l'estomac avec eau pure, ou mieux, en se servant d'une eau qui a dissous du sulfate de soude ou du sulfate de magnésie. Boissons émollientes, eau albumineuse. On a aussi conseillé un purgatif composé d'huile d'olive et un quart d'huile de ricin.

Respiration d'oxygène, respiration artificielle, saignée suivie d'une injection de sérum artificiel. Un antidote appréciable aussi, c'est la teinture de belladone, 10 à 15 gouttes.

Faire usage des stimulants habituels : respiration d'un peu d'ammoniaque, injection d'éther. Frictions énergiques sur le corps, bouillottes chaudes aux extrémités. Liqueurs, un ou deux petits verres. Café noir, une ou deux tasses.

EMPOISONNEMENT PAR UN ALCALI

Nous réunirons ci-dessous, dans un seul article, les alcalis et les sels de ceux-ci qui agissent comme les alcalis ; tels sont le carbonate de potasse, le carbonate de soude. A l'état concentré, ces sels produisent les mêmes ravages, atténués cependant.

En solutions pures ou concentrées, l'alcali provoque des lésions profondes et bien vite irréparables. Ses effets redoutables sont plus profonds et plus énergiques encore que ceux des acides purs.

Les premiers soins et secours doivent donc être plus prompts, si possible. Ils consisteront à neutraliser les alcalis par un acide étendu comme principale indication, puis à faire ingérer des émollients :

Ammoniaque, potasse, soude, baryte, carbonate d'ammoniaque, carbonate de potasse (sel de potasse), carbonate de soude (cristaux de soude), eau des peintres, eau de javelle, eau sédative.

Résumé des premiers soins et secours d'urgence. — Vomissements. Boissons huileuses : huile d'olive ou autre huile comestible, un ou deux grands verres.— Boissons émollientes; tisane de riz, d'orge, de guimauve. — Jus de citron, vinaigre étendu d'eau, jus d'orange ; acide citrique ou tartrique étendu d'eau.

Faire avaler des petits morceaux de glace pour calmer la douleur. Frictions, injections d'éther, etc.

. Indications. — L'ammoniaque ou alcali volatil, la potasse, la soude dissoutes dans l'eau sont employées chaque jour, dans l'économie domestique, pour laver les vernis, les marbres, les escaliers, etc.

Le carbonate de potasse ou sel de potasse a les mêmes usages à peu près. Un autre corps d'un usage encore plus fréquent, c'est le carbonate de soude vulgairement appelé *cristaux de soude,* que l'on fait dissoudre dans l'eau en chauffant, et qui sert pour des nettoyages quotidiens.

L'eau des peintres est une eau qui contient de la potasse pour lavage des vernis.

Il est certain que tous ces corps sont des poisons redoutables, mais il y a pourtant une gradation sensible entre le pouvoir toxique des uns et des autres ; en premier lieu, vient l'ammoniaque, le plus énergique, puis la potasse, la soude, l'eau des peintres, puis viennent le carbonate d'ammoniaque, le carbonate de potasse, le carbonate de soude, et enfin l'eau sédative.

Remarquons que cette gradation descendante dans la toxicité ne peut être exacte que si on parle de solutions à égalité de concentration, en d'autres termes, que si on prend de tous ces produits chimiques une même quantité à dissoudre dans une même quantité d'eau égale pour tous.

Plus les solutions sont concentrées, plus elles sont redoutables et promptement mortelles. Quelques gouttes d'ammoniaque, quelques grammes de potasse mise dans une *très grande quantité* d'eau, peuvent incommoder, mais non empoisonner.

Le carbonate d'ammoniaque, très usité chez les pâtissiers, pour *faire lever la pâte* des brioches, est un poison s'il est dissous par quantité dans un peu d'eau, tandis qu'il est sans danger dans une préparation de pâtisserie bien faite. Composé de deux corps très volatils : l'acide carbonique et l'ammoniaque, il s'évapore rapidement par la chaleur et s'élimine ainsi complètement par une bonne cuisson.

L'eau sédative, journellement employée dans la médecine populaire, depuis Raspail, et à laquelle on attribue, nous ne savons pourquoi, des grandes propriétés curatives est un poison prise à l'intérieur, à une certaine dose. Composée de deux substances toxiques, l'ammoniaque et le camphre, elle peut occasionner des accidents graves, lorsqu'elle est donnée comme le font certaines gardes-malades, par cuillerées « pour faire transpirer ».

Nota. — Nous ne parlons pas ici des brûlures extérieures occasionnées par les alcalis, nous renvoyons pour ces accidents à un article spécial (*voir* p. 192).

Symptomes. — Les alcalis, les sels alcalins dont nous venons de parler, produisent rapidement dans l'organisme de grands désordres. Les lèvres, la bouche sont tuméfiées et parsemées de brûlures très douloureuses. La gorge, l'œsophage, l'estomac sont le siège d'une vive et intolérable cuisson. Il est difficile au patient de pouvoir avaler ou parler.

Il est en proie bientôt à une angoisse visible, à une vive agitation de tous les membres. Parfois, il a des vomissements sanguinolents, des selles abondantes qui souvent contiennent du sang.

La respiration est difficile, saccadée, le pouls est petit, irrégulier. La température du corps s'abaisse au-dessous de la normale qui est 37°.

Une sueur froide recouvre tout le corps. Les extrémités se refroidissent et le malade meurt dans des souffrances indicibles, si on n'a pu lui apporter un secours prompt et efficace ; mais il arrive le plus souvent que les ravages produits, surtout par les alcalis en solutions concentrées, sont si rapides et si profonds, que tout contrepoison, tout soin est inutile.

Les premiers soins et secours d'urgence. — Faire prendre aussitôt que possible, de l'huile d'olive, de l'huile d'amandes douces, ou n'importe quelle huile comestible, deux ou trois grands verres et plus. Provoquer les vomissements, et donner à nouveau de l'huile qui agit en cette circonstance, et comme neutralisant l'alcali, et comme adoucissant.

Donner aussi du jus de citron pur ou étendu d'eau, cinq ou six citrons, à défaut, jus d'orange. Donner à boire du vinaigre étendu d'eau ; mais ce citron et ce vinaigre produisent sur les brûlures intérieures de l'alcali une douleur vive que l'on calmera par de l'eau albumineuse, par des tisanes émollientes.

Une bonne pratique est de faire, si possible, avaler des petits morceaux de glace qui calmeront les douleurs de l'estomac, mais donner ces morceaux de glace après les vomissements, afin de ne pas empêcher le rejet du poison.

Frictions sur le corps, bouillottes aux pieds, injections d'éther.

Hypochlorite de chaux.

SEL OU POUDRE DE JAVELLE, EAU DE JAVELLE LIQUEUR DE LABARRAQUE

RÉSUMÉ DES PREMIERS SOINS ET SECOURS D'URGENCE. — Faire prendre beaucoup d'eau, de l'eau tiède si possible, de l'huile, provoquer aussitôt les vomissements. — Potion à l'acétate d'ammoniaque. — Magnésie calcinée, lavements purgatifs, frictions, bouillottes aux extrémités. — Cataplasme sur le ventre et le creux de l'estomac.

INDICATIONS. — Le sel de javelle, l'eau de javelle si employée par les blanchisseuses devraient être compris dans l'article précédent parmi les alcalins ou composés alcalins. En effet, ils contiennent de la chaux, de la potasse, du carbonate de potasse ; mais ils renferment également d'autres sels : des hypochlorites de chaux et de potasse. Ces derniers corps mis en présence d'un acide comme il arrive dans l'estomac dégagent un gaz très délétère, c'est-à-dire très nuisible à la santé, ce gaz, c'est le chlore.

L'eau de javelle, comme la poudre de javelle sont donc des poisons à plusieurs titres : 1° à cause des alcalis ou sels alcalins qu'ils renferment : potasse, chaux, carbonate de potasse ; 2° à cause du chlore qu'ils dégagent en présence des sucs acides de l'estomac.

Heureusement les méprises sont rares à cause de l'odeur manifeste de chlore qu'exhalent même à l'air libre la poudre et l'eau de javelle. D'autre part, l'eau de javelle employée pour le blanchissage du linge n'est pas trop concentrée, sans cela elle brûlerait le linge, donc elle n'est pas aussi promptement funeste.

La liqueur de Labarraque est à peu près de même composition que l'eau de javelle, sauf les quantités employées.

Symptomes. — Nous retrouvons ici les mêmes symptômes que nous avons signalés à propos de l'empoisonnement par les alcalis, c'est-à-dire brûlures aux lèvres et à la bouche, tuméfaction de celles-ci, douleur vive à l'estomac, selles abondantes et sanguinolentes, coliques atroces ; mais ces symptômes sont un peu atténués. En plus de ces symptômes, on sent que l'haleine exhale une odeur de chlore manifeste.

Les premiers soins et secours d'urgence. — On ne peut donner ici les mêmes contrepoisons que pour les alcalis. En effet, si on faisait prendre du vinaigre dilué dans l'eau ou du jus de citron qui est fortement acidulé, on augmenterait le dégagement de chlore, gaz pernicieux et très toxique. Il faut faire avaler un ou deux grands verres d'eau tiède, provoquer aussitôt les vomissements, soit en titillant la luette, soit en donnant des vomitifs : ipéca, 1 gr.

50, dans un demi-verre d'eau, émétique, 0,05 centigr. à 0,10 centigr. dans un peu d'eau.

Le lavage de l'estomac sera un excellent moyen et même le meilleur, si on a sous la main le tube de Faucher ou un tuyau analogue.

On pourra aussi donner, sans aucun inconvénient, de l'huile comestible à boire, huile d'olive surtout ; l'huile neutralise les alcalis et avalée en quantité, elle répugne et provoque les vomissements.

Pour neutraliser le chlore dégagé dans l'estomac, on pourra donner la potion suivante, par cuillerées à bouche, tous les quarts d'heure :

          Acétate d'ammoniaque..........................   5 gr.
          Sirop de fleurs d'oranger......................   25 gr.
          Eau distillée de tilleul.......................   120 gr.

Administrer aussi un lavement purgatif, cataplasmes de farine de lin, frictions énergiques, bouillottes aux pieds.

EMPOISONNEMENT PAR LES MÉTALLOIDES ET LES MÉTAUX

Indications générales.

Donner une règle générale pour les différents cas d'intoxication par les métalloïdes et les métaux peut paraître téméraire, car chaque poison a son antidote spécial.

Cependant, outre les moyens habituels qui sont le vomissement et le lavage de l'estomac, les évacuants de l'intestin ou purgatifs, nous pouvons indiquer quelques contre-poisons généraux, inoffensifs, applicables en pareils cas et doués cependant d'une efficacité réelle.

En premier lieu, l'antidote multiple de Jeannel déjà formulé (p. 265). A son défaut, la magnésie hydratée ou calcinée. On fait prendre de l'un ou de l'autre par cuillerées à café, avec un peu d'eau. Dans le même but, faute de magnésie, on emploierait la cendre débarrassée de scories, la craie pilée.

En second lieu : l'eau de chaux, que l'on prendra étendue d'autant d'eau pure, l'eau albumineuse qui a la propriété de précipiter bon nombre de sels de métaux ou de métalloïdes.

Enfin : le lait, que l'on donne par tasses et en quantité, sauf dans l'empoisonnement par le phosphore, parce que, dans ce cas tout spécial, la matière grasse du lait dissout le phosphore et favorise son absorption.

Alun.

Résumé des premiers soins et secours d'urgence. — Lavages de l'estomac, vomissements, lait en quantité, eau albumineuse, magnésie calcinée ou mieux hydratée.

Indications. — Les sels d'alun les plus usités sont au nombre de trois :

L'alun proprement dit, ou sulfate d'alumine et de potasse ;

L'alun calciné, c'est le précédent, privé d'eau, par calcination ;

L'acétate d'alumine, employé en quantité dans l'industrie.

Les deux premiers se vendent en pharmacie, et sont très usités, soit en lavages, soit en injections, etc.

Symptomes. — Par un goût âpre et astringent, les sels d'alun avertissent presque aussitôt de la méprise qu'on a pu commettre en les avalant. Ils irritent la bouche, la gorge, donnent une sensation métallique désagréable, une cuisson, une sorte de brûlure à la langue, à l'arrière-bouche, à l'estomac.

Ils provoquent des vomissements, une diarrhée abondante, avec coliques douloureuses.

Si la dose ingérée est forte, le malade se trouve bientôt
en proie à de l'agitation, à de l'angoisse. Puis surviennent
l'irrégularité du pouls, le refroidissement des extrémités,
le coma.

LES PREMIERS SOINS ET SECOURS D'URGENCE. — Pratiquer, si possible, un ou plusieurs lavages de l'estomac.
Provoquer les vomissements, s'ils ne se sont pas produits
spontanément et abondamment. Pour obtenir les vomissements, titiller la luette ou donner ipéca : 1 gr. 50 dans
un demi-verre d'eau, ou émétique, 0,05 centigr. dans un
quart de verre d'eau.

Faire prendre du lait en quantité et un litre d'eau albumineuse préparée avec trois à quatre blancs d'œufs. Administrer aussi des tisanes émollientes : eau de mauve ou
de guimauve.

Enfin on délayera une ou deux cuillerées à café de magnésie calcinée ou hydratée dans un demi-verre d'eau tiède
pour la faire prendre même avant les vomissements.

Antimoine.

EMÉTIQUE, TARTRE STIBIÉ

RÉSUMÉ DES PREMIERS SOINS ET SECOURS D'URGENCE. —
Faciliter les vomissements par une quantité d'eau tiède, lavage,
si possible, de l'estomac, tanin : une cuillerée à café ou décoction de quinquina, d'écorces de chêne. — Café noir un peu
chargé 2 ou 3 tasses. Boissons émollientes. Stimulants habituels,
frictions, bouillottes aux pieds, injections d'éther.

INDICATIONS. — L'antimoine pur ou métal est à peine
toxique. Nous aurons à constater ces propriétés pour la
plupart des métaux. Ce sont en général leurs sels qui sont
des poisons. A l'état de pureté, il est légèrement atta-

qué par les liquides de l'estomac et devient ainsi un purgatif. Il servait autrefois à préparer les *pilules perpétuelles.*

En revanche, ses nombreux sels sont dangereux : l'émétique, le tartre stibié, le kermès, l'antimoine diaphorétique.

Ils sont dangereux, surtout par doses faibles et répétées souvent, doses qui, quoique faibles, sont pourtant trop fortes pour n'être que médicamenteuses.

Lorsque les sels d'antimoine sont pris à dose un peu élevée, en une ou deux fois, ils provoquent des vomissements rapides, capables d'éliminer le poison.

Ainsi une dose trop forte d'émétique, prise pour faire vomir, sera quand même sans danger sérieux, à moins d'une erreur énorme qui n'est pas possible entre des mains expérimentées, parce que le sujet aura vite rejeté la dose toxique, grâce aux vomissements et à la diarrhée violente provoqués.

On doit craindre un empoisonnement lorsque, par impossible, la dose trop forte indiquée plus haut n'a pas amené de vomissements spontanés ou lorsque les sels ci-dessus mentionnés, sont administrés à des doses fractionnées et trop élevées. Dans ces cas, on observerait les symptômes suivants.

SYMPTOMES. — Goût métallique et styptique, fort désagréable, nausées, vomissements partiels, bilieux, douleurs vives à l'estomac, coliques. Angoisse, agitation.

Pouls irrégulier, petit, puis ralenti ; respiration irrégulière, saccadée, puis ralentie, convulsions, syncopes. Refroidissement des extrémités, prostration et coma.

LES PREMIERS SOINS ET SECOURS D'URGENCE. — Si les vomissements ne sont pas assez abondants, on les favorisera en donnant à boire un à deux grands verres d'eau tiède. S'ils n'ont pas lieu, on les provoquera par les titillations de la luette, par l'administration de 1 gr. 50 d'ipéca dans un quart de verre d'eau. Si possible, pratiquer un lavage de l'estomac avec une eau dans laquelle on aura mis une ou deux cuillerées à café de *tanin* ; le tanin est un *excellent antidote* des sels d'antimoine.

A défaut de lavage de l'estomac, faire dissoudre une cuillerée à café ou deux de tanin dans un demi-litre d'eau et donner à boire par demi-verre.

Le quinquina est riche en tanin. On fera bouillir du quinquina, la quantité qu'on veut, soit 30 grammes environ, dans un demi-litre d'eau. Ou bien faire cuire de l'écorce de chêne, si on n'a pas de quinquina, et donner à boire cette décoction obtenue dans les mêmes proportions. Café noir, un peu chargé, deux à trois tasses. Faire prendre aussi des boissons émollientes.

Réchauffer, si c'est nécessaire, les extrémités par des bouillottes, par des frictions.

En cas de nécessité, faire usage des stimulants habituels, injection d'éther, de caféine, etc.

Argent (nitrate d') et sels d'argent.

INDICATIONS. — L'argent métal, est absolument inoffensif. On l'emploie en alliage pour la vaisselle de cuisine comme le meilleur des métaux propres à cet usage.

Cependant l'azotate ou nitrate d'argent vulgairement appelé *pierre infernale*, pris en solution à dose trop forte ou avalé à l'état de crayon, peut déterminer quelques accidents, qui sont, à vrai dire, très rarement dangereux et moins redoutables encore si l'estomac n'est pas à jeun. Généralement tout se termine par une sensation de brûlure interne.

Les vomissements se produisent le plus souvent d'une façon spontanée. Le liquide vomi est floconneux et blanchâtre, il prend à l'air une teinte brun noir.

Parfois, il peut y avoir dilatation de la pupille, convulsions, insensibilité générale.

LES PREMIERS SOINS ET SECOURS D'URGENCE. — Le remède à donner est simple et presque toujours sous la main : on fait prendre un ou deux blancs d'œufs délayés dans un peu d'eau, on sale fortement. L'albumine du blanc d'œuf et le sel de cuisine forment un albuminate d'argent et un chlorure d'argent insolubles, donc inoffensifs. On donne quelques minutes après un vomitif : ipéca ou émétique.

A défaut de blanc d'œuf ou de sel de cuisine : magnésie, lait, eau de chaux dédoublée.

Arsenic et ses sels.

RÉSUMÉ DES PREMIERS SOINS ET SECOURS D'URGENCE. — Magnésie calcinée ou mieux hydratée ou sesquioxyde de fer gélatineux, antidote multiple de Jeannel, lait, eau de chaux étendue d'autant de lait, charbon en poudre délayé dans de l'eau bien sucrée. — A défaut des antidotes précédents : cendre de bois débarrassée de ses scories, craie en poudre, puis faire vomir avec ipéca ou par titillation de la luette. — Boissons émollientes : eau de mauve, de guimauve. — Boissons huileuses, albumineuses.

Stimulants habituels : frictions énergiques sur tout le corps. café noir, injections d'éther, de caféine, d'huile camphrée, etc,

INDICATIONS. — Sous ses différentes formes chimiques et à doses pondérées, l'arsenic est assurément l'un des médicaments les meilleurs, sinon le meilleur de tous ceux que nous possédons : liqueur de Fowler, liqueur de Pearson, arséniate de soude, de fer, de strychnine, cacodylate, etc.

Dès la plus haute antiquité, l'arsenic était connu et employé comme remède. Depuis les temps les plus reculés, dans certains pays, les jeunes filles, véritables arsénicophages ont mangé quelque peu d'un minerai naturel d'arsenic : sulfure d'arsenic, et cela, dans le but de *se donner bonne mine.*

Malheureusement, l'arsenic est un poison redoutable. C'est celui que les criminels ont employé de tous temps jusqu'à nos jours. *L'aqua di Napoli, l'aqua toffana* des Italiens, deux breuvages trop célèbres, renfermaient un sel d'arsenic.

A lui seul, l'arsenic entre dans les deux tiers des empoisonnements secrets d'autrefois.

Ce qui favorise cet emploi, c'est qu'il n'a presque aucun goût particulier qui puisse éveiller la défiance de la victime ; c'est en outre qu'à l'état de poudre, il peut être facilement mêlé aux aliments, au sel de cuisine, au sucre en poudre, etc.

Dans l'industrie, l'arsenic entre dans une quantité de préparations, comme le vert de Schweinfurt, le vert de Scheele, le vert minéral, etc.

Il est aussi employé dans certaines poudres insecticides connues sous le nom de *cobolt, mort aux mouches.* L'orpiment et le réalgar sont également dangereux, ce sont des sulfures d'arsenic dont on fait usage pour les matières colorantes et pour les pâtes épilatoires.

A notre époque, l'empoisonnement criminel par l'arsenic est beaucoup moins fréquent, parce que les chimistes savent reconnaître avec précision et sûreté les plus petites traces d'arsenic.

Malgré cela, il existe encore de nos jours ; quelques criminels ignorent sans doute les progrès de la chimie à cet égard. Il peut être aussi accidentel.

Il est à noter qu'on s'habitue à des doses élevées d'arsenic lorsqu'on a pris soin d'y arriver par des petites quantités, savamment graduées.

SYMPTOMES. — Peu de minutes après avoir pris une dose forte et peut-être mortelle d'un sel d'arsenic, une saveur âcre se produit à la bouche, avec goût métallique très désagréable, puis survient une soif ardente, avec constriction à la gorge.

Les vomissements se manifestent environ un quart d'heure après. Ils sont répétés et parfois incessants. Des coliques violentes et subites apparaissent presque en même temps ; la diarrhée abondante et douloureuse rejette des matières à odeur d'ail.

L'estomac et l'intestin sont le siège de brûlures internes et de douleur vive. Les boissons les plus émollientes sont rejetées. Le ventre est douloureux, ballonné.

Le pouls est irrégulier, petit, et va en se ralentissant jusqu'à la mort qui peut survenir, si la victime n'est promptement secourue, en l'espace d'une demi-heure ou, selon la dose, après deux ou trois jours.

Le malade a des vertiges, des maux de tête très violents, de l'agitation, du délire, parfois des syncopes répétées. Il tombe généralement dans le coma avant de mourir.

Les symptômes caractéristiques de l'empoisonnement par l'arsenic consistent en ces vomissements fréquents, pour ainsi dire incessants, surtout au début et que rien ne peut calmer, et dans cet aspect cadavérique du sujet, dès les premiers moments : face pâle, déprimée, abattue. L'arsenic est un poison surtout déprimant.

Enfin la peau se recouvre parfois sur tout le corps de taches rouges ou plaques rouges.

Lorsque l'empoisonnement criminel est plus savamment dirigé, et que la main coupable sait graduer habilement des doses trop fortes pour n'être que médicamenteuses, ces symptômes sont moins accentués, ils sont pourtant assez reconnaissables à une personne attentive. L'analyse des crachats et des vomissements donnera la certitude absolue de la présence ou de l'absence d'arsenic.

C'est surtout pendant cette intoxication lente que la peau peut se recouvrir de plaques rouges ressemblant à celles de l'urticaire ou du purpura.

LES PREMIERS SOINS ET SECOURS D'URGENCE. — Lorsqu'on peut arriver aussitôt après l'accident, ou peu de temps après, on tâche en premier lieu de débarrasser le plus possible l'estomac du poison qu'il contient. On emploie à cet effet, quand on le peut, le siphonnage stomacal, ou bien les manœuvres qui provoquent les vomissements : titillation de la luette, eau tiède, un ou deux grands verres, vomitifs : ipéca, 1 gr. 50 dans un quart ou un demi-verre d'eau.

Pour provoquer les vomissements, on ne donnera pas de l'émétique, car son action déprimante s'ajouterait à celle de l'arsenic.

Mais le plus souvent, les vomissements sont spontanés et très abondants, on donnera de l'eau tiède en abondance pour les rendre moins douloureux. Inutile, dans ce cas, d'administrer des vomitifs.

On fera prendre des antidotes de l'arsenic :

    Hydrate de magnésie ou magnésie hydratée : une à deux cuillerées à café.
    Eau : un grand verre.

à renouveler deux ou trois fois après le rejet complet de ce mélange par les vomissements. A défaut d'hydrate de magnésie, faire usage de magnésie calcinée.

On a proposé aussi l'hydrate de sesquioxyde de fer gélatineux, qui forme avec l'arsenic des composés insolubles, par conséquent inoffensifs.

On prépare ce sesquioxyde de fer gélatineux de la façon suivante :

> Solution de perchlorure de fer officinale...... un kilog
> Eau... 500 gr.

mélange que l'on verse peu à peu et en agitant sans cesse dans :

> Ammoniaque en solution officinale........... 400 gr.
> Eau... 2 litres

Lavez le précipité à grande eau jusqu'à ce que l'eau de lavage ne donne plus de réaction à l'azotate d'argent.

Conservez ce précipité dans l'eau distillée en flacons bien bouchés. Administrez-le par quantités : un ou deux kilogrammes. On provoquera de temps à autre les vomissements s'ils ne sont pas spontanés, et cela dans le but d'éviter la plénitude de l'estomac.

Nous venons d'indiquer cet antidote ferrugineux parce qu'il a encore ses partisans, mais l'hydrate de magnésie qui purge en même temps, qui est plus facile à faire prendre et à préparer est bien préférable.

Avec ces deux antidotes, ajouter : eau de chaux, un grand verre, étendue de lait ou d'eau pure, à donner par gorgées et renouveler.

L'antidote multiple de Jeannel est aussi excellent. Lait pur, charbon officinal en poudre délayé dans du lait ou de l'eau. Eau sucrée.

Si on n'avait sous la main que de la cendre de bois, de la craie en poudre, du lait, on les administrerait en tâchant de se procurer le plus vite possible les autres contrepoisons plus actifs.

Donner un purgatif huileux, huile de ricin, des lavements purgatifs, si la diarrhée n'est pas abondante.

Boissons émollientes, huileuses, mucilagineuses : eau de mauve, de guimauve, boissons albumineuses.

Pour calmer les douleurs de la gorge et de l'estomac, on pourrait donner 15 à 20 gouttes de laudanum ou une injection de morphine. Ces dernières pratiques ne peuvent être sagement mises en œuvre que par un médecin ou un pharmacien, et lorsqu'on peut supposer que tout le poison absorbé a été rejeté, car elles arrêtent les vomissements.

Comme l'arsenic est un poison déprimant, il faudra faire usage de tous les stimulants habituels : frictions énergiques sur tout le corps, avec eau de Cologne, ou baume de Fioravanti, injection d'éther. Donner du café noir un peu chargé, des liqueurs, du champagne.

Nota. — Lorsqu'on aura écarté le danger immédiat de coma et de mort, lorsqu'on aura obtenu un mieux très sensible, le malade ne devra pas être abandonné, cette intoxication a des accalmies qui pourraient faire croire à la guérison, lorsque celle-ci n'est pas réelle. Il appartient au médecin d'en juger et de surveiller le malade plusieurs jours, si cela est nécessaire.

Chlorate de potasse.

Indications. — Jusqu'à ces dernières années le chlorate de potasse journellement employé pour gargarismes ou en pastilles, même en potion, était considéré comme inoffensif, mais des empoisonnements récents et nombreux ont montré que ce sel était redoutable à la dose de 30 à 60 grammes, avalée en une seule fois, ou par fractions prises assez rapprochées.

Lorsqu'on l'administre en potion on ne doit pas dépasser 5 à 6 grammes, que l'on fera prendre par intervalles éloignés, en une journée. On devra éviter autant que possible, d'en donner aux personnes atteintes d'albuminurie, de néphrite aiguë ou chronique, à cause de l'irritation que produirait l'élimination de ce sel par les reins et de la difficulté de cette élimination par des reins malades.

SYMPTOMES. — En général, une heure après l'ingestion d'une certaine quantité de ce sel, un vomissement se produit, vomissement verdâtre, puis diarrhée avec douleurs abdominales très vives, soif intense.

Le chlorate de potasse est un poison du sang qu'il décompose, de là, vient cette coloration ardoisée de la peau, les lèvres bleuâtres et cyanosées. En effet, grâce à cette altération du sang, la circulation et la respiration se trouvent bien vite modifiées et gênées. Les urines sont rares et d'une teinte brune ; les reins sont très douloureux.

Ce sel est aussi un poison des muscles et du muscle du cœur, en particulier, l'intoxiqué ne peut remuer les bras ni les jambes, il lui semble qu'il supporte un énorme fardeau sur chacun de ses membres. Cet affaiblissement ne fait qu'augmenter, si on n'apporte pas au malade un secours efficace. Une syncope mortelle est à craindre, ou bien le collapsus et le coma, dans lequel meurt le sujet.

LES PREMIERS SOINS ET LES SECOURS D'URGENCE. — En premier lieu, faire vomir avec ipéca en poudre, 1 gr.50 délayé dans un demi-verre d'eau, ou bien lavage de l'estomac, en faisant usage d'eau alcalinisée (une cuillerée à café de bicarbonate de soude par litre ou deux grands verres d'eau de chaux par litre).

Donner à boire un mélange à parties égales d'eau de chaux et de lait. D'après von Nering, les alcalins sont à conseiller, parce qu'ils rendent le sang plus fluide, ils facilitent ainsi sa circulation et, par là même, l'élimination du poison. En effet, à l'autopsie des empoisonnés par ce sel on trouve un sang épais et visqueux.

On aidera encore à l'élimination du chlorate par des boissons abondantes et diurétiques : limonades gazeuses, eau de Vichy, tisane de barbes de maïs. Enfin, on stimulera par des excitants la circulation du sang et la respiration. C'est dans ce but qu'on fera prendre : café noir très chargé, deux à trois tasses, thé, champagne, boissons abondantes, frictions énergiques sur tout le corps. Injections d'éther, de caféine. Réchauffement des extrémités.

Chlore, Brome.

INDICATIONS. — Ces deux corps se trouvent surtout dans les laboratoires. Cependant, ils peuvent, le chlore principalement, se dégager accidentellement d'une préparation industrielle.

Le chlore est un gaz très délétère, de couleur jaune verdâtre. Son nom, d'ailleurs, tiré du grec, signifie *vert*.

Le brome, dont le nom grec signifie *puanteur*, est un liquide rouge brun, qui émet à tout instant à l'air des vapeurs rougeâtres très désagréables à respirer et très irritantes. Il jaunit la peau comme le ferait l'acide azotique et comme ce dernier, peut la brûler.

SYMPTOMES. — Entre ces deux corps il n'y a qu'une différence de degré dans l'action, le chlore étant beaucoup plus actif.

Les vapeurs de chlore irritent vivement les muqueuses des yeux, du nez, de la gorge et des bronches. Elles provoquent parfois des nausées, des vomissements sanguinolents, des crachements teintés de sang. Ces lésions qui atteignent l'appareil pulmonaire sont redoutables, car elles peuvent être le point de départ d'une phtisie pulmonaire, surtout chez des sujets prédisposés par le travail ou par l'hérédité.

LES PREMIERS SOINS ET SECOURS D'URGENCE. — Exposition au grand air, magnésie 5 à 10 grammes délayée dans du lait, lait pur en abondance. On a proposé de donner 1 gramme à 2 grammes d'iodure de sodium, et aussi l'empois d'amidon comme antidote du brome, non du chlore.

On a proposé pour le chlore et le brome de faire respirer *un peu* d'ammoniaque, ou *un peu* d'hydrogène sulfuré ; mais plusieurs auteurs n'en sont pas partisans, parce que la petite dose à respirer est le plus souvent dépassée.

Pour calmer l'oppression et l'irritation, faire aspirer de l'acide carbonique, par exemple, en respirant le gaz d'une eau de siphon gazeux, boire aussi de l'eau de Vals ou de Vichy.

Cuivre.

ACÉTATE DE CUIVRE (VERDET CRISTALLISÉ)
SULFATE DE CUIVRE (VITRIOL BLEU), VERT DE GRIS

Le cuivre, métal, n'est ni un caustique, ni un poison. Aussi est-il employé beaucoup dans les ustensiles de cuisine, mais les récipients en cuivre peuvent, sous l'influence du vinaigre, de certains légumes, etc., donner des sels de cuivre et susciter les accidents dont nous allons parler.

Depuis quelques années, on discute pour savoir si les sels de cuivre sont véritablement des poisons capables d'altérer l'organisme et de conduire à une issue fatale, ou bien s'ils sont seulement des caustiques, des irritants de la muqueuse stomacale et intestinale, dont l'action provoque une gastrite passagère, une entérite douloureuse, mais non mortelle.

Le fait, reconnu exact, que le cuivre et ses sels ne peuvent jamais être les causes d'une intoxication chronique plaiderait en faveur de cette dernière thèse.

Quoi qu'il en soit, il existe dans certains cas avec le cuivre et ses sels, une manifestation d'empoisonnement aigu.

Les indispositions graves qui ont lieu, arrivent lorsqu'on a mangé des aliments préparés dans des ustensiles de cuivre mal étamé, lorsqu'on a fait usage de conserves légumineuses colorées trop fortement en vert par le sulfate de cuivre ou le verdet. On sait en effet, que la belle couleur verte des légumes de conserves est obtenue en faisant cuire ces légumes dans un poêlon ou une casserole en cuivre non étamée et en y ajoutant un peu de vinaigre. On enlève ensuite toute trace de vinaigre par la cuisson, le vinaigre est, en effet, très volatil.

Ces indispositions graves se manifestent encore lorsqu'on a mangé des raisins qui ont subi le traitement de la vigne à la bouillie préparée aux sels de cuivre.

SYMPTOMES. — Sécheresse à la gorge, langue pâteuse, avec saveur métallique, mais surtout vomissements. Crampes d'estomac, coliques fortes et douloureuses avec diarrhée abondante. Maux de tête.

Après les manifestations aussi violentes du mal, le sujet reste dans un état de grande faiblesse et de dépression.

LES PREMIERS SOINS ET SECOURS D'URGENCE. — Provoquer ou favoriser les vomissements s'ils sont peu abondants, donner aussi un purgatif ou un lavement purgatif.

En général, quand l'estomac et l'intestin auront évacué les substances alimentaires qui les irritent, tout danger grave sera évité. Il restera ensuite à calmer les douleurs occasionnées par les sels de cuivre et par les vomissements.

On pourra toutefois neutraliser les sels de cuivre par l'antidote multiple de Jeannel, par de l'eau sucrée en abondance, puisque le sucre réduit les composés cuivriques, enfin par le ferrocyanure de potassium qui est lui-même inoffensif et qui forme avec le cuivre et ses sels un précipité rouge insoluble et inoffensif de ferrocyanure de cuivre.

Donner de l'eau albumineuse, du lait, des tisanes émollientes, appliquer des cataplasmes de farine de lin sur le ventre. Administrer la potion suivante :

> Extrait thébaïque.......................... 0 gr. 05
> Sirop de fleurs d'oranger................... 50 gr.
> Eau de tilleul............................. 100 gr.

Par cuillerées à bouche toutes les heures et plus souvent si besoin est.

Iode.

IODURES, IODOFORME

INDICATIONS. — On a dit que le pharmacien français Courtois, qui découvrit l'iode, avait rendu à l'humanité un plus grand service que l'inventeur des chemins de fer. En réalité, l'iode et les iodures sont beaucoup employées en médecine pour une quantité de maladies. Ils rendent chaque jour des services inappréciables.

Dans certains cas, rares il est vrai, ces corps peuvent incommoder et produire une intoxication.

L'iode est un corps solide, en lamelles minces. Chauffé légèrement sur une plaque ou sur un fourneau, il dégage de belles vapeurs violettes caractéristiques.

C'est surtout comme teinture d'iode, que l'iode est employé. On conseille parfois de prendre une infusion dans laquelle on fait verser quelques gouttes de teinture d'iode. Tout l'iode précipite au fond, sous la forme de poudre noire. Il y aurait quelque inconvénient à avaler cette poudre noire qui n'est autre chose que de l'iode pur.

La teinture d'iode, en applications trop rapprochées ou

en trop grande quantité dans une seule application sur la peau, quantité qu'on ne peut déterminer, car elle est très variable, selon la susceptibilité et l'état nerveux du sujet, détermine une vive irritation, une douleur cuisante, parfois intolérable.

A moins d'une erreur grossière, énorme, dans l'application de cette teinture d'iode, cette cuisson et cette douleur sont généralement sans danger.

Nous conseillons de les endurer. Si cependant, elles paraissaient intolérables, on pourra enlever l'excès d'iode en appliquant sur tout le badigeonnage iodé, des cataplasmes d'amidon ou de fécule de pomme de terre. Le cataplasme se colore en bleu par formation d'iodure bleu d'amidon qui absorbe l'iode en partie.

Un meilleur moyen, c'est de faire usage de la solution suivante :

Iodure de potassium.................................... 10 gr.
Eau distillée.. 150 gr.

en applications répétées, en se servant de touffes de coton hydrophile imbibées de cette solution, puis essuyer.

Si, par mégarde, on avalait de la teinture d'iode, ou des parcelles d'iode pur, on administrerait cette solution iodurée, ou bien une à deux cuillerées à bouche d'amidon ou de fécule délayée dans de l'eau.

Les antidotes et les moyens indiqués pour le chlore et le brome peuvent être utilisés ici.

Il peut arriver que les sels d'iode : iodure de potassium, de sodium, de strontium, etc. fassent éprouver à leur usage, une série d'indispositions qui se traduisent par des boursouflures des paupières, de l'enrouement, avec douleur et œdème à la gorge, coryza abondant, maux de tête violents et enfin, parfois, éruptions ressemblant plus ou moins à de l'urticaire.

On devra, en présence de ces symptômes, consulter son médecin traitant. En attendant l'avis de son médecin, on fera bien de cesser cette médication, de prendre une purgation et deux ou trois cachets de sel de Vichy, 1 gramme dans la journée. On a conseillé aussi de faire prendre dans la journée, deux à trois cuillerées à bouche d'amidon délayé dans un peu d'eau. L'iode qui aurait pu être mis en liberté par décomposition de l'iodure en présence des acides de l'estomac, serait ainsi neutralisé.

Quelques-uns ont suggéré l'idée de hâter cette mise en liberté de l'iode et d'administrer en même temps que l'amidon, une limonade sulfurique. Nous hésitons à conseiller ce dernier moyen, l'iode ingéré en parcelles métalliques ayant des inconvénients notables.

L'iodoforme, autre composé d'iode, a causé plus souvent des désagréments sérieux et de véritables intoxications, surtout chez les enfants, les vieillards et les personnes albuminuriques. On admet d'ailleurs qu'il ne faut pas dépasser la quantité de 4 à 5 grammes à employer sur une plaie ou sur plusieurs plaies d'une même personne.

Les intoxiqués par l'iodoforme se plaignent d'un goût spécial désagréable à la bouche, d'un manque d'appétit, d'une sécheresse de la langue et de la gorge, de maux de tête. Puis il peut survenir des vomissements, de l'agitation, du délire, des convulsions, le coma... En même temps le pouls est rapide, faible, et la respiration haletante et difficile...

On portera secours en débarrassant aussitôt la plaie de tout l'iodoforme, en lavant avec l'eau boriquée, en faisant prendre des purgatifs, des vomitifs, en administrant de l'eau de Vals ou de Vichy. On favorisera l'élimination prompte du poison par des diurétiques : lait, infusion de pariétaire, de barbes de maïs. Employer aussi les exci

tants habituels : café noir en lavements, si, par la bouche
le malade ne peut rien garder. Donner du champagne
frappé, etc.

Mercure et ses sels.

INDICATIONS. — Les sels de mercure étaient autrefois
avec ceux de l'arsenic, parmi les poisons minéraux, à peu
près les seuls connus et employés par les criminels. Le
procès de la trop célèbre empoisonneuse Voisin au XVII°
siècle a démontré qu'elle faisait usage du bichlorure de
mercure ou sublimé déjà connu.

Le mercure, métal liquide, émet constamment des vapeurs pernicieuses à respirer (maladie des miroitiers, des
mineurs aux mines de mercure), c'est une véritable intoxication lente.

Mais nous parlerons ici seulement de l'empoisonnement
aigu qui peut se produire, soit en avalant de la poudre ou
une solution d'un sel de mercure, soit par injections vaginales, à plus forte raison utérines, soit par le pansement
d'une plaie étendue chez un sujet prédisposé à craindre
les lavages au sublimé.

Les composés du mercure les plus usités sont, en premier lieu, le *sublimé* ou bichlorure de mercure, le *biiodure*,
le *cyanure*, le *précipité rouge* ou oxyde rouge de mercure, le *précipité jaune* ou oxyde jaune, le *sulfate mercurique* ou turbith minéral, enfin le *calomel* ou protochlo-
rure de mercure, etc.

Nous n'avons point l'intention d'atténuer la valeur
thérapeutique très grande des médicaments mercuriels.
Dans certaines maladies ils sont indispensables. Dans
une quantité de cas, leur application est d'une efficacité merveilleuse ; enfin ce sont des antiseptiques
précieux, soit comme lavage, soit comme pommades.

Nous les considérons ici au seul point de vue de leur toxicité.

Nous prendrons comme type l'empoisonnement par le sublimé, qui est à chaque instant employé non seulement pour les lavages antiseptiques, mais encore dans la liqueur de Van Swieten, dans les solutions pour injections gynécologiques, etc., etc.

En premier lieu, nous verrons l'empoisonnement du sublimé par la bouche.

En second lieu, celui qui peut survenir par application de pommade, de solution antiseptique ou d'injections utérines préparées au sublimé.

On prescrit généralement dans certaines maladies d'avaler une cuillerée à bouche par jour de la liqueur de Van Swieten, liqueur dosée à 1 gramme pour 1.000. Le même dosage est employé pour les solutions antiseptiques mercurielles d'un usage journalier. Une cuillerée à bouche n'est donc pas toxique et peut être prise à peu près sans danger par un adulte, de même, il pourra prendre 0,01 centigramme, même 2 ou 3 centigrammes de sublimé en pilules. Au-dessus de cette quantité, la dose est bien vite redoutable et mortelle.

SYMPTOMES. — Peu de temps après l'ingestion d'une dose trop forte de solution au sublimé ou de liqueur de Van Swieten, le patient éprouve un goût métallique très spécial, fort désagréable à la bouche ; puis bientôt une brûlure atroce de l'œsophage et de l'estomac. Surviennent ensuite des vomissements, des selles abondantes et noirâtres, une douleur intolérable dans l'abdomen. Le pouls devient petit, ralenti, les urines rares. Plusieurs signes particuliers de cet empoisonnement consistent soit dans une salivation très abondante, soit dans une inflammation des gencives et bientôt apparaît une haleine fétide.

Comme dans les intoxications graves, une sueur profuse et froide recouvre tout le corps, pendant que le visage
recouvert aussi de sueur atteste, par son aspect, la souffrance de tout l'organisme. La dépression, l'anéantissement
des forces peut aller jusqu'à la paralysie générale. La mort
peut survenir rapidement en quelques heures ou dans les
vingt-quatre heures.

Nous venons de décrire les symptômes qui résultent de
l'ingestion d'une forte dose de sublimé, 2 à 3 grammes environ et plus.

Avec des doses moindres, les symptômes sont les mêmes, moins accusés pourtant ; la quantité absorbée peut
être également mortelle, cependant la mort tarde plusieurs jours. Il y a parfois des rémissions trompeuses ; le
danger de mort peut réapparaître imminent, inéluctable,
après quelques jours d'un mieux très sensible.

Le sublimé, comme les autres composés mercuriaux, est
un poison en application externe : solutions pour lavage,
pommades, injections utérines. Hâtons-nous d'ajouter
que ces cas d'empoisonnement sont très rares et qu'ils ne
peuvent se produire que si on fait usage de doses trop
fortes, ou si on n'en surveille pas l'emploi.

Les lavages d'une plaie avec une solution au millième
chez un adulte, sont sans danger, à moins que la plaie ne
soit très étendue, et que le sujet ne soit doué d'une susceptibilité toute particulière pour le sublimé ; mais alors on
prendra garde aux premières manifestations d'intoxication : salivation abondante, bouche pâteuse, inflammation des gencives. On surveillera les lavages faits au
sublimé chez un albuminurique.

Enfin, pour plus de sûreté, on peut ne faire usage que
des solutions à 0,50 centigrammes pour 1000, et même à
0,25 centigrammes pour 1.000 quand il s'agit d'injections

utérines, comme elles se pratiquent après un accouchement. Des cas mortels se sont produits faute de cette précaution chez des malades prédisposées, et surtout quand
on n'a pas pris garde à chasser la solution mercurielle par
une position qui en facilite l'écoulement, ou par une ou
deux injections abondantes d'eau boriquée, suivant aussitôt, ou presque aussitôt l'injection au sublimé.

LES PREMIERS SOINS ET SECOURS D'URGENCE. — On
ne peut ici pas plus que pour les acides ou les alcalis ingérés en solutions concentrées, faire usage du siphon pour
débarrasser l'estomac du poison ingéré, car l'irritation et
la corrosion produites dans la gorge et l'estomac sont un
obstacle à cette pratique.

Faire vomir avec ipéca, 1 gr. 50, délayé dans un peu
d'eau, un demi-verre environ.

Administrer, aussitôt que possible, quatre blancs
d'œufs dans un litre d'eau, en prendre un verre toutes les
dix minutes.

Le blanc d'œuf est le contrepoison spécifique du mercure. Il forme un albuminate de mercure insoluble. Une
trop grande quantité de blancs d'œufs dissoudrait le
précipité et nuirait à l'effet antitoxique, mais on peut
faire vomir et recommencer l'administration d'eau albumineuse.

Donner l'antidote multiple de Jeannel (*voir* p. 265),
de la magnésie calcinée, une à deux cuillerées à café dans
un peu d'eau, lait en abondance, eau de savon, pâte de
savon, eau sulfureuse, eau d'Enghien, Eaux-Bonnes,
sulfure de fer hydraté ; mélange de farine et d'eau à faire
prendre par grandes cuillerées à bouche.

Faire ingérer aussi des boissons émollientes, diurétiques et stimulantes, eau de guimauve, de mauve, in-

fusions de pariétaire, de saponaire, etc.; stimulants habituels : café noir, thé, etc.

Application de larges cataplasmes de farine de lin sur l'estomac et le ventre.

On calmera un peu la gingivite par des gargarismes au chlorate de potasse, par des rinçages fréquents et antiseptiques de la bouche.

Quand il s'agit d'empoisonnement chronique ou d'empoisonnement faible, le Dr Poey conseille de placer le malade dans une baignoire métallique, et de lui faire tenir à la main l'électrode positif d'une pile, tandis que l'électrode négatif est accroché à la baignoire.

Nitrate de potasse.

AZOTATE DE POTASSE, SEL DE NITRE, SALPÊTRE

INDICATIONS. Toutes ces dénominations désignent un seul et même sel plus ou moins pur.

Nous tenons à signaler à propos de ce sel qu'il reste encore dans le public des dénominations vicieuses capables de donner lieu à de fatales erreurs. C'est ainsi que, dans certaines régions, on demande dans les pharmacies du sel de nitre pour du sel de Sedlitz.

Le nitrate de potasse est journellement utilisé par les charcutiers et les bouchers, pour donner à la viande un aspect plus rouge et plus frais.

A la dose habituelle employée, soit 0, gr. 50 centigr. à 1 gramme, ce sel est un diurétique énergique, mais 20 et 30 grammes constituent des quantités dangereuses, même parfois mortelles.

SYMPTOMES. — A ces dernières quantités ingérées, le patient éprouve une soif ardente, une douleur vive à l'estomac, de l'angoisse, de l'agitation convulsive, des syncopes, un abaissement de température au-dessous de la normale, un ralentissement du pouls, le coma.

LES PREMIERS SOINS ET SECOURS D'URGENCE. — Une prompte médication préviendra tout danger de mort. Administrer : eau albumineuse, quatre ou cinq blancs d'œufs dans environ un litre d'eau ou de tisane de graine de lin ; puis vomitifs. Huile d'olive, purgatifs, lavements évacuants.

Faire prendre des stimulants : café noir, cognac, liqueur, injection d'éther, chaleur aux pieds et aux mains par des bouillottes. Frictions énergiques. Si besoin est, faire inhaler du nitrite d'amyle, quelques gouttes sur un mouchoir.

Permanganate de potasse.

Le permanganate de potasse est très employé en médecine pour diverses injections vaginales, urétrales. En dissolution dans l'eau, il peut donner lieu à des méprises redoutables, car il ressemble comme couleur absolument à du vin.

C'est un corps très instable. A cause de cette instabilité, il a mérité le nom de *caméléon minéral*. Nous retiendrons de cette propriété qu'il est facile de combattre son action nocive en le décomposant.

Un des meilleurs contrepoisons, c'est le tanin pur ou le tanin obtenu par une décoction de quinquina ou d'écorces de chêne ou de toute substance contenant du tanin. On fera prendre aussi du café noir très chargé, une ou deux tasses. Faire vomir le plus tôt possible, avant et après avoir administré ces antidotes.

On a proposé aussi du sucre pur, plusieurs morceaux, selon la quantité de permanganate ingérée, ou mieux de l'eau très sucrée, aiguisée d'un peu de vinaigre.

Pour les autres moyens, ils sont les mêmes que ceux indiqués à propos du sel précédent. Les symptômes sont aussi les mêmes.

Phosphore.

Résumé des premiers soins et secours d'urgence. — Vomitifs au sulfate de cuivre, à l'émétique. — Essence de térébenthine ou magnésie calcinée.— Solution au permanganate. — Stimulants habituels : éther, café, frictions énergiques. — Respiration continuelle d'oxygène.

Indications. — Depuis que les allumettes de l'Etat ne sont plus fabriquées au phosphore blanc, mais au sesquisulfure de phosphore, l'empoisonnement criminel ou les suicides par le phosphore ont perdu beaucoup de leur fréquence.

Il reste encore, il est vrai, les allumettes de contrebande, la pâte phosphorée employée à la destruction des rats, l'huile phosphorée médicamenteuse ; mais nous ne verrons plus, heureusement, les infirmités hideuses des pauvres ouvriers allumettiers.

Il suffit parfois d'une petite dose de phosphore pour occasionner des désordres graves et mettre la vie en danger.

Symptomes. — Après l'ingestion d'une petite quantité de phosphore blanc, la gorge et l'estomac sont le siège d'une vive douleur, d'une cuisson intolérable. La soif est ardente, l'haleine exhale l'odeur d'ail et la bouche en semble remplie. L'estomac endolori envoie des hoquets, des renvois alliacés.

Les vomissements ont aussi la même odeur : ils sont lumineux dans l'obscurité et souvent sanguino'ents. Parfois, ils éclatent peu après l'ingestion, parfois, ils se font attendre plusieurs heures, surtout si la quantité de poison avalé est minime.

La diarrhée est moins constante et apparaît généralement avec les vomissements. Elle peut aussi contenir du sang. L'ictère ou jaunisse apparaît souvent au 2me jour.

Le ventre ballonné est douloureux à la pression.

La respiration est haletante, accélérée. Le malade éprouve des nausées, des vertiges, des maux de tête violents, des crampes dans les membres, des douleurs qui ressemblent à des décharges électriques.

Le pouls est petit, accéléré, presque imperceptible. Les syncopes sont fréquentes. La mort arrive dans la prostration et le coma, si on n'a pu apporter un secours prompt et efficace.

LES PREMIERS SOINS ET SECOURS D'URGENCE. — Faire vomir avec émétique, à la dose de 0,05 centigrammes à 0 10 centigrammes, plutôt qu'avec l'ipéca.

Il serait encore préférable d'après le Dr Manquat, de faire usage du sulfate de cuivre comme vomitif. On en ferait prendre 0,05 centigrammes tous les quarts d'heure, jusqu'à 0,25 centigrammes. Par cette médication, il se formerait un phosphure de cuivre peu soluble et inoffensif. Donner des lavements purgatifs et la potion suivante :

Potion avec :

Essence de térébenthine......	5 gr.
Gomme adragante ou arabique	Quantité suffisante.
Sirop de fleurs d'oranger.....	30 gr.
Eau de tilleul...............	100 gr.

Faire une émulsion, agiter avec soin avant de faire prendre. Cette potion sera donnée par cuillerée à bouche toutes les cinq minutes. A défaut d'essence de térébenthine en potion ou en capsules, on ferait prendre à intervalle de dix minutes, et par cuillerées à café, le mélange suivant :

Magnésie calcinée...........	une cuillerée à bouche
Eau.......................	un verre

Délayer, faire un lait de magnésie. Donner aussi eau de chaux étendue d'autant d'eau pure.

On a proposé aussi la solution ainsi composée :

> Permanganate de potasse..... 0 gr. 50
> Eau distillée................. un demi-litre

à donner par verrées, en étendant cette solution d'un peu d'eau pure.

Employer les stimulants habituels : éther, frictions énergiques. Respiration artificielle. Respiration continuelle d'oxygène. L'oxygène aurait la propriété ainsi respiré, de transformer le phosphore blanc et de le rendre à peu près inoffensif à l'état de phosphore rouge.

Nota. — On peut faire usage de la magnésie, de l'eau de chaux, de l'essence de térébenthine pour cet empoisonnement. Cependant on ne les donnera pas en même temps, les unes neutralisant les autres.

Par exception, ici, on n'emploiera pas le lait. La matière grasse de celui-ci facilite l'absorption du phosphore.

Ne pas donner, non plus, de l'eau albumineuse, de l'huile, pour la même raison ; mais on peut donner : eau émolliente de mauve, de guimauve, de graines de lin, etc., etc.

Plomb.

Résumé des premiers soins et secours. — Limonade sulfurique, sulfate de magnésie ou de soude. — Vomissements, lavage de l'estomac. — Frictions sur le corps, injection d'éther. — Lait, eau albumineuse, magnésie.

Indications. — Le plomb, désigné sous le nom de *Saturne*, en langage alchimique, n'est par lui-même que peu toxique, mais ses sels sont très dangereux. S'ils sont insolubles, ils deviennent facilement solubles, et par là même, toxiques au contact des acides de l'estomac.

Les composés du plomb employés journellement pour l'industrie ou comme médicaments sont assez nombreux, ce sont :

L'*acétate de plomb*, le *sous-acétate de plomb liquide* (*extrait de Saturne*), l'*eau blanche*, la *céruse*, la *litharge*, le *minium*, le *chromate de plomb* (*jaune de chrome*), etc.

• Les sels de plomb peuvent provoquer deux sortes d'empoisonnements :

L'un aigu,

L'autre chronique.

Nous ne parlerons pas ici des accidents *subits* et *graves* que peut occasionner l'empoisonnement chronique, nous renvoyons à l'article : *Coliques de plomb* pour ce sujet. L'empoisonnement chronique, *sans manifestations violentes*, regarde l'hygiéniste et le médecin traitant.

L'intoxication aiguë peut se produire grâce à la falsification ou au défaut de purification des produits chimiques, grâce aussi, à la coloration de certains objets qu'un enfant peut porter à la bouche, à la coloration des bonbons par le chromate de plomb.

Disons tout de suite que cette coloration des bonbons est bien rare. D'autres couleurs, peu ou point dangereuses, ont remplacé le chromate de plomb.

L'empoisonnement aigu arrive aussi par erreur ou méprise : on a bu de l'eau blanche croyant boire du lait. D'autres fois, le malade a pris des boissons ou des conserves alimentaires altérées par des sels de plomb.

Mais les cas les plus ordinaires d'empoisonnement se produisent à la suite de manipulations fréquentes de sels ou d'oxydes de plomb en poudre. La respiration prolongée ou souvent répétée de ces poussières peut amener des phénomènes aigus graves, dont les ouvriers étaient très souvent victimes, avant la précaution hygiénique adoptée dans l'industrie, de pulvériser la litharge en vases clos.

Les tuyaux de plomb qui sont utilisés pour la conduite des eaux potables, et qu'on a souvent accusés de produire une intoxication lente sont sans danger, car il a été reconnu qu'à l'usage, ces tuyaux se recouvrent d'un hydro-carbonate de plomb insoluble, partant inoffensif.

On a incriminé l'étamage à bon marché des ustensiles de ménage, étamage contenant beaucoup de plomb. On a incriminé certaines pratiques dangereuses qui consistent à ajouter de la litharge aux vins, aux bières, aux cidres *pour les adoucir ?*

L'empoisonnement est fréquent surtout chez les ouvriers qui font usage de la céruse, chez les peintres qui l'emploient.

On a remarqué que, parmi ces ouvriers, ceux-là surtout sont atteints qui sont alcooliques. Il faut attribuer cette particularité à ce que les reins, en mauvais état par l'abus de l'alcool, n'éliminent pas aussi bien le poison.

SYMPTOMES. — Lorsqu'une personne a avalé un peu de sel de plomb ou qu'un ouvrier présente des symptômes aigus d'intoxication, une saveur métallique, désagréable se manifeste à la bouche, avec sécheresse à la gorge, cuisson douloureuse à l'estomac et coliques violentes. Ces coliques sont souvent sèches, c'est-à-dire sans selles. Souvent, en effet, le sujet reste fortement constipé. Le ventre est tantôt ballonné, tantôt crispé et rétracté, mais en dehors même des coliques, il est toujours douloureux.

Les vomissements spontanés peuvent apparaître, mais ils sont, en général, peu abondants ; parfois apparaît aussi la diarrhée, mais c'est le plus souvent rare. Les vomissements sont blancs, par formation de chlorure de plomb, ou verts, par rejet de bile ; la diarrhée au contraire est noirâtre par coloration du sulfure de plomb formé.

Les membres sont contractés et agités. L'aspect du malade respire la souffrance, l'inquiétude.

Souvent, dès le début, l'haleine est fétide, et quelquefois apparaît un liséré sur les gencives, liséré qui est presque constant et caractéristique dans l'empoisonnement chronique.

Après une période d'agitation et d'angoisse, le malade peut être pris de convulsions et de délire, pour mourir dans la prostration et le coma. L'issue fatale sera écartée par des soins prompts et convenables, mais faute de ces soins, elle peut survenir assez rapidement ou bien en quelques jours.

LES PREMIERS SOINS ET SECOURS D'URGENCE. — Donner aussitôt que possible, de la limonade sulfurique, ou bien :

> Sulfate de soude ou sulfate de magnésie : 2 à 3 grandes cuillerées à bouche,
> Eau : un demi-litre.

Par ces deux antidotes, il se forme dans l'estomac un sulfate de plomb, sel qui est insoluble et par là même, inoffensif.

Provoquer les vomissements, soit par titillation de la luette, soit avec ipéca, 1 gr. 50 délayé dans un peu d'eau.

Si possible, lavage de l'estomac, et, si on le peut, en se servant d'eau légèrement acidulée par l'acide sulfurique (2 grammes par litre).

On emploie contre le refroidissement des extrémités, les frictions, les bouillottes. Enfin, injection d'éther, de caféine, etc. Cataplasmes sur le ventre et le creux de l'estomac.

Faire boire du lait, de l'eau albumineuse.

Zinc.

INDICATIONS. — Les alliages du zinc et certains composés, paraissent inoffensifs ; mais les sels de zinc sont des poisons dangereux. Ils sont heureusement des vomitifs énergiques

Ces sels sont : l'*acétate de zinc*, le *chlorure de zinc*, le *sulfate de zinc* ou *vitriol blanc*, ou *couperose blanche*.

Le chlorure de zinc est souvent utilisé dans l'art dentaire, mais celui dont l'usage est le plus commun, c'est le sulfate de zinc journellement employé pour les injections vaginales, comme astringent et désinfectant.

Les méprises à l'égard de ce sel sont assez fréquentes, à cause de sa ressemblance avec le sulfate de soude ou le sulfate de magnésie. En outre sa saveur particulière n'est pas souvent assez ressentie pour avertir de la confusion.

Nous avons dit que les récipients en alliages de zinc n'étaient pas dangereux ; ils peuvent le devenir par leur contenu. Le vin qui a séjourné dans des vases en zinc peut former des tartrates de zinc toxiques.

SYMPTOMES. — Aussitôt avalé, le sel de zinc donne à la bouche une saveur métallique désagréable et spéciale, elle est styptique.

Surviennent bien vite des vomissements abondants et de la diarrhée, souvent mêlés de sang ; puis se manifestent des crampes dans les membres et de l'agitation.

LES PREMIERS SOINS ET SECOURS D'URGENCE. — Malgré les vomissements copieux et la diarrhée, on peut craindre que tout le poison n'ait pas été rejeté, car la dose pernicieuse est faible : 1 gramme à 2 grammes; donc il faut favoriser ces évacuations par de l'eau tiède, par des titillations à la luette, par l'administration de 1 gr.50 d'ipéca dans un demi-verre d'eau.

Auparavant, si possible, on aura pris soin d'administrer du phosphate de soude, une à deux grandes cuillerées à bouche. Ces cuillerées sont délayées dans l'eau et administrées par demi-verres d'eau.

A défaut de phosphate de soude, administrez la magnésie, deux à trois cuillerées à café délayées dans un peu d'eau, à donner par demi-tasses de temps à autre.

Un excellent antidote d'un sel de zinc, c'est le tanin pur, à la dose d'une à deux cuillerées à café dans un peu d'eau, ou la décoction de quinquina, ou celle d'écorce de chêne.

Donner du café noir un peu chargé : deux à trois tasses. Donner aussi du lait, de l'eau albumineuse, des tisanes émollientes. Appliquer des cataplasmes de farine de lin sur le ventre.

Enfin, quand on peut croire, avec raison, que tout le poison a été éliminé par la bouche, ou par les selles, on calmera les vomissements par une potion calmante opiacée.

EMPOISONNEMENT
PAR LES PLANTES VÉNÉNEUSES

Nous donnons ci-après la liste des plantes vénéneuses les plus répandues et les plus usitées, soit en pharmacie, soit en médecine populaire.

Notre but, en les faisant connaître, est de mettre en garde contre un usage inconsidéré de ces plantes, et d'indiquer les secours à prodiguer lorsqu'un accident grave ou léger se produit. Cet accident peut résulter de ce qu'un enfant ou une grande personne a mangé des fruits, des feuilles, des fleurs d'une plante vénéneuse, qu'elle en a mâché quelques parties, ou qu'elle en a pris une infusion à une dose trop forte.

Souvent, en médecine populaire, et sans discernement, on utilise pour purgatifs, pour vermifuges, pour topiques, etc., des plantes dont les propriétés sont inconnues du public ; c'est ainsi que se produisent des accidents sérieux, même parfois mortels.

Il importe de savoir, pour l'emploi des végétaux vénéneux, qu'il existe des particularités curieuses dans la répartition du poison dans les tissus d'une plante. Ainsi, pour quelques-unes, les jeunes pousses ne sont pas vénéneuses, tandis que la feuille adulte est très dangereuse. L'if en offre un remarquable exemple. La feuille tendre du printemps qui est d'un vert-clair est presque inoffensive, on en donne pour nourriture aux bestiaux, celle de l'été, dont la teinte est d'un vert foncé, est extrêmement dangereuse. Pour d'autres plantes, comme le colchique, le bulbe ou oignon étant la partie vénéneuse, la jeune plante se gorge des sucs de celui-ci et se trouve être, elle-même, toxique. Enfin, certaines plantes sont vénéneuses dans toutes leurs parties : racine, feuilles, tiges, fleurs, fruits, tandis qu'un certain nombre n'ont qu'une partie dangereuse : le fruit, comme pour le ricin, l'enveloppe du fruit, comme pour le fruit du hêtre.

A noter aussi qu'une plante vénéneuse le sera davantage si elle a poussé dans la montagne, plutôt que dans la plaine ou dans un jardin ; s'il s'agit d'une plante médicinale, elle sera plus active récoltée dans la montagne qu'en plaine ou que dans un champ cultivé. Ceci est remarquable pour l'aconit, la digitale, etc.

Le séchage d'un végétal peut aussi modifier ses propriétés, surtout le séchage au soleil. Quelques plantes perdent ainsi leurs principes vénéneux.

A la liste des plantes vénéneuses sont jointes des substances comme le tabac et le café, dont l'usage modéré est généralement inoffensif, mais dont l'abus est très dangereux.

LISTE DES PLANTES VÉNÉNEUSES

LES PLUS CONNUES ET LES PLUS USITÉES

Absinthe (plante et liqueur)
Aconit et **aconitine**
Actéa
Adonis
Æthuse, petite ciguë (voir ciguë)
Amandier, amandes amères
Ancolie
Anémone et anémonine
Arnica
Arum maculatum
Asclépiade
Azalée
Belladone et **atropine**
Boutons d'or (voir *Renoncules*)
Bryone et **bryonine**
Buis
Café et **caféine**
Caltha
Cévadille
Chélidoine ou Grande Éclaire
Ciguë et **cicutine**
Clématite
Coca et **cocaïne**
Colchique et **Colchicine**
Coloquinte
Concombre sauvage, ecbalion.
Coquelicot (voir *Pavot*)
Coque du Levant
Couronne impériale
Croton tiglium (petit pignon d'Inde)

Cyclamen
Cytise
Daphne mezereum
Datura stramonium (voir *Stramoine*)
Delphinium staphisagria (voir *Staphisaigre*)
Digitale et digitaline
Ellébore
Euphorbe, épurge
Ergot de seigle et ergotine
Fèves de Calabar, ésérine
Fèves de Saint-Ignace
Garou
Genêt
Gratiole (Herbe au pauvre homme)
Hépatique (voir *Anémone*)
Jaborandi
Jusquiame et hyosciamine
Laurier rose
Lobélie
Mercuriale
Morelle
Mouron rouge
Muguet
Narcisse des prés
Noix vomique et strychnine
Œnanthe safranée
Pavot

Pignon d'Inde (Médicinier, Gros
   Pignon d'Inde)
Renoncules
Rhue
Ricin
Sabine
Sceau de Notre-Dame (*voir Ta-
   mier*)
Scille
Staphisaigre

Stramoine
Strophantus
Sumac vénéneux
Sylvie (anémone,
Tabac
Tamier
Tulipe
Vératre (*voir Ellébore*) et Véra-
   trino

TRAITEMENT GÉNÉRAL DE L'EMPOISONNEMENT PAR LES PLANTES VÉNÉNEUSES

Les plantes reconnues vénéneuses doivent cette propriété à une substance active qu'elles renferment. Cette substance active, variable, suivant chaque espèce, constitue ce qu'on appelle un alcaloïde. Celui-ci porte en général un nom terminé en *ine* et formé souvent du nom de la plante qui le fournit : *aconitine* retirée de l'*aconit*, *caféine* du *café*, *cocaïne* de la *coca*, etc.

Tout corps capable de neutraliser ou de décomposer un alcaloïde sera donc un bon antidote.

Les sels métalliques décomposent facilement les alcaloïdes, ou emploiera donc de préférence l'émétique pour faire vomir, dose 0,05 centigrammes à 0,10 centigrammes pour un quart de verre d'eau, ou bien : sulfate de cuivre, 0 gr. 20 centigrammes dans une même quantité d'eau, à faire prendre chaque fois la dose de 0,05 centigrammes, soit le quart de la dose entière toutes les cinq minutes. Toutefois il faut prendre garde qu'il est dangereux d'employer un vomitif trop énergique, par conséquent trop déprimant, et en particulier, l'émétique, lorsque déjà le poison est doué d'un pouvoir dépressif puissant.

Sont doués de ce pouvoir, les plantes drastiques, les purgatifs violents, etc.

Comme antidote, on fera usage d'un sel minéral inoffensif : hydrate de sesquioxyde de fer ou un autre quelconque à donner en une certaine quantité, ou l'antidote multiple de Jeannel (*voir* page 265), ou l'hydrate de magnésie (magnésie hydratée) ; à défaut, se servir de la magnésie calcinée : une à deux cuillerées à café de magnésie délayée dans un demi-verre d'eau.

Le meilleur antidote des alcaloïdes et par conséquent des plantes vénéneuses, c'est le tanin que l'on fait prendre à la dose de 2 à 3 grammes, c'est-à-dire par une ou deux cuillerées à café délayé dans un peu d'eau.

Les décoctions de quinquina, d'écorce de chêne, de toute plante renfermant beaucoup de tanin sont à mettre en œuvre. Un bon médicament à conseiller, parce qu'il contient beaucoup de tanin et qu'il est assez agréable à prendre, c'est le miel rosat, que l'on donnera par grandes cuillerées à bouche.

A conseiller aussi : le café, qui agit à la fois et par son tanin et par sa vertu excitante et stimulante. Son action est très utile dans le cas de poisons déprimants, comme les purgatifs drastiques.

Une potion chargée en tanin, et que nous conseillons :

Teinture de ratanhia..........................	10 gr.
Teinture de cachou............................	15 gr.
Sirop de fleurs d'oranger..................	30 gr.
Eau de tilleul................................	95 gr.

On fait prendre cette potion par cuillerées à bouche toutes les cinq minutes.

A cette formule, on peut ajouter 0,05 centigrammes ou même 0,10 centigrammes d'extrait thébaïque, lorsqu'on veut arrêter une diarrhée profuse ou des vomissements répétés ; diarrhée et vomissements que l'on juge suffisants pour l'évacuation du poison. Il importe parfois d'agir ainsi pour combattre l'effet déprimant de la plante vénéneuse et aussi de la médication. De cette nouvelle potion, faire prendre par cuillerées à bouche tous les quarts d'heure, jusqu'à obtention d'un certain effet sédatif.

Si, en même temps que le tanin pour antidote, on administre un vomitif, on n'oubliera pas que les sels d'antimoine, et l'émétique, en particulier, sont altérés par le tanin. Il est donc possible de ne pas obtenir de l'émétique toute l'action attendue si on administre en même temps du tanin.

Avec ces moyens que nous venons d'indiquer, on usera des secours et des médicaments nécessaires pour combattre les symptômes généraux de l'empoisonnement au fur et à mesure qu'on pourra les constater sur la respiration, la circulation, sur le système nerveux en général.

Il est à noter que, dans l'empoisonnement par les végétaux, c'est surtout le système nerveux qui est intéressé, ainsi que les fonctions vitales qui sont sous sa dépendance: respiration, circulation du sang. C'est donc à combattre les symptômes nerveux qu'on doit s'appliquer principalement.

Nous verrons, d'ailleurs, pour chaque cas spécial, quelle est la médication à mettre en pratique.

Toutefois, avant de terminer l'énumération des règles générales du traitement de l'intoxication par les plantes vénéneuses, nous dirons comment on peut se guérir de quelques légers accidents qui peuvent se produire lorsqu'un enfant ou même une grande personne a porté à ses lèvres, à la bouche, aux yeux, une plante, un oignon ou tubercule à suc âcre et vénéneux, ou même seulement des mains souillées du suc de cette plante. Une vive irritation se manifeste aux muqueuses qui ont été ainsi touchées. En lavant ces endroits irrités, en faisant gargariser la bouche avec de l'eau, un demi-verre, contenant une cuillerée à café de bicarbonate de soude, l'irritation sera calmée.

Absinthe (*plante et liqueur*).

INDICATIONS. — L'absinthe est une plante très commune et bien connue. On en distingue trois espèces douées des mêmes propriétés : l'absinthe commune ou officinale, l'absinthe maritime, l'absinthe pontique.

On l'emploie à la dose de 5 à 6 grammes, c'est-à-dire une bonne pincée pour un litre d'eau bouillante, en infusion vermifuge ou emménagogue. (*Fig.* 30.)

SYMPTOMES. — Au-dessus de cette dose, elle peut devenir dangereuse, et si la quantité est exagérée, elle peut être funeste. Les symptômes sont ceux de la liqueur d'absinthe, moins accusés pourtant.

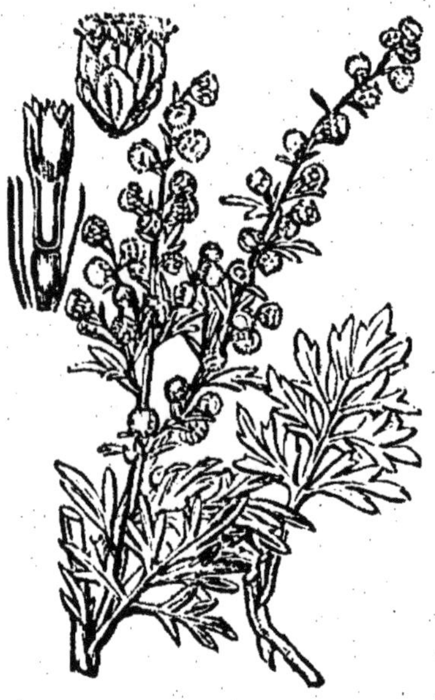

Fig. 30. — Absinthe.

LES PREMIERS SOINS ET SECOURS D'URGENCE. — Lavage de l'estomac, si possible, sinon, faire vomir avec ipéca, 1 gr. 50 dans un peu d'eau, ou titiller la luette avec une barbe de plume, un cornet de papier.

Administrer une à deux cuillerées à café de tanin, avec un peu d'eau. Si des phénomènes nerveux se manifestent, on fera usage des moyens ci-dessous indiqués à propos de l'empoisonnement aigu par la liqueur d'absinthe.

L'absinthisme aigu ou empoisonnement aigu *par la liqueur d'absinthe* est beaucoup plus fréquent que par la plante. Nous ne parlerons pas de l'empoisonnement chronique dont le traitement est une question d'hygiène. La liqueur d'absinthe est composée de différentes essences d'absinthe, d'anis, de mélisse, d'hysope ; mais elle est plus ou moins bien préparée selon les marques, et selon le prix de vente.

Elle n'est trop souvent qu'un breuvage infect, composé de mauvaises essences masquant le goût d'un très mauvais alcool.

Cependant il ne sera question ici que des méfaits de la bonne liqueur d'absinthe. Ils sont déjà bien assez grands.

Lorsqu'un homme a pris une forte dose de liqueur d'absinthe, c'est-à-dire bien au-dessus de la quantité normale, il se manifeste chez lui, à la fois les symptômes de l'alcoolisme aigu (*voir* page 125) et aussi ceux qui sont particuliers à l'absinthisme aigu : attaques épileptiques, *delirium tremens*, convulsions de la face et des membres. Ces manifestations ont été bien mises en lumière par les travaux de Cadéac et Meunier.

Après une période d'agitation, de cris, d'attaques, semblables à celles d'épilepsie, comme il vient d'être dit, le malade tombe dans la stupeur et l'hébétude, pour mourir dans le coma, si la quantité absorbée est assez considérable, ou si la marche de l'intoxication n'a pu être arrêtée par une médication énergique.

L'odeur forte d'absinthe s'exhalant de l'haleine du malade, les renseignements de l'entourage empêcheront la confusion possible, avec toute autre affection brusque et violente.

LES PREMIERS SOINS ET SECOURS D'URGENCE. — La personne charitable, le médecin ou le pharmacien qui prodigue ses soins dans un cas semblable, doit se proposer, et d'arrêter les méfaits de l'alcool et de combattre les manifestations nerveuses graves, propres à la liqueur d'absinthe.

Lavage de l'estomac, si possible, en se servant d'une solution contenant dix à quinze gouttes au maximum d'ammoniaque par litre, ou une à deux cuillerées à café de tanin pour la même quantité d'eau.

Provoquer les vomissements, soit par émétique 0,05 ou 0,10 centigr., soit par ipéca : 1 gr. 50 dans un peu d'eau, soit par une injection d'apomorphine, puis limonade purgative, lavements purgatifs.

Comme antidote : le tanin, deux cuillerées à café dans un demi-verre d'eau. Potion au tanin (*voir* ci-dessus, p. 320), magnésie calcinée, une à deux cuillerées à café dans un peu d'eau.

Placer le malade au lit et dans une chambre obscure, lui administrer les potions calmantes comme celle-ci :

Bromure de potassium..........................	4 gr.
Chloral hydraté................................	2 gr.
Sirop de codéine......	30 gr.
Eau de tilleul................................	110 gr.

Ou bien un lavement contenant 3 grammes de chloral.

Donner du lait. Frictions énergiques par tout le corps, avec eau de Cologne, baume de Fioravanti, etc.

Aconit et aconitine.

INDICATIONS. — Plusieurs espèces d'aconit sont connues ; trois sont mentionnées par tous les auteurs : *l'aconit napel*, *l'aconit anthora* et *l'aconit tue-loup*.

C'est une plante, l'aconit napel surtout, remarquable

par sa grande tige ; ses fleurs d'une belle couleur bleue.
Aussi, est-elle cultivée dans les jardins comme plante
d'ornement ; mais, pour avoir toute sa valeur médicinale,
elle doit être récoltée dans les montagnes et mise en préparation à l'état frais. Ces deux
précautions non observées, il y a
une grande différence dans l'efficacité de telle ou telle préparation.

On ne devra pas dépasser la
dose de huit à dix gouttes d'alcoolature d'aconit bien préparée,
dose que l'on peut renouveler
une seule fois en vingt-quatre
heures. (*Fig.* 31.)

L'aconitine cristallisée, alcaloïde, retiré de l'aconit est un
des poisons les plus redoutables
connus, mais il rend de grands
services dans certaines formes de
névralgies rebelles. L'aconitine
doit être administrée à la dose
d'un dixième de milligramme
seulement.

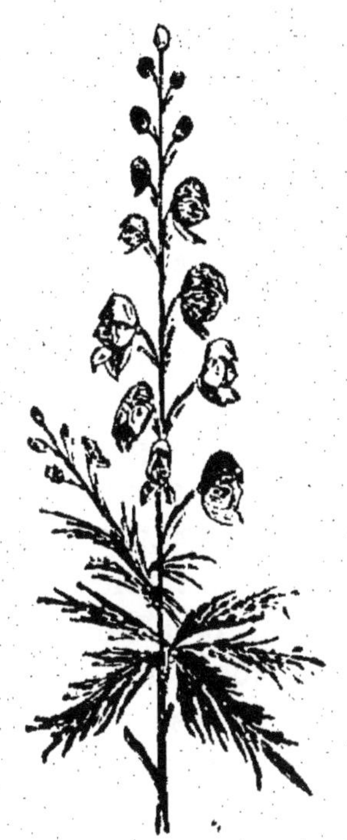

Fig. 31. — Aconit.

L'empoisonnement mortel par l'aconit est relativement rare, si on songe que ce médicament pris en teinture
est d'un usage si répandu et presque journalier. La pratique de la médecine ou de la pharmacie nous apprend, en
effet, qu'il se trouve toujours des gens assez étourdis pour
ne prendre garde ni aux prescriptions, ni aux doses con-
seillées. Nous pourrions à ce sujet citer des exemples
typiques.

La rareté relative de ces accidents tient à ce que l'aconit fait vomir très rapidement. Les vomissements débarrassent l'estomac de la trop forte quantité ingérée.

Cependant, par suite d'absence de vomissements par trop forte quantité ingérée, on peut observer les phénomènes suivants.

SYMPTOMES. — Dans l'intoxication par l'aconit ou l'aconitine, le patient éprouve une saveur âcre, une sensation brûlante à la bouche et dans l'estomac, une cuisson et une sécheresse caractéristiques à la gorge. Aussi a-t-il instinctivement, de fréquents mouvements de déglutition pour avaler sa salive. Le nez, comme la bouche, sont le siège de chaleur vive et de picotements.

Si la dose absorbée est relativement faible et peut-être insuffisante pour amener la mort, les nausées arrivent environ une demi-heure après l'absorption. En même temps, se manifestent une respiration saccadée et parfois ralentie, de la faiblesse musculaire, des vertiges, une irrégularité du pouls, des malaises mal définis et une abondante émission d'urine.

Si la dose est forte ou mortelle, on assiste à tous les signes des empoisonnements violents : maux de tête intenses, nausées, vomissements abondants et répétés. La face est très pâle, elle exprime l'angoisse, l'inquiétude et l'abattement. La pupille se dilate et suscite un trouble dans la vue, tel que le malade ne peut distinguer les objets qui l'entourent, puis il perd en partie le sens de l'ouïe et n'entend pas plus qu'il ne voit, c'est-à-dire très mal.

Le pouls est d'abord agité, rebondissant, pour devenir irrégulier, intermittent, et bientôt à peine perceptible ; c'est le cœur qui meurt le dernier, il bat encore lorsque la respiration s'arrête.

La faiblesse musculaire, les sueurs froides, les syncopes ajoutées aux autres symptômes se succèdent pour faire place à la paralysie musculaire, au coma, à la prostration et à la mort.

En deux mots, les phénomènes qui dominent sont la dépression nerveuse, les convulsions tétaniques et l'affaiblissement graduel de la respiration et de la circulation.

Les premiers soins et secours d'urgence. — Il importe de se hâter, car ce poison redoutable a bien vite anéanti sa victime.

Administrer aussitôt, si possible, une cuillerée à deux cuillerées à café de tanin dans un demi-verre d'eau, faire vomir si déjà les vomissements n'ont pas eu lieu. A cet effet, employer : ipéca, 1 gr. 50, ou titillation de la luette, ou encore, sulfate de cuivre, 0,20 centigrammes à donner par doses fractionnées de 0,05 centigrammes.

Lavages de l'estomac avec solution au tanin.

Un antidote spécial de l'aconit, c'est la belladone, quinze à vingt gouttes de teinture, ou son alcaloïde en injections hypodermiques suivant la formule :

Atropine, sulfate .... 0,01 centigr.
Eau distillée, stérilisée................. 10 gr.

Une seringue Pravaz contient donc un milligramme d'atropine.

Nous avons vu que le cœur influencé donne des pulsations très irrégulières. On le maintiendra dans la normale, du moins autant que possible, par trente à quarante gouttes de teinture de digitale, ou mieux encore, par une injection de digitaline cristallisée.

On luttera contre la paralysie par les stimulants habituels : injections d'éther, de caféine, par le champagne, les liqueurs, les frictions sur tout le corps.

On pratiquera la respiration artificielle avec des chances

de succès, puisque le cœur continue à battre quand la respiration s'éteint.

« Il ne faut pas désespérer trop tôt, dit le Dr Debussières, *Médecine d'urgence*, car on a vu des malades revenir après deux heures de traitement. »

Actéa.

Plante de la famille des renonculacées, qui croit dans les bois humides. Sa tige est de 0,40 à 0,80 centimètres de haut, feuilles peu nombreuses et pennées. Fleurs blanches en grappes.

Cette plante répand une odeur nauséeuse. Toutes les parties de cette plante sont vénéneuses; mais surtout la tige et les fruits. La souche est parfois employée comme purgatif, ses autres parties servent à tuer les poux et la vermine. Aussi des accidents graves se sont produits à de tels usages. (*Voir* pour symptômes et premiers secours, *Ellébore*.)

Adonis.

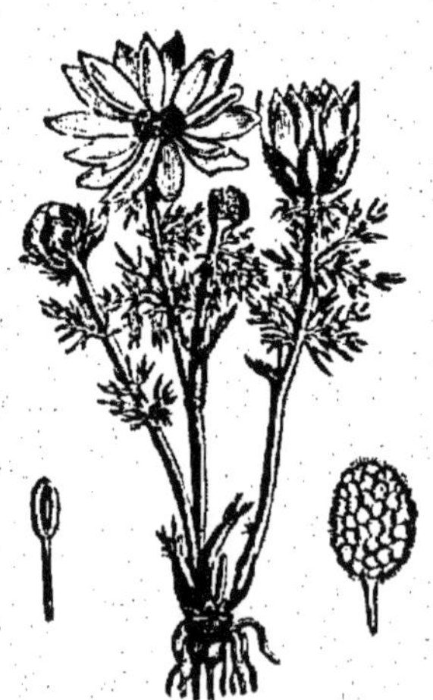

Fig. 32. — Adonis vernalis.

Sous ce nom, plusieurs plantes herbacées ont été groupées. Elles appartiennent toutes à la même famille : les renonculacées (*Fig.* 32).

Les fleurs, d'un rouge plus ou moins net, ou même d'un vert blanchâtre, selon les espèces, sont très belles, mais les racines et un peu la plante ont une odeur nauséeuse, une saveur âcre et piquante.

Ces plantes agissent sur le cœur et sont parfois employées en extrait ou en teinture.

A l'état frais, elles purgent violemment avec vomissements, etc. (*Voir Ellébore.*)

Amandier, amandes amères.

L'amandier commun est un arbre que tout le monde connaît. On cultive deux variétés très peu distinctes. Cependant un seul est vénéneux, c'est l'amandier à amandes *amères*.

En général, celui-ci est plus fort, plus vigoureux que l'amandier à amandes douces. Les botanistes ont remarqué un signe peu distinctif, mais qu'il faut accepter faute d'autres : dans l'amandier à amandes amères, le style placé au milieu de la fleur est de la même longueur que les étamines, les pétioles sont maculés de points glanduleux ; chez celui qui porte des amandes douces, le style est beaucoup plus long que les étamines, les points glanduleux sont sur les dents des feuilles au lieu d'être sur le pétiole.

Dans l'*amande amère* SEULE, se trouve le poison redoutable qui n'est autre que l'acide cyanhydrique ou prussique. (*Voyez ce mot*).

Ancolie.

C'est une renonculacée à fleurs bleues formant cornet avec long éperon creux (aquilegia vulgaris.) (*Fig.* 33.)

Elle croît dans les pâturages montagneux et dans les endroits humides. Une variété est cultivée dans les jardins. Sa tige est de la hauteur de l'aconit anthora. Elle renferme les mêmes poisons que l'aconit. Les graines

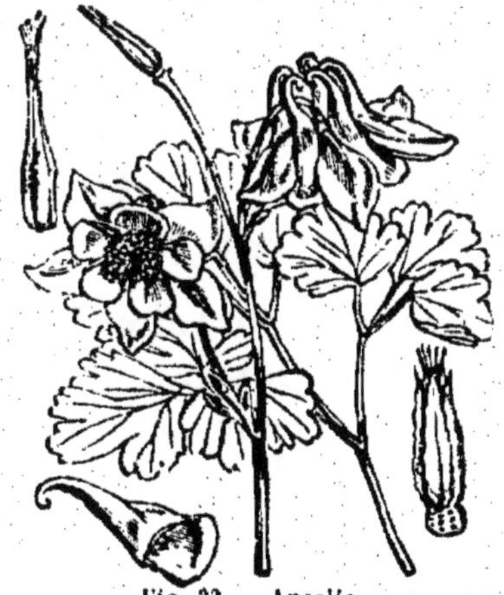

Fig. 33. — Ancolie.

sont les parties les plus vénéneuses. (*Voir Aconit.*)

Anémone et anémonine.

De la même famille que la précédente, et utilisées quelquefois en médecine, à cause de leur action spéciale sur les fonctions de la matrice (*anemone pulsatilla* surtout). Les anémones sont toutes vénéneuses, et dans toutes leurs parties. (*Fig.* 34 et 35.) Quatre variétés sont connues : *anemone montana, anemone nemorosa* ou *sylvie, anemone*

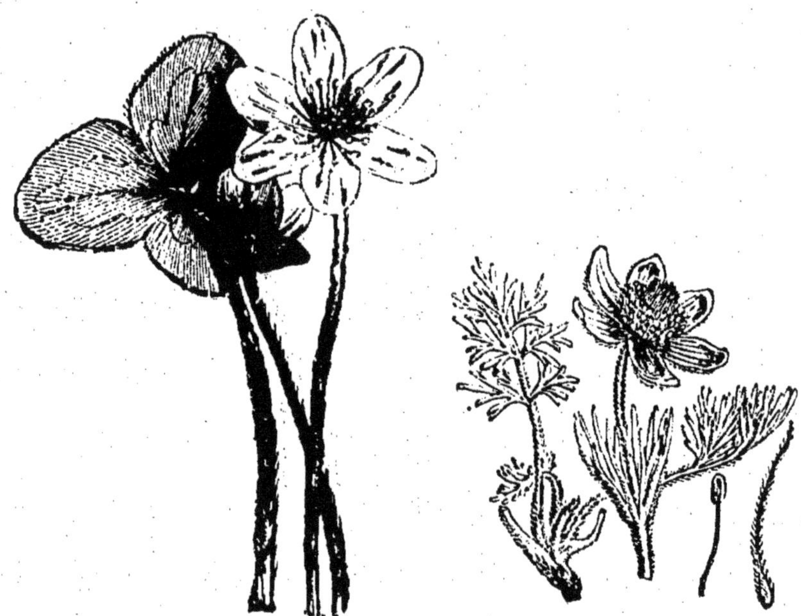

Fig. 34. — Anémone hépatique.   Fig. 35. — Anémone pulsatille.

pulsatilla ou *pulsatille, anemone hepatica* ou *coquelourde*. A dose toxique, elles provoquent des nausées, des vomissements, des coliques violentes, de la diarrhée. (*Voir Ellébore.*)

Arnica.

Plante herbacée qui croît dans les montagnes, tige haute de 0 m. 50 à 1 mètre et plus. On emploie les fleurs fraîches en alcoolature appelée le plus souvent teinture. C'est un remède populaire en France, plus populaire encore en Allemagne, où le poète Gœthe a vanté ses vertus médicinales, en reconnaissance de la guérison d'une maladie grave des poumons, guérison qu'il attribuait à cette plante.

Mais c'est surtout pour applications locales qu'elle est employée en teinture. (*Fig.* 36.)

L'arnica n'est pas un remède inoffensif, parfois elle irrite la peau si elle n'est pas étendue d'eau. Prise à l'intérieur, on ne doit pas dépasser 4 à 5 grammes de teinture dans de l'eau sucrée.

SYMPTOMES. — L'arnica est un excitant, et à dose non pondérée, cet excitant produit une exaltation dangereuse, une paralysie des centres nerveux, en même temps qu'il peut provoquer une irritation dans tout le tube digestif, d'où nausées, vomissements, diarrhée intense.

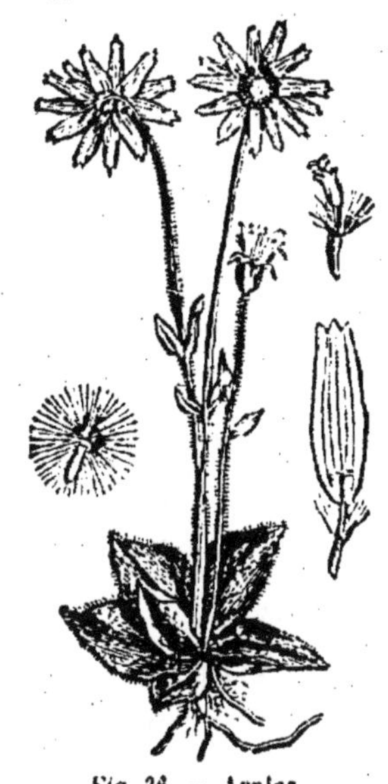

Fig. 36. — Arnica.

LES PREMIERS SOINS ET SECOURS. — Provoquer les vomissements s'ils n'ont pas été spontanés et assez abondants. Administrer avant et après ces vomissements deux cuillerées à café de tanin dissous dans l'eau, ou bien encore une cuillerée à café de magnésie dans un peu d'eau sucrée, ou encore, la potion tanique et calmante, par cuillerées à bouche.

Extrait thébaïque...............................	0 gr. 05
Teinture de ratanhia............................	10 gr.
Teinture de cachou.............................	10 gr.
Sirop de fleurs d'oranger........	30 gr.
Eau de tilleul.................................	100 gr.

S'il existe des phénomènes nerveux intenses, on donnera une potion avec chloral et bromure : 2 ou 3 grammes de chaque.

Arum.

Sous ce nom sont groupées plusieurs variétés de plantes herbacées, dont l'*arum maculatum* est le plus connu. Il porte des noms français assez nombreux : *gouet, pied de veau, pied de lièvre, picolin, vaquette, herbe au pain.*

Le gouet se reconnaît facilement à ses très grandes et très larges feuilles d'un vert sombre, à ses fruits globuleux d'un beau rouge et à son odeur nauséabonde. Il pousse dans les lieux humides et ombragés. Toutes ses parties renferment un suc âcre et vénéneux. La dessication fait perdre, en grande partie, à cette plante ses propriétés vénéneuses (*Fig.* 37).

Ses fruits ont tenté des enfants, et des empoisonnements ont été ainsi occasionnés.

SYMPTOMES. — L'arum irrite vivement la gorge, l'estomac et les intestins.

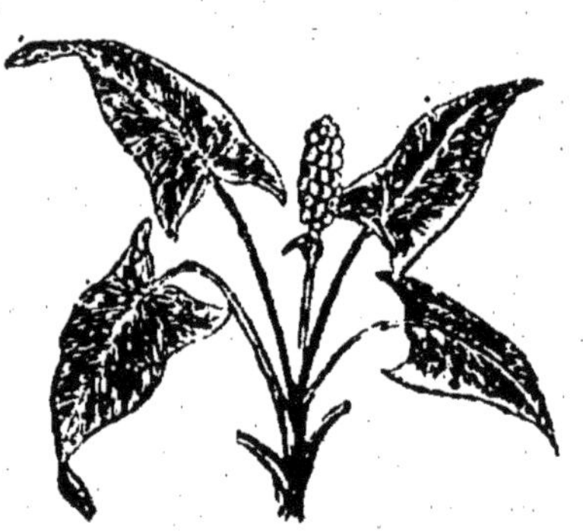

Fig. 37. — Arum maculatum.

Il détermine une vive douleur sur son passage, et provoque des nausées, parfois des vomissements, une diarrhée abondante, des coliques violentes.

La dose peut être mortelle et, à ces phénomènes ci-dessus indiqués, se joignent des symptômes nerveux : prostration, abattement, accélération du pouls, puis ralentissement. Respiration irrégulière, etc. (*Voir Bryone.*)

Asclépiade.

Cette plante est cultivée dans les jardins, dans les serres, comme plante d'ornement. Sa tige dressée est d'un mètre de haut environ, ses feuilles un peu cotonneuses, ses graines aussi, d'où le nom de *Herbe à la ouate.*

Toutes les parties de cette plante contiennent un suc abondant, âcre et vénéneux, purgatif drastique très violent, capable d'amener très rapidement le collapsus et la mort. (*Voir Bryone.*)

Belladone et atropine (*Atropa belladona*).

INDICATIONS. — De la famille des Solanacées, la belladone, dont le nom signifie belle dame, mais dont le correctif, *atropa*, tiré d'un mot grec, veut dire cruelle (atropa belladona) « belle dame cruelle », est une plante très vénéneuse dans toutes ses parties (feuilles, tige, fruit). Elle doit cette propriété à un principe qui lui est propre, *l'atropine.*

Les empoisonnements criminels par cette plante sont rares, mais nombreuses sont les intoxications accidentelles, surtout chez les enfants.

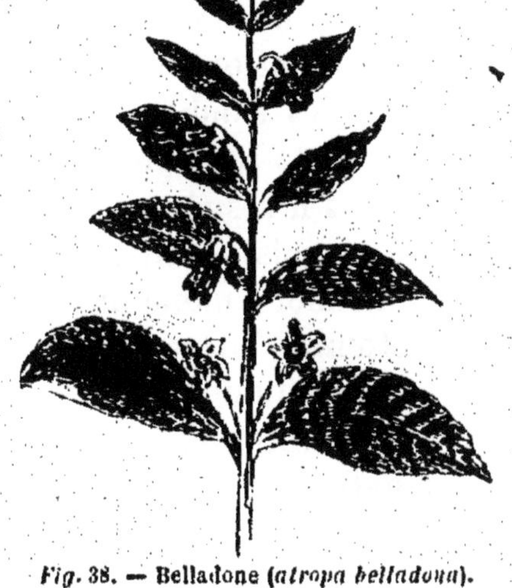

Fig. 38. — Belladone (*atropa belladona*).

Avec quatre à cinq baies ou fruits de belladone, on a des accidents sérieux, une dizaine peuvent être mortelles, comme aussi 1 gr. d'extrait, ou 0 gr. 01 centigr. d'atropine pris par la bouche, et 0,005 milligramme en injection hypodermique. (*Fig.* 38.)

A noter que l'enfant est moins sensible à la belladone que les grandes personnes. Certains animaux y sont réfrac'aires.

Symptomes. — A peine dix minutes, un quart d'heure après avoir avalé une partie de la plante de belladone, ou une préparation belladonée trop forte, on voit apparaître les symptômes d'empoisonnement. « Quand l'intoxication succède à une injection hypodermique (Dr Debussières), les signes apparaissent deux à trois minutes après. »

Si la dose est assez forte pour incommoder, non pour tuer, les symptômes suivants ne se font sentir qu'une heure ou deux après l'ingestion, et ils sont bien atténués.

Le premier signe, c'est la sécheresse de la gorge qui donne une soif ardente et une douleur à la déglutition, car l'atropine tarit les sécrétions.

Le deuxième signe très prompt aussi à se manifester, c'est la dilatation énorme de la pupille, dilatation qui provoque des troubles de la vue et la cécité. Le malade voit les objets sans pouvoir les délimiter, les distinguer.

Ajoutons à ces signes : maux de tête violents, vertige, nausées, vomissements. Le malade se sent défaillir. Il semble tituber comme un homme ivre, tombe et se relève pour retomber encore. Si la dose est forte ou mortelle, il tombe comme une masse et ne peut se relever seul.

Les manifestations nerveuses sont également violentes : hallucinations, hébétude ; le malade ne se souvient de rien, il semble en proie à la folie. Il croit voir des personnes absentes, des objets imaginaires. Bientôt la paralysie gagne les muscles de la respiration et du cœur et le malade s'éteint dans le coma.

Les premiers soins et secours d'urgence. — Lavage de l'estomac lorsque le poison a été ingéré par la bouche, ou bien : vomitifs avec ipéca, 1 gr. 50 dans un peu d'eau, ou émétique, 0,05 à 0,10 centigrammes.

Donner deux cuillerées à café de tanin dans un peu d'eau. Décoction de quinquina ou d'écorces de chêne. Faire prendre deux à trois grandes tasses de café noir bien chargé, ou encore la potion suivante par cuillerées à bouche, tous les quarts d'heure, puis toutes les heures.

Extrait thébaïque.....................0 gr. 05 à	0 gr.	10
Teinture de ratanhia............................	10 gr.	
Teinture de cachou.............................	15 gr.	
Sirop de fleurs d'oranger.......................	30 gr.	
Eau de tilleul.................................	95 gr.	

On ne peut donner cette potion aux enfants, à cause de l'extrait thébaïque.

Si c'est à la suite d'une injection d'atropine, pratiquer une injection de morphine, formule habituelle :

Morphine chlorhydrate.........................	0 gr.	10
Eau distillée stérilisée.........................	10 gr.	

ou bien :

Chlorhydrate de pilocarpine..................	0 gr.	05
Eau distillée stérilisée.........................	10 gr.	

Mettre en œuvre les stimulants habituels : liqueurs, champagne, injections d'éther, une ou plusieurs seringues, frictions énergiques sur tout le corps, bouillottes, sinapismes aux extrémités.

Respiration artificielle, la continuer pendant plusieurs heures, le salut est souvent à ce prix. Quand un malade aura pu survivre une demi-journée après le début des phénomènes, il sera sauvé, mais son état réclamera encore des soins.

Nota. — A doses pondérées, c'est-à-dire thérapeutiques, les préparations de belladone provoquent une accélération des contractions cardiaques ; elles sont donc les antidotes de la morphine retirée de l'opium, et de la muscarine retirée des champignons, lesquelles paralysent les muscles du cœur.

Les préparations belladonées dilatent la pupille, elles sont ainsi l'antidote de l'ésérine qui resserre au contraire la pupille de l'œil.

Enfin, elles tarissent les sécrétions, d'où leur emploi à propos des sueurs profuses des phtisiques, et l'idée d'en faire l'antidote de la pilocarpine qui, elle, exagère les sécrétions.

Bryone et bryonine.

INDICATIONS. — La bryone est une plante grimpante, famille des cucurbitacées. Sa racine, grosse et blanche, a

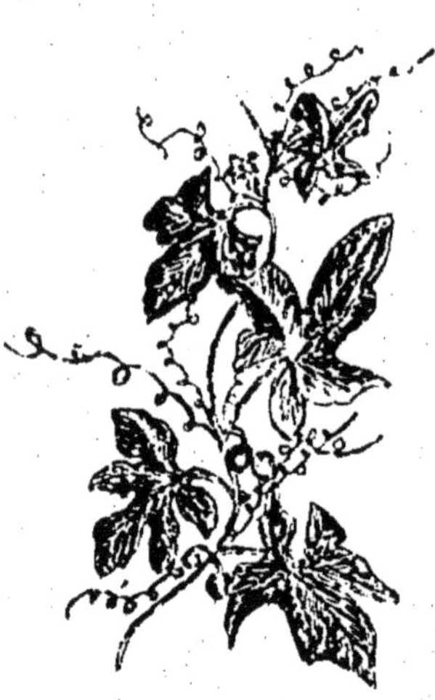

Fig. 39. — Bryone.

été prise pour une rave. C'est ainsi qu'elle a pu causer des accidents graves. Elle est douée pourtant d'une odeur nauséeuse et repoussante, et à l'état frais ou sec, elle irrite la peau. (*Fig.* 39.)

Elle est employée parfois, mais à très faible dose dans la médecine populaire, comme purgatif. Ch. Cornevin raconte, d'après Galtier, l'histoire d'une femme qui, ayant pris un lavement avec 30 grammes de bryone, mourut quatre heures après dans des souffrances atroces.

SYMPTOMES. — La bryone est un purgatif drastique très violent, avec suc irritant les muqueuses. Les symptômes se ressentent de cette propriété, et son ingestion provoque dans tout le tube digestif, œsophage, estomac, intestin, une vive irritation et une douleur intolérable.

Le ventre est douloureux et rétracté. La face est pâle et contractée, une sueur profuse inonde le corps. Le malade éprouve des nausées, des vomissements parfois mêlés de sang, une diarrhée abondante et quelquefois sanguinolente.

Le pouls est petit, irrégulier, rapide, puis ralenti. La respiration est accélérée, irrégulière et plus faible. En même temps se manifestent des convulsions, du délire, de l'agitation avec angoisse. Ces signes font place à la prostration, au coma et à la mort si le malade n'a été secouru.

Les premiers soins et secours d'urgence. — Lavage de l'estomac, ou vomitifs avec ipéca, 1 gr. 50 dans un peu d'eau, si on suppose que les vomissements spontanés n'ont pas pu évacuer tout le poison.

Donner tanin, deux cuillerées à café dans un peu d'eau, du lait, des boissons émollientes, infusion de mauves ou de guimauves, miel et surtout miel rosat qui contient beaucoup de tanin.

On administrera la potion suivante qui est à la fois antidiarrhéique et calmante :

Extrait thébaïque................	0 gr. 05 à 0 gr. 10
Teinture de ratanhia............	10 gr.
Teinture de cachou	15 gr.
Sirop de fleurs d'oranger........	30 gr.
Eau de tilleul...................	95 gr.

Ne pas administrer cette potion aux enfants.

On pourrait aussi, pour calmer la vive irritation et les douleurs de l'estomac et des intestins, pratiquer une ou deux injections de morphine avec la formule habituelle.

Cataplasmes sur le creux de l'estomac, sur le ventre.

Donner un grand lavement d'amidon, suivi peu après

d'un autre lavement qui contiendra trente gouttes de laudanum.

Enfin, faire usage des stimulants habituels de la respiration et de la circulation : injection d'éther, champagne, café, frictions énergiques sur tout le corps, sinapismes sur la peau, respiration artificielle.

Buis.

Le buis (buxus sempervirens) a causé des intoxications et des phénomènes assez sérieux par son emploi dans la bière au lieu du houblon.

Toutes ses parties sont vénéneuses. Une infusion de 15 à 20 grammes d'écorces ou de feuilles de buis peut amener des vomissements incessants, une diarrhée profuse, etc., etc. (Mêmes antidotes que la *Bryone.*)

Café et caféine.

INDICATIONS. — L'abus du café, substance non toxique, peut produire un empoisonnement.

Le professeur Soulier (*Traité de thérapeutique*), rapporte l'histoire d'une femme qui, pour se suicider, prit d'un seul coup 250 grammes de café légèrement torréfié, infusé cinq minutes dans 500 grammes d'eau bouillante. « Après « un quart d'heure, raconte le Dr Curschmann (cité par le « professeur Soulier), appelé auprès de la malade, pre- « mières angoisses, le Dr Curschmann arrivé deux heures « après l'ingestion, trouve la malade assise sur un sopha, « ne pouvant garder la position couchée, visage pâle, « angoisse extrême, pleurs, gémissements, crainte de « mourir... La malheureuse se cramponne aux meubles, « aux personnes qui l'entourent, elle veut se lever, mar- « cher, mais retombe bien vite épuisée. Convulsions des

« membres, des mains, elle laisse tomber tous les objets
« qu'elle peut saisir. »

Le Dr Boucard, dans sa thèse inaugurale, a mis, lui
aussi, en relief les symptômes de cet empoisonnement :

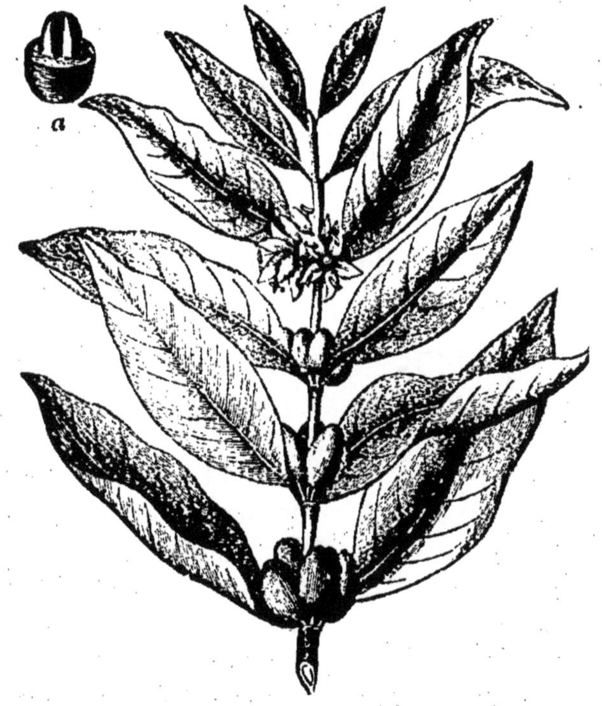

Fig. 40. — Caféier.

face vultueuse, œil brillant, égaré, maux de tête violents,
vertiges, étourdissement et comme ébriété, délire, hallucinations. Du côté du cœur : angoisse dans la région cardiaque, battements tumultueux, parfois, mais rarement
ralentissement allant jusqu'à la syncope, pouls accéléré
jusqu'à cent quinze pulsations à la minute.

Respiration accélérée, puis ralentie.

Crampes douloureuses dans les jambes, dans les muscles, émission fréquente d'urine.

LES PREMIERS SOINS ET SECOURS D'URGENCE. — Le Dr Curschmann pratiqua une injection de morphine à sa malade et la guérit, mais il fallut quarante-huit heures pour la disparition de tous les phénomènes toxiques.

On peut de même employer une potion au laudanum ou à l'extrait thébaïque.

On peut aussi faire prendre la potion ci-dessous :

    Chloral hydraté.............................   2 gr.
    Bromure de potassium.......................   4 gr.
    Sirop de valériane.........................   40 gr.
    Eau de tilleul............................. 105 gr.

Enfin, administrer du valérianate d'ammoniaque par cuillerées à café.

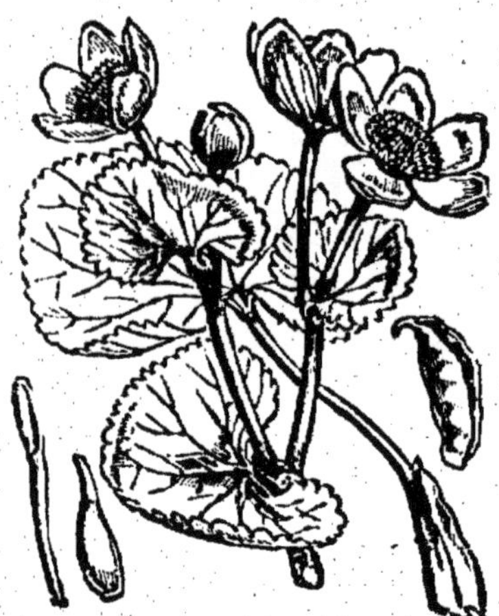

Fig. 41. — Caltha palustre.

Caltha

Populage, Souci des marais.

Plante assez commune, herbacée, de la famille des renonculacées, tige de trente à cinquante centimètres, fleurs d'un beau jaune, croît dans les prés humides, dans les marais. (*Voir Renoncule.*) (*Fig. 41.*)

Cévadille.

Cette plante, originaire du Mexique, est de la même espèce que le vératre blanc ou ellébore blanc de nos pays. Elle fournit à la médecine la semence et le fruit qui sont très vénéneux, parce qu'ils contiennent un alcaloïde irritant et très actif, appelé *vératrine*.

La vératrine, quand on la prend et qu'on la pèse en

pharmacie pour des préparations médicinales, provoque chez le préparateur après cette simple manipulation plusieurs éternuements par irritation de la muqueuse nasale. Sa poussière respirée par la bouche provoquerait une toux violente et introduite à très faible dose dans le tube digestif amènerait des vomissements, de la diarrhée, une irritation violente de tout le tube digestif.

La poudre de cévadille est usitée dans certains pays pour détruire les poux et la vermine. Elle a pu produire quelques empoisonnements. (*Voir Ellébore.*)

Chélidoine.

Cette plante a reçu différents noms: *Grande éclaire* ou encore *Herbe à l'hirondelle*, parce qu'elle fleurit au retour de l'hirondelle dans nos pays, *Herbe aux verrues*, parce que son suc

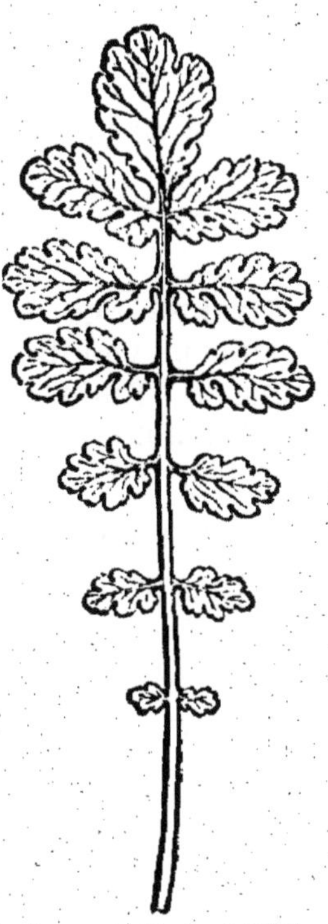

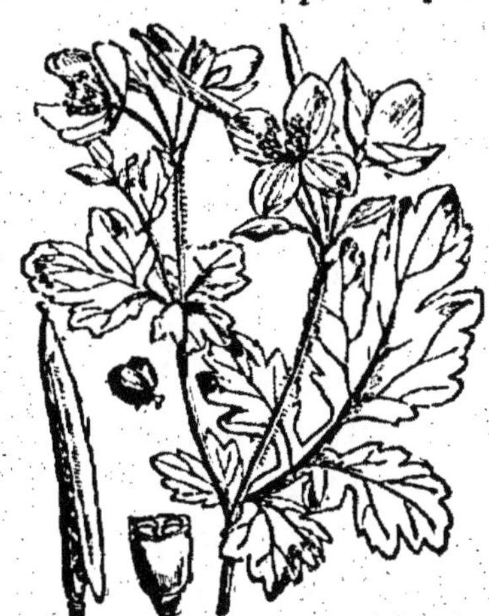

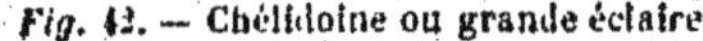

Fig. 42. — Chélidoine ou grande éclaire.   Fig. 43. — Feuille de chélidoine.

est utilisé contre les verrues, avec un succès très contesté.

Herbe vivace, à fleurs jaunes, très commune, dans les vieux murs et les décombres. (*Fig.* 42 et 43.)

Elle contient un suc âcre, jaune, vénéneux, qui irrite la peau après applications successives.

Les habitants de la campagne l'emploient contre les verrues et aussi comme émétique.

Prise à l'intérieur, elle provoque bien vite une irritation de tout le tube digestif, irritation qui se manifeste par des nausées, des vomissements, de la diarrhée.

S'il y a exagération dans la quantité ingérée, les vomissements peuvent être très abondants et sanguinolents, la diarrhée profuse et mêlée de sang. La mort peut s'ensuivre avec tous les phénomènes alarmants constatés pour la bryone. (*Voir Bryone.*)

Ciguë et cicutine.

RÉSUMÉ DES PREMIERS SOINS ET SECOURS. — Lavage de l'estomac, vomitifs ipéca ou sulfate de cuivre, mais pas d'émétique. — Tanin. — Café chargé. — Décoction de quinquina. —Stimulants habituels : liqueur, champagne, injection d'éther, de caféine. — Frictions, respiration artificielle.

INDICATIONS. — La ciguë, famille des ombellifères, est une plante assez vénéneuse. Une vingtaine de grammes de feuilles peuvent mettre la vie en danger. On distingue trois sortes de ciguës, il importe de bien les connaître. Ce sont : la grande, la petite, et la ciguë vireuse. La grande ciguë est encore appelée ciguë officinale, ciguë tachetée, *conium maculatum.* (*Fig 44.*) La petite ciguë porte, elle aussi, plusieurs noms : faux persil, éthuse, âche des chiens, *æthusa cynapium.* (*Fig. 45.*) Enfin, la ciguë vireuse est encore désignée sous les noms de cicutaire, ciguë aquatique, elle est la plus vénéneuse des trois. (*Fig. 46.*)

Desséchée, la ciguë perd en grande partie ses principes

vénéneux. Aussi les animaux, en hiver, lorsqu'elle est mêlée au foin, en mangent sans trop de désagréments.

La petite ciguë ressemble assez bien au persil, et la confusion de ces deux plantes par les cuisinières, a donné lieu
à de nombreuses et fatales méprises. Cependant l'aspect,
le vert sombre des feuilles, l'odeur nauséeuse obtenue en

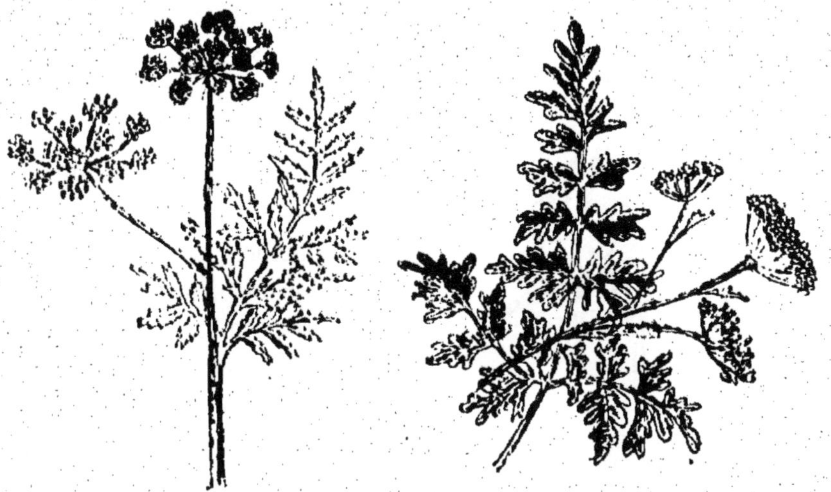

Fig. 14. — Ciguë tachetée
ou grande ciguë.

Fig. 15. — Ache des chiens ou petite ciguë
ou faux persil.

froissant les feuilles peuvent établir la distinction. Quoi
qu'il en soit, une sage précaution est d'arracher de son
jardin potager toute plante de ciguë. C'est le plus sûr
moyen d'éviter une confusion toujours possible.

Les empoisonnements criminels par la ciguë sont encore de nos jours assez fréquents.

SYMPTOMES. — Le professeur Tardieu a donné de l'empoisonnement par la ciguë, la description suivante : « Une
« heure environ après l'ingestion de la ciguë, surviennent
« des éblouissements, des vertiges, de l'obnubilation ou
« perception confuse des objets, une céphalalgie très ai-
« guë. La personne titube comme si elle était ivre, ses

« jambes se dérobent. Quelquefois, non toujours, une
« anxiété précordiale, une violente cardialgie se font
« sentir. La gorge se sèche, la soif est très vive et cepen-
« dant la déglutition est parfois impossible. Il y a quel-
« ques vomituritions sans résultat.

« Les vomissements presque constants dans l'empoi-
« sonnement par la ciguë vireuse manquent souvent par

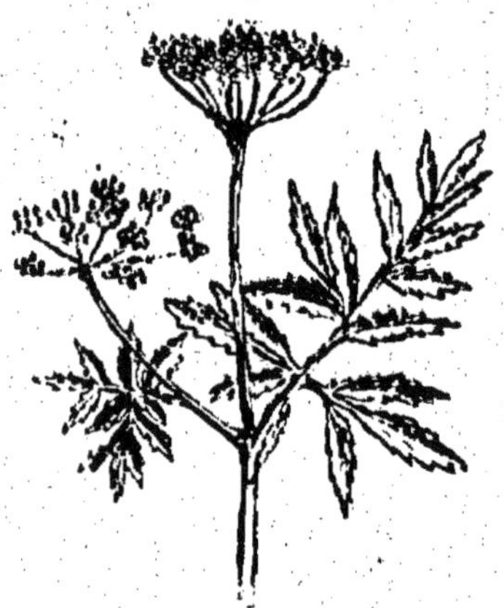

Fig. 16. — Ciguë vireuse
ou ciguë aquatique.

« la grande et la petite ciguë.
« La face est pâle et la phy-
« sionomie profondément alté-
« rée ; mais l'intelligence reste
« nette. Les malades enten-
« dent, quoique ne pouvant
« pas parler. Le regard est
« fixe, les pupilles dilatées, la
« vue trouble et parfois abo-
« lie. Des mouvements spas-
« modiques, des contractions
« tétaniques agitent les mem-
« bres et alternent avec des
« lipothymies, des défaillances qui se répètent par inter-
« valle ; puis une sorte de stupeur s'empare du malade
« chez lequel la respiration stertoreuse annonce seule la
« persistance de la vie.

« Le corps se refroidit, la tête se gonfle et l'enflure
« s'étend parfois à d'autres parties. Les yeux sont sail-
« lants, la peau livide.

« Dans quelques cas, on voit éclater un délire furieux
« et des convulsions épileptiformes.

« La mort est toujours très rapide, et il ne faut pas
« plus de trois, quatre ou six heures, pour que l'empoi-
« sonnement par la ciguë se termine d'une manière fu-
« neste. »

Les premiers soins et secours d'urgence. — Lavage de l'estomac, si possible, avec une eau contenant du tanin en dissolution. Administrer, dès qu'on le pourra, deux cuillerées à café de tanin dans un peu d'eau ; à défaut de tanin, une décoction de quinquina ou d'écorce de chêne, ou encore plusieurs cuillerées à bouche de miel rosat, préparation chargée en tanin. Provoquer les vomissements au moyen d'une dose d'ipéca, 1 gr. 50 dans un peu d'eau, ou sulfate de cuivre, 0,20 centigrammes par fractions de 0,05 centigrammes. Titillation de la luette. Purgations ou lavements purgatifs:

A conseiller aussi, une solution iodo-iodurée ainsi préparée dans le but de détruire la cicutine :

Iode métallique.....	0 gr. 20
Iodure de potassium......................	0 gr. 30
Eau distillée............................	500 gr.

par cuillerées à bouche répétées.

Donner à boire du lait en abondance, et surtout des boissons stimulantes : café noir très chargé, liqueurs, champagne, etc.

Pratiquer des injections d'éther, de caféine. On a conseillé encore des injections hypodermiques d'atropine à 1 milligramme. A défaut d'injections sous-cutanées d'atropine, donner dix à quinze gouttes de teinture de belladone.

Sinapismes aux jambes, frictions sur tout le corps. Respiration artificielle. Comme pour l'empoisonnement par la belladone, on continuera longtemps, plusieurs heures la respiration artificielle, afin de lutter contre la paralysie, le cœur continuant de battre quelque temps, quand déjà la respiration ne se fait plus.

Clématite.

Cette plante à tige longue, sarmenteuse et grimpante, de la famille des renonculacées, est encore appelée *vigne blanche, berceau de la Vierge, herbe aux gueux*. Elle est très commune dans les haies.

Toutes ses parties sont vénéneuses et irritantes. C'est pour cela que certains mendiants font des applications des feuilles sur les bras, sur les jambes, pour y déterminer des plaies superficielles et exciter par l'exhibition de ces plaies, la pitié des personnes charitables.

Prise à l'intérieur, elle purge violemment, irrite tout le tube digestif et provoque des dysenteries parfois mortelles. (*Voir* les soins à donner à l'article *Renoncule*.)

Coca et cocaïne.

INDICATIONS. — De même que le café, la feuille de coca, par un abus, pourrait produire des accidents toxiques semblables à ceux de la cocaïne décrits ci-dessous. Cependant, comme ce n'est pas une plante indigène, et qu'elle n'offre pas l'attrait du café, on peut affirmer que l'intoxication par la feuille de coca est très rare.

Il n'en est pas de même de son alcaloïde, la cocaïne, substance sur laquelle les médecins et les chirurgiens avaient fondé les plus belles espérances à cause de ses propriétés anesthésiques.

On s'est aperçu bien vite, que c'est un agent anesthésique difficile à manier, donnant lieu parfois à des accidents graves, même avec des doses relativement faibles.

A l'égard de la cocaïne, il y a des cas d'intolérance vraiment surprenants. On admet qu'en injections hypodermiques, 0 gr. 20 centigrammes peuvent provoquer des accidents sérieux, si on n'est pas sûr de la tolérance de son

malade. La dose maxima possible, sans accoutumance
et sans savoir si son malade est tolérant à l'égard de cette
substance, paraît être de 0,02 à 0,03 centigrammes pour
injections sous-cutanées. Par la bouche, on peut administrer jusqu'à 0,40 centigrammes d'après certains auteurs en vingt-quatre heures.

En application sur une plaie peu étendue, sur une dent
douloureuse, il est prudent de n'employer que des solutions à faible titre, à 1 pour 100 par exemple.

Notons toutefois, qu'aujourd'hui, nous voyons des
cocaïnomanes comme depuis longtemps déjà on voit des
morphinomanes, c'est-à-dire des gens qui s'adonnent au
plaisir des injections de cocaïne et qui supportent des
doses énormes de cette substance, jusqu'à 2 grammes et
3 grammes par jour.

Symptomes. — « C'est le plus souvent, dit le D* De-
« bussières (*Tableaux synoptiques de médecine d'urgence*,
« page 101), à la suite d'injections sous-cutanées prati-
« quées dans un but d'anesthésie locale, que les acci-
« dents se montrent. L'intoxication peut être plus ou
« moins grave.

« L'intoxication légère se montre surtout chez des
« sujets nerveux, impressionnés par la vue des prépara-
« tifs d'une opération.

« On observe des syncopes fréquentes, surtout si on
« n'a pas eu soin de placer le malade dans la position
« horizontale, puis de l'angoisse, des battements de
« cœur précipités, des vertiges, une contraction de la
« pupille.

« Les symptômes disparaissent après quelques heures,
« sans laisser de traces.

« L'intoxication grave débute parfois quelques mi-
« nutes après l'injection. On remarque des contrac-

« tions, des convulsions épileptiformes, de la dilatation
« pupillaire, un arrêt de la respiration, cyanose et mort. »

LES PREMIERS SOINS ET SECOURS D'URGENCE. — La
première indication des secours d'urgence est de coucher
le malade là où il se trouve, sur un lit, sur un canapé,
même par terre, afin d'éviter la syncope.

S'il y a eu par la bouche ingestion d'une dose trop forte
de cocaïne, donner un vomitif : ipéca, 1 gr. 50 dans un
peu d'eau, ou faire vomir par tous les moyens possibles.
Administrer deux cuillerées à café de tanin dissous dans
l'eau, ou une décoction de quinquina ou d'écorce de
chêne.

Lorsqu'il s'agit d'injections sous-cutanées de cocaïne
ayant provoqué les accidents, les moyens indiqués ci-
dessus sont inutiles : ipéca, tanin, décoction, on fera
prendre, par cuillerée à bouche, une solution ainsi
composée :

    Iode métallique............................ 0 gr. 20
    Iodure de potassium........................ 0 gr. 30
    Eau distillée. .... 500 gr.

Les phénomènes se succèdent rapidement. On fera
respirer du nitrite d'amyle, quelques gouttes sur un mouchoir et, sans s'attarder à ces moyens, on administre,
dès qu'il est prêt, un lavement qui contiendra 3 grammes
de chloral, ou bien une potion ainsi composée :

    Teinture de digitale...................... XXV gouttes
    Chloral ....   2 gr.
    Bromure de potassium......................   2 gr.
    Sirop de codéine.......................... 30 gr.
    Eau de tilleul............................ 120 gr.

à faire prendre rapidement par cuillerées à bouche.

Frictions énergiques sur le corps, sinapismes aux
jambes, injection d'éther. Respiration artificielle.

Colchique et colchicine.

INDICATIONS. — En automne, lorsque le second foin des prairies a été coupé et enlevé, on voit, surtout dans les prairies humides, surgir, espacées çà et là, des fleurs d'une couleur lilas tendre, c'est la fleur du colchique.

Toutes les parties de cette plante sont vénéneuses, mais surtout le bulbe et les semences. Des accidents nombreux ont été signalés chez des enfants qui s'étaient amusés avec les bulbes ou oignons de cette plante. Le principe actif est la *colchicine* usitée en médecine contre la goutte et le rhumatisme. (*Fig.* 47.)

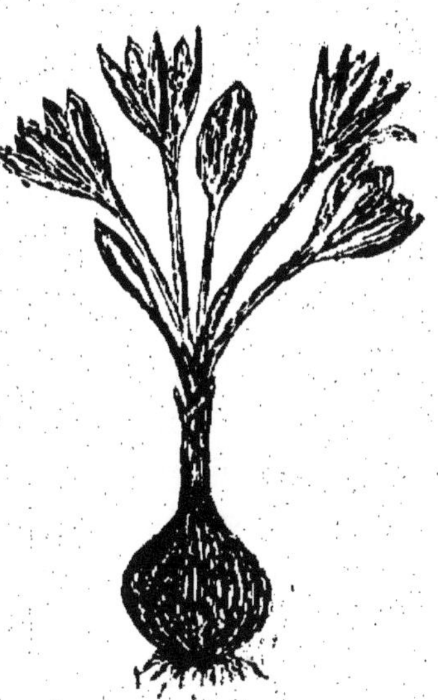

Fig. 47. — Colchique.

SYMPTOMES. — Les symptômes de l'empoisonnement occasionné par le colchique ou son alcaloïde, la colchicine, sont ceux de tout purgatif violent : estomac douloureux, violentes coliques, diarrhée parfois sanguinolente, ventre ballonné et douloureux.

La pupille est dilatée, le visage pâle indique l'angoisse, l'abattement, l'inquiétude, l'œil est fixe. Des sueurs abondantes couvrent le corps.

Il est à noter que ces phénomènes apparaissent seulement deux heures au moins après l'ingestion du poison. Cette particularité rend la lutte contre l'empoisonnement singulièrement difficile, car à ce moment, la substance toxique est à peu près entièrement absorbée.

Les nausées, les vomissements apparaissent à peu près en même temps que les signes précités.

Le pouls d'abord accéléré et rapide devient irrégulier et se ralentit, la respiration suit les mêmes stades et s'éteint.

Bientôt, on voit se manifester des convulsions, du délire avec prostration. Enfin la mort succède au coma, si la dose ingérée est mortelle, si des soins n'ont pu arrêter la marche de l'empoisonnement.

LES PREMIERS SOINS ET SECOURS. — Ils sont les mêmes que pour la bryone (*Voir* ci-dessus). On peut y ajouter la solution iodo-iodurée. (*Voir* page 348.)

Coloquinte, colocynthine.

La coloquinte (citrus colocynthis) de la famille des cucurbitacées, comme la bryone, est une plante annuelle, à feuilles cordiformes, en forme de cœur, les fleurs sont jaunes, les fruits sont globuleux, gros comme des oranges, verts d'abord, puis jaunes à maturité.

Le fruit de la coloquinte est très vénéneux, car c'est déjà un purgatif violent si on avale 1 gramme environ de ce fruit. A dose un peu plus forte, on ressent tous les phénomènes toxiques de la superpurgation. (*Voir Bryone.*)

Concombre sauvage.

Le concombre sauvage (ecballium elaterium), de la famille des cucurbitacées, est une plante annuelle rampante, qui pousse à l'état sauvage, mais qu'on cultive aussi pour la curiosité de ses fruits. Ceux-ci, en effet, sont gros comme une olive et garnis de piquants ; ils sont verts d'abord, puis jaunes à maturité, comme ceux de la coloquinte. Ils contiennent un suc à odeur fétide très âcre. (*Voir Bryone.*)

Coque du Levant.

La coque du Levant est le fruit d'une plante orientale appelée *Menispermum Cocculus.* Il est gros comme une noisette, rond, noirâtre, amer. On se sert de ce fruit pour tuer le poisson dans les ruisseaux, les rivières, et le ramasser facilement, car, empoisonné par cette substance, il vient flotter inerte à la surface de l'eau. Il est encore plus employé à donner à la bière une saveur amère et des propriétés enivrantes. A ce dernier usage, l'Angleterre fabrique et vend au commerce un extrait tout préparé. C'est cependant un poison funeste qui devrait être proscrit de l'alimentation.

SYMPTOMES. — A faible dose, la coque du Levant incommode, donne une certaine ivresse avec éblouissements, vertiges.

A quantité plus élevée, elle provoque des convulsions, une paralysie croissante qui amène le collapsus et la mort. (*Voir Noix vomique.*)

Le poisson tué par la coque du Levant doit être vidé aussitôt, sans cette précaution, il peut devenir dangereux à manger.

Couronne impériale.

Cette plante, de la famille des liliacées, est appelée aussi *Fritillaire.* Elle est cultivée dans les parterres comme plante d'ornement. Ses fleurs sont nombreuses, de couleur variable, rouge et rouge moins foncé, elles sont disposées en rond au-dessous d'un bouquet, comme une couronne ou un diadème.

C'est une plante à bulbes. Toutes ses parties sont vénéneuses, mais surtout les bulbes.

Mêmes symptômes et mêmes soins que pour la scille. (*Voir Scille.*)

Croton tiglium.

C'est un arbuste de la famille des euphorbiacées, comme le ricin, et qui, comme lui, porte des graines très vénéneuses. Les graines du tiglium sont presque quadrangulaires, à nervures très apparentes.

Il est cultivé dans les jardins, les serres, sous le nom de *Petit pignon d'Inde*. Son *huile* et ses graines sont très irritantes et très vénéneuses. (*Voir Ricin.*)

Cyclamen.

Groupe de plantes à rhizomes tubéreux, cultivées comme ornementales, à cause de la beauté de leurs feuilles.

Le jus de cyclamen serait employé en Italie et déjà un peu en France, pour tuer le poisson, comme on se sert de la coque du Levant. (Ch. Cornevin.)

Une telle pratique est au plus haut point condamnable, car elle peut dépeupler tout un cours d'eau ; elle tue non seulement les gros, mais encore les tout petits poissons.

Le poisson ainsi tué et mangé, peut occasionner des accidents sérieux. Une petite quantité de suc de cyclamen détermine chez l'homme des nausées, des vomissements, de la prostration, sueurs froides, etc.

Si la dose est mortelle, il y a superpurgation, vomissements mêlés de sang, diarrhée profuse, parfois sanguinolente. (*Voir Bryone.*)

Cytise, aubour.

Le *cytise aubour* ou *faux ébénier* (cytisus laburnum) est un joli arbuste de 4 à 5 mètres de hauteur. Ses belles fleurs, d'un beau jaune d'or, sont en grappes longues et pendantes (*Fig.* 48).

Il est arrivé des accidents graves avec ces fleurs assaisonnées comme les fleurs d'acacia et mangées à leur place. Quelques accidents se sont produits aussi chez des enfants qui ont porté ces grappes à leur bouche ou qui les ont mâchées.

Ce cytise contient deux substances toxiques : la *cytisine* et la *laburnine*, analogues à la digitaline. (Pour les symptômes et les secours, *voir Digitale.*)

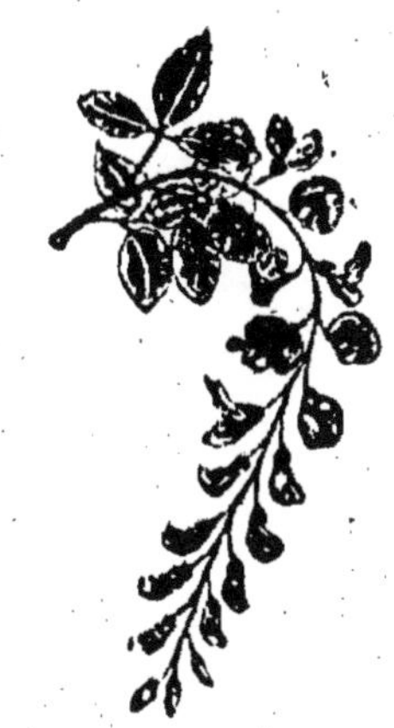

Fig. 48. -- Cytise aubour.

Daphne mezereum, Bois gentil.

C'est un arbrisseau petit, mais fort joli et droit, ayant de 0,50 à 0,90 centimètres de haut. Ses fleurs, d'un beau rose, exhalent une odeur suave. Gracieux, agréable à la vue, cet arbuste a mérité le nom de *Bois gentil, Bois joli*. On le cultive beaucoup dans les jardins, mais il croît spontanément en forêts. (*Fig.* 49.)

Toutes ses parties sont vénéneuses et âcres. On utilise ces propriétés en médecine populaire pour produire une vésication sur la peau. Il est aussi employé comme purgatif, diurétique et diaphorétique ou sudorifique. Il a causé des accidents fort graves, car c'est un poison énergique. Si on porte à sa bouche une branche, une feuille,

une fleur de cet arbrisseau, on éprouve une sensation
de brûlure très vive.

SYMPTOMES. — Une demi-heure après avoir pris une
infusion du bois de daphne mezereum, ou après avoir

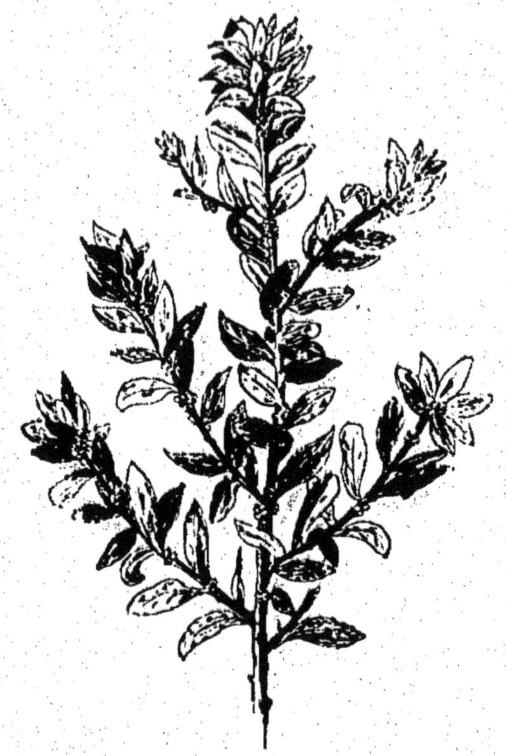

Fig. 49. — Daphne mezereum ou Bois gentil.

avalé de ses fruits, on voit apparaître des nausées, des vomissements, bientôt après un malaise général, mal défini,
abattement, prostration. Si la quantité absorbée est suffisante, la mort peut s'en suivre, précédée de vomissements très violents et mêlés de sang, de diarrhée sanguinolente contenant des débris de muqueuse intestinale,
de convulsions, etc.

Tout ce qui vient d'être dit du Daphne mezereum

s'applique aux autres variétés, D. *laureola* ou *Laurier des bois*, D. *gnidium* ou *Bois garou*, au D. *alpina* ou *thymelée des Alpes*. (Pour les symptômes plus complets et les secours, *voir Ellébore.*)

Digitale et digitaline.

INDICATIONS. — Il existe plusieurs variétés de digitale, mais la plus connue et la seule usitée en pharmacie est la digitale pourprée (*digitalis purpurea* de la famille des scrofularinées). C'est une belle plante de 75 centimètres à 1 mètre de haut. Elle croît dans les montagnes.

Ses fleurs, d'un beau rouge, tachetées de points brun-marron, sont assez larges pour y passer un doigt, d'où son nom sans doute (*Fig.* 50).

Toutes les parties de cette plante sont vénéneuses ; les graines surtout. On emploie en médecine la feuille à la dose de 0,60 centigrammes à 1 gr. 25, l'extrait à la dose de 0,30 à 0,50 centigrammes ; trente à cinquante gouttes en teinture.

6 à 8 grammes de feuilles sèches, 30 à 40 grammes de feuilles fraîches sont à peu près mortelles.

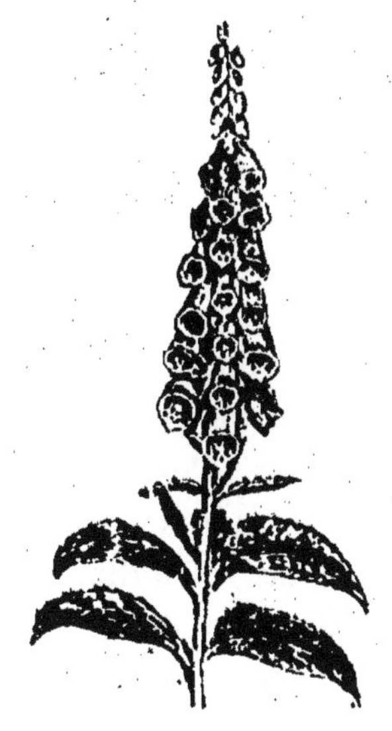

Fig. 50. — Digitale.

Dans certains pays, où elle est commune, on emploie la feuille fraîche comme purgatif, c'est sans doute à cet usage qu'il faut attribuer, nous disait le médecin praticien qui nous rapportait le fait, le grand nombre de maladies de cœur constatées chez les habitants de ces pays.

A dose médicinale, la digitale ou son principe actif la *digitaline* ralentit les mouvements du cœur, renforce ses contractions et augmente la pression du sang, ce que l'on peut constater à la force et à l'ampleur du pouls. Cette action n'est apparente que huit à dix heures après l'administration et se continue plusieurs jours. C'est un excellent médicament.

A dose plus élevée ou dose médicinale trop longtemps continuée, car le médicament s'élimine difficilement et s'accumule, le pouls est d'abord ralenti, puis accéléré, ce que l'on ne constate que douze ou quinze heures après. En même temps, apparaissent l'irrégularité du pouls, les nausées, les maux de tête, une soif marquée, avec sécheresse à la gorge, des bourdonnements d'oreille, des vomissements même, et des coliques avec diarrhée ; parfois du délire accompagné d'abattement et de prostration.

A dose encore plus forte et mortelle, les phénomènes morbides apparaissent plus vite et les symptômes d'empoisonnement sont plus accusés. Le malade est abattu, son visage défait marque l'anxiété, l'inquiétude ; les douleurs d'estomac et d'intestin sont excessives, les vomissements sont incessants, la diarrhée profuse. La peau se refroidit. Convulsions, délire, dilatation de la pupille. Le pouls est fréquent, irrégulier, puis ralentit pour reprendre une certaine force avant la mort.

LES PREMIERS SOINS ET SECOURS D'URGENCE. — Si l'on est prévenu à temps, et si on peut croire que toute la quantité ingérée de digitale ou de digitaline n'est pas absorbée, on fera usage des moyens habituels : deux cuillerées à café de tanin dissous dans un verre d'eau, décoction de quinquina, d'écorce de chêne, café noir chargé, deux tasses. On donnera des vomitifs, des purgatifs, ou bien on pratiquera le lavage stomacal.

Si on n'arrive auprès du malade que dix ou douze heures après l'ingestion de la dose toxique, c'est-à-dire lorsque les symptômes d'intolérance sont manifestes, les premiers moyens paraissent inutiles, car l'absorption semble après ce temps-là complète.

Cependant on pourra essayer la solution iodo-iodurée (*voir* page 348), car elle se répand très vite dans l'organisme et peut neutraliser en partie la digitaline.

On luttera contre les symptômes qui se manifestent par une médication appropriée.

On pratiquera des injections sous-cutanées de caféine, d'éther, d'huile camphrée, mais avec discernement, et en interrogeant le pouls afin de rétablir la tonicité du cœur sans provoquer une surexcitation trop forte qui amènerait ensuite une dépression.

On fera boire : vin généreux, liqueurs, café, liqueur ammoniacale anisée, thé. On a proposé aussi de donner cinq à six gouttes d'alcoolature d'aconit dans un peu d'eau. A renouveler une fois, deux heures après la première administration. Cataplasmes chauds sur le creux de l'estomac et sur le ventre.

Nous avons vu que la peau se refroidit dans cette intoxication, il sera donc nécessaire de la réchauffer par des frictions sèches ou aromatiques ou alcooliques : eau de Cologne, baume de Fioravanti, bouillottes aux pieds, etc.

Il importe de tenir le malade au lit en position horizontale pendant que durent les accidents, et même plusieurs jours après.

Ellébore.

On en connaît plusieurs sortes : l'ellébore blanc ou vératre blanc, l'ellébore fétide, l'ellébore noir ou rose de Noël.

Toutes ces plantes ont à peu près les mêmes propriétés et contiennent de la vératrine. Elles sont employées en médecine populaire comme emménagogues, vermifuges, antigoutteuses, et surtout comme purgatifs très actifs.

Aussi elles donnent lieu chaque année à un certain nombre d'accidents (*Fig.* 51).

M. Ferrary, pharmacien à Saint-Brieuc, rapporte l'ob-

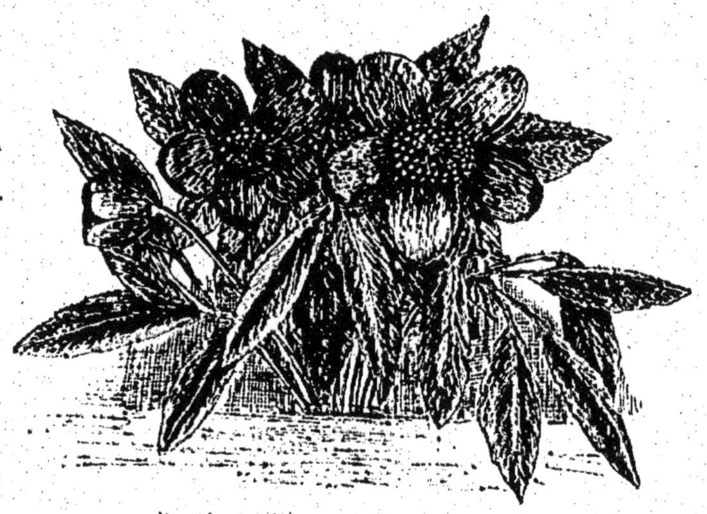

Fig. 51. — Ellébore noir ou rose de Noël.

servation de deux empoisonnements mortels : « Sur le « conseil d'un rebouteur, deux personnes burent un verre « de décoction ainsi composée : racine de sceau de Salo- « mon, feuilles de lierre terrestre et racine d'ellébore « noir, le tout bouilli dans du cidre, l'une d'elles mourut « une heure et demie après avoir bu cette tisane, l'autre « deux heures et demie après, toutes deux dans d'épou- « vantables souffrances. » (Ch. Cornevin).

SYMPTOMES. — L'ellébore par son suc vénéneux et âcre, par la vératrine qu'il contient, irrite vivement les muqueuses de la bouche, de la gorge, de l'estomac et des intestins. (*Voir* pour les autres symptômes et pour les premiers secours d'urgence, la *Bryone.*)

Euphorbe.

On désigne sous ce nom un groupe de plantes dont la plus connue est l'euphorbia lathyris ou euphorbe épurge, plante qui contient un suc laiteux, vénéneux, âcre, irritant la peau, et les muqueuses du tube digestif.

Ce nom d'*euphorbe* désigne aussi une gomme-résine retirée du groupe des plantes sus-mentionnées et qui possède les mêmes propriétés irritantes, superpurgatives, que ces plantes.

Il faut très peu de suc ou d'infusion de cette plante pour amener des phénomènes graves et inquiétants, quatre à cinq graines peuvent suffire à purger violemment et même à incommoder sérieusement. (Pour symptômes et secours d'urgence, *voir Bryone.*)

Ergot de seigle, ergotine.

Vers l'approche de la moisson, en juillet, on peut remarquer sur certains épis de seigle et même d'autres graminées, blé, avoine (c'est le même champignon pour toutes), un corps allongé, cylindrique, long de 1 à 3 centimètres, brun-marron foncé, un peu arqué, d'où son nom d'ergot (*Fig.* 52).

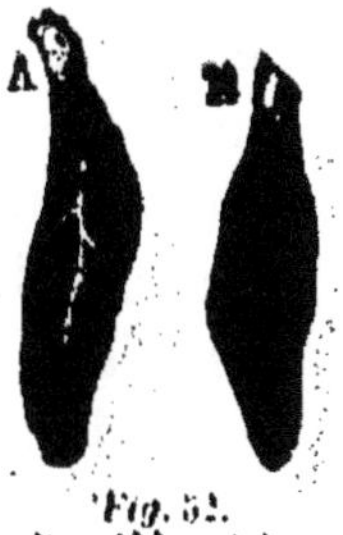

L'ergotine est l'extrait aqueux de l'ergot et non son alcaloïde.

Fig. 52.
Ergot de seigle.

L'ergot récolté et moulu en quantité avec les grains de froment, détermine l'*ergotisme*, maladie endémique lente dont l'histoire fait mention à plusieurs époques dans diverses contrées. La cause en était dans l'usage de farines avariées par une certaine quantité d'ergot de seigle ou de blé. C'était un empoisonnement chronique.

Au sujet de l'empoisonnement aigu, nous citerons M. le professeur Soulier (*Traité de thérapeutique*). « Deux faits, « dit-il, dominent l'histoire thérapeutique du seigle er- « goté : son action sur l'utérus, son action hémostatique. « Deux faits dominent également son histoire toxique : « son action convulsivante, son action gangréneuse. »

Et, dans le même ouvrage, l'observation publiée par M. Debierres :

« Une femme de vingt-cinq ans prend un jour, d'un « seul trait, à 9 heures du matin, pour combattre des « hémoptysies dues aux menstrues, environ 5 à 6 gram- « mes d'ergotine Bonjean. L'hémorragie s'arrête, les rè- « gles continuent, mais moins abondantes, nuls symp- « tômes fâcheux pendant neuf heures. Puis, tout à coup, « douleurs sourdes dans le bas-ventre, perte de connais- « sance, sécheresse de la gorge et de la peau, dyspnée « angoissante, respiration superficielle et fréquente (50 « par minute), douleurs intolérables de la poitrine, de « l'épigastre, elle les compare aux frictions réitérées de « l'étrille ; vertiges, constriction des tempes, fourmille- « ment des membres, frissonnements, refroidissement « général, insensibilité de la peau, obnubilation des sens, « langueur indéfinissable.

« Trois heures après : secousses convulsives, spasmes « épileptiformes, contracture des fléchisseurs, pâleur et « dyspnée extrêmes, pouls petit, à 50 ; température « axillaire, 36°.

« Une injection sous-cutanée d'éther : très rapide- « ment, amélioration remarquable. C'était dix heures « du soir. Nuit assez bonne, malgré le retour à plusieurs

« reprises de quelques-uns des accidents, éructations et
« selles.

« Café à hautes doses, à chaque crise, éther inhalé,
« quelques gouttes en sont bues. Trois grammes de chlo-
« ral en deux fois.

« La seconde journée fut bonne, quelques rares se-
« cousses et crises douloureuses ; l'anesthésie persiste,
« mais une pression forte est perçue. La malade a cons-
« cience de l'effort nécessaire pour résister à une poussée
« vigoureuse. La nuit suivante est mauvaise, quelques
« accidents de suffocation et secousses convulsives.

« La troisième journée, encore quelques crises convul-
« sives, dont une tellement intense, qu'une injection
« d'éther est faite. Le passage du bol alimentaire dans
« l'œsophage est douloureux.

« Le quatrième jour, tous les phénomènes de l'intoxi-
« cation disparaissent peu à peu. Il n'y a pas eu de diu-
« rèse.

« Pendant ces quatre jours, 10 grammes de chloral et
« 12 grammes d'éther ont été pris. »

Fèves de Calabar et ésérine.

La fève de Calabar est le fruit d'une liane qui croît
en Guinée, sur les rives du Calabar et du Niger. Les indigènes l'appellent fève d'épreuve ou *éséré* et en font avaler aux accusés pour savoir s'ils sont ou ne sont pas cou-
pables. C'est une grosse fève de couleur chocolat, renfermant un alcaloïde l'*ésérine*, utilisée en médecine oculaire
pour resserrer la pupille. Tandis que l'atropine dilate celle-
ci, l'ésérine la resserre et la rétrécit.

La fève de Calabar et l'ésérine sont des paralysants du
système nerveux.

LES PREMIERS SOINS ET SECOURS D'URGENCE. — Lavage de l'estomac, tanin, deux cuillerées à café dans un verre d'eau, miel rosat, décoction de quinquina, d'écorces de chêne, etc.

Respiration artificielle continuée longtemps, frictions énergiques sur tout le corps, bouillottes aux pieds, sinapismes sur les jambes. Injection d'atropine aux doses habituelles. Chloral en injection intraveineuse, ou en injections sous-cutanées (chloral, 0,30 centigrammes, eau distillée, 0,90 centigrammes) (prof. Soulier).

Fèves de Saint-Ignace.

Ces fèves grosses comme une praline et de couleur grise, sont formées par un arbre voisin du vomiquier, qui porte la noix vomique.

La fève de Saint-Ignace renferme les mêmes poisons, strychnine, brucine, que la noix vomique. (*Voir* ce mot.)

Garou.

L'écorce de bois garou était autrefois très usitée pour faire vésicatoire.

C'est, en effet, une écorce très irritante, purgative, diurétique. On l'employait aussi en infusion à petites doses.

Le garou est un daphné exotique, semblable au daphne mezereum. Tout ce que nous avons dit de celui-ci lui est applicable. (*Voir Daphne mezereum.*)

Genêt.

Les genêts de différentes espèces, et plus particulièrement le genêt à balai, contiennent un alcaloïde appelé *spartéine*, substance toxique. Ses effets sont analogues à la digitaline. (*Voir Digitale.*)

Gratiole.

C'est une plante haute de 0,25 à 0,50 centimètres qui croît près des marais et des étangs. C'est un purgatif très violent, de moins en moins heureusement usité en médecine populaire sous le nom de *Séné des prés, Herbe au pauvre homme* (*Fig.* 53).

Le professeur Soulier, dans sa *Thérapeutique*, signale le fait qu'une condamnation à mort eut lieu à Lyon, il y a quelques années, pour un empoisonnement criminel obtenu par cette plante.

La gratiole est de la même famille que l'euphorbe, elle a les mêmes propriétés. (*Voir Euphorbe.*)

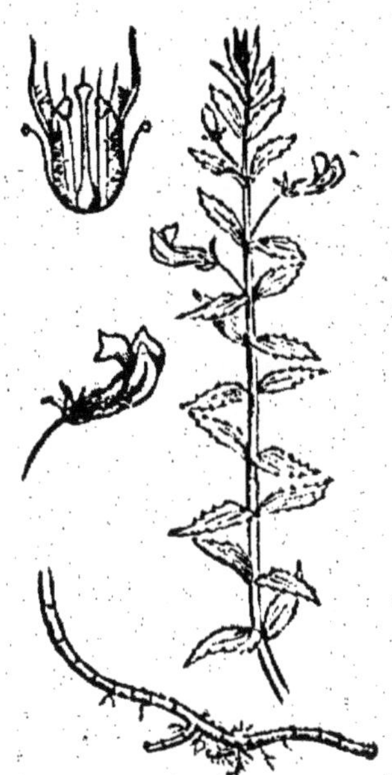

Fig. 53. — Gratiole.

If.

Ce joli arbuste, de la famille des conifères (if à baies, taxus baccata), est très apprécié comme plante d'ornement. Son fruit, amande et drupe, a la couleur rouge vineuse de la framboise, et son aspect au toucher. Il est globuleux, allongé. C'est un des arbres les plus dangereux et les plus vénéneux de nos pays tempérés. Il est parmi ceux qui ont causé le plus grand nombre d'accidents et d'empoisonnements. Strabon raconte que les Gaulois se servaient du suc de cet arbuste pour empoisonner leurs flèches, ce qui nous paraît douteux (*Fig.* 54).

Un grand nombre de jeunes filles ont confondu l'if avec le genevrier sabine ou lui ont attribué les mêmes proprié-

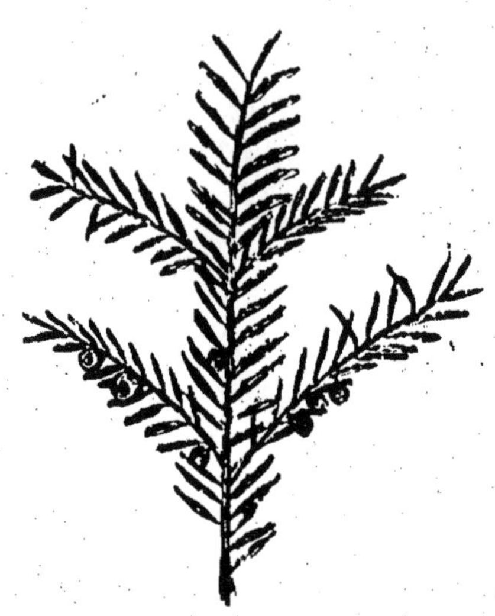

Fig. 51. — If.

tés abortives, et se sont ainsi empoisonnées.

Des diverses parties de l'if, la feuille est la plus toxique. Cependant, la première feuille de printemps est quelquefois mangée en petite quantité par les animaux, sans trop de malaises, elle est alors d'un vert tendre, mais cette feuille qui en été devient d'un vert sombre fait périr promptement les animaux qui en ont mangé, principalement le cheval et le mouton.

(Comme symptômes d'empoisonnement et pour les premiers secours, *voir Belladone.*)

Jaborandi.

Le jaborandi est une plante exotique, dont une infusion de 2 à 3 grammes de la feuille provoque une abondante sécrétion de salive et d'urine. Son principe actif, la *pilocarpine*, dotée des mêmes propriétés, mais à un degré beaucoup plus fort, est employée en frictions pour amener à l'endroit frictionné une sueur abondante, et en injections hypodermiques, à la dose de 0,005 milligrammes ou un centigramme, dans le but de susciter une transpiration par tout le corps. Cette propriété lui a fait attribuer la vertu de stimuler le bulbe du cheveu et d'en provoquer la repousse.

On emploie la pilocarpine pour combattre les effets de la belladone dont elle est l'antagoniste.

Jusquiame et hyosciamine.

De la famille des solanacées, la jusquiame noire (hyosciamus niger) est une plante hérissée de poils blanchâtres, et exhalant une odeur repoussante. Son aspect d'ailleurs, n'est pas agréable. Elle croît dans les décombres, dans les vieux murs, sur les bords des chemins. Sa tige est de 0 m. 50 à 0,90 centimètres de hauteur.

Elle a reçu aussi le nom de *Mort aux poules*, parce que ses graines données à ces volatiles les feraient périr.

Elle est vénéneuse dans toutes ses parties, mais surtout par ses semences. On retire de celles-ci un principe actif appelé *hyosciamine (Fig.* 55).

La jusquiame a occasionné de nombreux accidents. Sa racine a été confondue avec celle de la chicorée sauvage. Ses jeunes pousses ont été mangées par mégarde. Les enfants sont souvent victimes d'accidents en avalant ses graines.

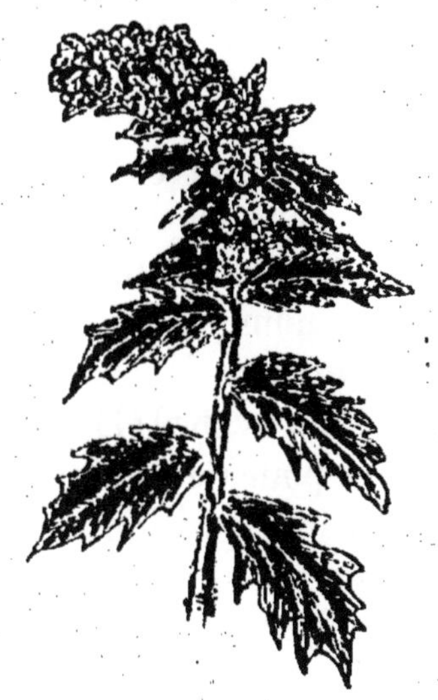

Fig. 55. — Jusquiame.

Les symptômes et les premiers secours sont ceux de la belladone. (*Voir* ce mot.)

Laurier-rose.

On ne confondra pas les différentes espèces de laurier dont chacune a des propriétés qui lui sont spéciales :

Le *Laurier commun*, ou *Laurier d'Apollon*, ou *Laurier-sauce*, de la famille des Laurinées, qui est utilisé, comme son dernier nom l'indique, à des usages culinaires.

Le *Laurier-cerise*, de la famille des Rosacées, qui est cultivé comme plante d'ornementation, et qui est utilisé dans le Midi de la France pour préparer l'eau de laurier-cerise et aussi l'essence d'amandes amères.

Le *Laurier-avocatier*, qui fournit un fruit comestible appelé *poire d'avocat*.

Enfin, le *Laurier-rose*, ou la *laurelle rose*, qui est un arbrisseau pouvant s'élever à 4 mètres de hauteur dans le Midi et qui est cultivé, à Paris, dans des caisses à fleurs, dans les serres.

Ce dernier est un végétal des plus dangereux. Il a occasionné nombre d'empoisonnements sur l'homme et sur les animaux.

« On a avancé (1) que les émanations de ses fleurs suffi-
« sent pour déterminer des accidents, c'est peu probable.
« Les indispositions constatées par suite de sa présence
« dans un appartement sont plutôt la résultante de la
« viciation de l'air par acide carbonique.

« Toutes les parties du laurier-rose sont vénéneuses.
« La dessication, l'ébullition n'enlèvent rien à sa toxi-
« cité. L'écorce passe pour la plus active. Les empoi-
« sonnements signalés pour cette plante sont très nom-
« breux. On a cité en Algérie des cas d'empoisonne-
« ments de personnes qui avaient bu de l'eau dans laquelle

---

(1) Ch. Cornevin, *Plantes vénéneuses.*

« étaient tombées des feuilles, des fleurs de laurier-
« rose. D'autres avaient consommé des boissons con-
« tenues dans un vase à large goulot qui avait été fermé
« avec un morceau de bois de ce même arbre.

« La relation la plus curieuse concerne des soldats
« campés en Corse. Pour faire rôtir des volailles, ils les
« traversèrent de broches en bois de laurier. L'inges-
« tion de la chair de ces oiseaux les empoisonna.

« On prétend que l'activité du laurier-rose décroît à
« mesure qu'il monte vers le Nord. Les accidents signa-
« lés en Corse et en Algérie auraient donc été très atté-
« nués avec des branches de laurier qui auraient poussé
« dans les environs de Paris. »

SYMPTOMATOLOGIE. — « L'homme qui absorbe une
« faible dose d'extrait de laurier-rose ressent : inappé-
« tence, malaise, courbature, lassitude. En plus forte
« quantité : vomissements, vertiges, sueurs froides, dé-
« faillances, et si cette quantité a été telle qu'un dénoue-
« ment funeste en doive être la conséquence, des convul-
« sions tétaniques se montrent. La respiration prend
« une grande ampleur et la mort arrive.

« Mais, par quantités, l'empoisonnement est rapide
« et il est impossible d'en distinguer les diverses phases. »

Le laurier-rose contient des alcaloïdes analogues à la
strophantine et à la digitaline. (Pour les premiers soins
et secours d'urgence, *voir* la *Digitale*.)

Lobélie.

La lobélie est une plante (*lobelia inflata*) originaire
de l'Amérique et cultivée en France. On l'appelle *Tabac
Indien*. Elle est très usitée en médecine. Son alcaloïde est
analogue à l'atropine. (*Voir Belladone*.)

Mercuriale (mercurialis annua).

Autres noms de la même plante : *foirolle*, *vignette*, *blé foiroux*, *chenevière*.

Euphorbiacée, très commune dans les champs, usitée

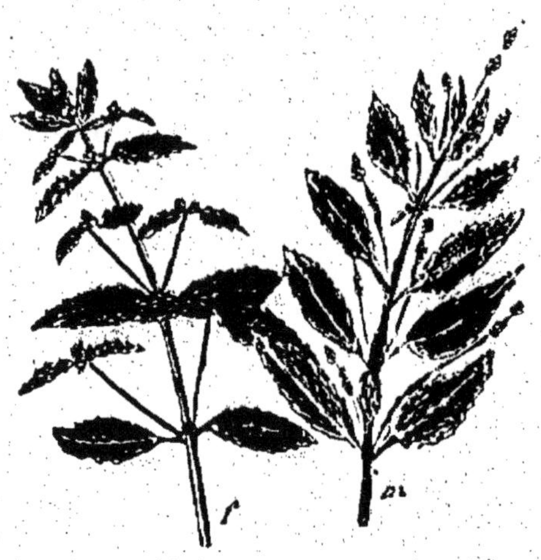

Fig. 56.
Mercuriale femelle.   Mercuriale mâle.

en médecine pour la préparation du miel de mercuriale qui est laxatif (*Fig.* 56).

Dans la médecine populaire, on s'en sert comme purgatif. Si la dose n'est pas mesurée, elle occasionne des accidents semblables à ceux de l'ellébore. (*Voir Ellébore.*)

Morelle (*Solanum nigrum*).

Cette solanacée est abondante autour des habitations. La tige a 0,30 à 0,60 centimètres de haut. Elle porte des petites fleurs blanches et des feuilles ovales, vert sombre. Celles-ci sont peu vénéneuses. Ses fruits, sorte de globules, sont d'abord verts, puis noirs à maturité, ou bien rouges (*Fig.* 57).

Elle a cette propriété qui appartient à un certain nombre d'autres plantes, d'être moins toxique en avançant vers le Nord.

Elle est assez vénéneuse en France, et a occasionné

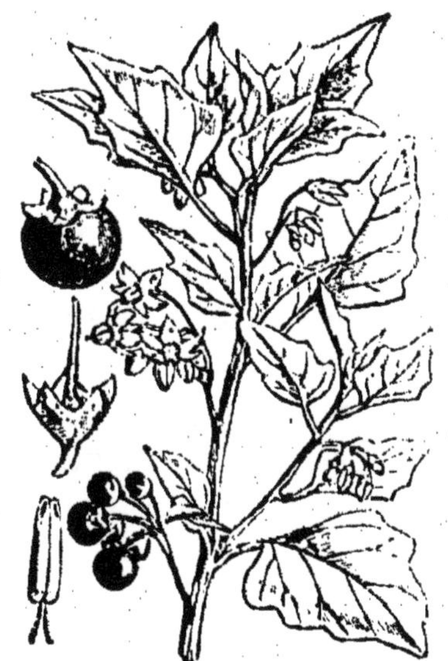

Fig. 57. — Morelle noire.

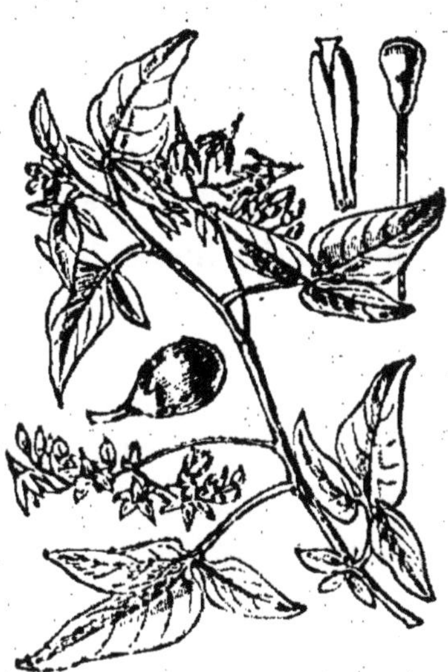

Fig. 58. — Douce amère.

des accidents par son usage dans le peuple comme narcotique, et parce qu'aussi les enfants ont mangé de ses baies. Elle est souvent confondue avec la douce-amère qui lui ressemble un peu. (*Fig.* 58.)

Son principe actif est la solanine, dont les vertus médicinales ressemblent à celles de l'atropine. (*Voir Belladone.*)

Mouron rouge.

Le mouron rouge ou *Anagallis arvensis*, mouron des champs, porte une tige rameuse, diffuse, quadrangulaire ; très commune dans les lieux cultivés.

Il a été donné aux oiseaux en cage, par confusion avec le *mouron des oiseaux*, et les a fait périr.

On a attribué à cette plante en médecine humaine des vertus contre l'épilepsie, et c'est ainsi qu'elle a pu causer des accidents. (*Voir Ellébore.*)

Muguet.

Tout le monde connaît la jolie fleur de muguet, dont le parfum est si délicat (*Convallaria maialis.*)

Toutes les parties de cette plante sont très vénéneuses.

Il est prudent de ne pas porter à la bouche les fleurs ou les tiges des fleurs de muguet, afin de n'être pas incommodé : mâcher ces tiges entre les dents, avaler le suc, pourrait exposer à des inconvénients assez sérieux.

L'extrait de muguet, médicament très énergique, est précieux pour les affections du cœur, et pour augmenter l'émission de urines. (Pour symptômes et secours d'urgence, *voir Digitale.*)

Narcisse.

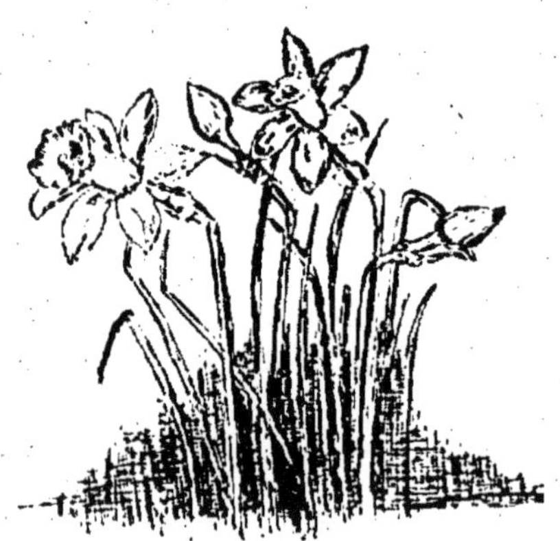

Fig. 59. — Narcisse.

Les différents narcisses : *narcisse des poètes*, appelé aussi *Jeannette*, le faux narcisse (de la même famille que le précédent), le faux narcisse des poètes (*Fig.* 59), sont des plantes vénéneuses dans toutes leurs parties, mais surtout dans leurs bulbes qui ont été utilisés dans la médecine populaire, comme émétique et expectorant. (*Voir Bryone.*)

Noix vomique et strychnine.

RÉSUMÉ DES SECOURS D'URGENCE.— Lavage de l'estomac.— Tanin. — Vomitifs. — Purgatifs. — Chloral en injections sous-épidermiques. — Une injection d'atropine et inhalations de chloroforme. — Surtout respiration artificielle prolongée.

INDICATIONS. — La noix vomique fournie par le *strychnos nux vomica*, la *fève de Saint-Ignace*, le fruit du *strychnos tieuté*, qui sert à préparer les flèches empoisonnées des indigènes de quelques îles de l'Océanie, doit sa principale activité à la *strychnine*, alcaloïde extrêmement actif et vénéneux.

La strychnine, poudre blanche très amère, est employée en médecine, c'est un médicament précieux, prescrit à la dose d'un ou plusieurs milligrammes par jour.

Malheureusement, elle est l'arme choisie souvent par les criminels. Les empoisonnements de cette nature sont assez nombreux.

SYMPTOMES. — A dose un peu plus que normale, mais non mortelle, la strychnine donne des maux de tête, des fourmillements dans les membres, une certaine surexcitation nerveuse, un peu de raideur à la nuque, un malaise indéfinissable.

A dose mortelle au-dessus de 2 à 3 centigrammes, des symptômes bien observés expérimentalement chez le chien, et par accident ou crime chez l'homme, apparaissent bien vite et effrayants, quelques minutes après l'absorption : inquiétude, angoisse, terreur, sensation de fourmillement dans tous les membres, nausées, vomissements, constrictions à la gorge, salivation abondante. La lumière est insupportable. C'est la première phase des symptômes d'empoisonnement. Elle peut durer quelques minutes ou une demi-heure.

Bientôt la crise strychnique éclate dans toute sa violence. Elle est semblable à celle du tétanos : trismus ou difficulté de remuer la mâchoire inférieure, secousses musculaires semblables à des décharges électriques, puis brusquement, la tête se rejette en arrière, les mâchoires serrées. Tout le corps en état de rigidité est agité de mouvements convulsifs, les membres inférieurs raidis. Le thorax est immobile. Les muscles de la respiration sont paralysés. L'asphyxie apparaît avec ses premières manifestations : face rouge, congestionnée, yeux injectés de sang, pupilles dilatées.

Le malade est en imminence de mort.

Cependant, la crise qui a duré ou quelques secondes seulement, ou bien quelques minutes, jusqu'à cinq ou six minutes, cesse pendant un peu de temps. Un calme se rétablit presque complet (ce qui, d'après le professeur Soulier, distinguerait le strychnisme aigu du tétanos). La température est toujours très élevée.

Le répit est de courte durée. Une nouvelle crise éclate, semblable à la première, puis une troisième, quelquefois une ou deux autres. Le malade meurt dans une de ces crises, asphyxié par paralysie des muscles respiratoires.

Comme pour le tétanos, la crise arrive à la moindre influence : un attouchement, un bruit, une impression quelconque.

LES PREMIERS SOINS ET SECOURS D'URGENCE. — Si on a pu arriver assez tôt pour supposer que toute la strychnine n'a pas été absorbée par l'organisme, on devra en premier lieu, administrer du tanin : deux cuillerées à café à dissoudre dans un demi-verre d'eau, ou bien des décoctions de quinquina, d'écorce de chêne ou la potion tanique indiquée ci-dessus (*Voir* page 320) afin de neutraliser la strychnine.

Et, sans perdre une minute, on tâchera, soit par la pompe stomacale, soit par les vomissements, d'évacuer la plus grande quantité du poison introduit dans l'estomac.

Si le tube Faucher ne pouvait passer par la bouche, à cause du serrement des dents, on pourrait essayer le dispositif que nous avons déjà indiqué, et qui consiste à mettre au tube Faucher un ajustage de tubes assez petits pour pouvoir passer par une narine, ou bien se servir à la place du tube Faucher d'un long tube pouvant passer par le nez.

Dans le but de faire vomir, donner : 1 gr. 50 à 2 grammes d'ipéca, délayé dans un peu d'eau, ou émétique, 0,05 centigrammes, ou encore sulfate de cuivre, 0,20 centigrammes par fractions de 0,05 centigrammes, eau tiède.

Il peut arriver que, par suite de contractions de la mâchoire, on ne peut administrer un vomitif, on fera dans ce cas, usage de la solution suivante qui doit toujours être récemment préparée :

> Chlorhydrate d'apomorphine.................. 0 gr. 10
> Eau distillée................................... 10 gr.

Une seringue Pravaz est généralement suffisante pour un adulte, une demi-seringue pour un adolescent.

Comme médicaments antagonistes, donner des calmants, et le meilleur sera, comme pour le tétanos, le chloral. Afin d'obtenir une action sédative plus prompte, on le fait prendre en injections sous-cutanées d'après la formule :

> Chloral .:.................................. 1 gr.
> Eau .... 10 gr.

Certains auteurs conseillent d'injecter avec une seringue de Roux, 10 à 20 grammes d'une solution de chloral au 20ᵉ, soit 1 gramme de chloral sur 20 grammes d'eau.

La quantité de chloral qu'il faut administrer peut être en effet considérable.

Le professeur Soulier cite le cas d'une jeune fille qui s'empoisonna volontairement en avalant l'énorme quantité de 0,40 centigrammes de strychnine, et à laquelle on fit prendre en injections hypodermiques, la respectable quantité de 58 grammes de chloral pour toute la durée du traitement de l'intoxication ; durée de dix jours.

On peut encore faire usage d'inhalations de chloroforme précédées d'une injection d'atropine. En outre, au chloral, M. Chouppe ajoute l'antipyrine (Soulier).

Une observation a été publiée par le Dʳ Prinzing : un empoisonnement s'était produit avec 5 centigrammes de strychnine. La guérison fut obtenue par le bromure de potassium, la morphine, le café, dans lequel on ajoutait dix gouttes de teinture d'iode.

Nous ferons deux remarques à propos de cette observation d'abord l'action sédative du bromure est trop lente à se faire sentir, le chloral est bien préférable et en injections sous-cutanées, ou même en injections intra-veineuses, en second lieu, mettre de la teinture d'iode dans une infusion, c'est précipiter l'iode qui n'est soluble que dans l'alcool. Cela est encore plus vrai pour une infusion de café, dont le tanin et la caféine doivent précipiter aussitôt l'iode. La solution iodo-iodurée est bien préférable. (*Voir* page 348).

On fera prendre du lait en abondance, le lait pousse à l'élimination du poison ; en outre, la crème et les matières grasses qu'il contient retardent l'absorption du la strychnine.

A l'administration du chloral comme médicament

principal, on ajoutera la *respiration artificielle qui a ici une importance de premier ordre.*

Cette importance a été mise en relief par les travaux de Brown-Séquard, de Rosenthal et de Richet. Grâce à la respiration artificielle, ils ont pu guérir des animaux auxquels ils avaient fait absorber des doses de strychnine vingt et trente fois supérieures à la dose mortelle.

La respiration artificielle doit être pratiquée dès qu'apparaissent les phénomènes de cyanose ou de congestion provoqués par l'asphyxie : face rouge, congestionnée, yeux injectés de sang, etc. Elle doit être continuée jusqu'à disparition de ces signes d'asphyxie. Elle peut être ainsi cessée quelques courts instants, si la respiration se rétablit un peu, et reprise dès que les marques d'asphyxie réapparaissent.

Œnanthe safranée
(Œnanthe crocata).

Œnanthe à suc jaune, appelée encore *ciguë aquatique, navet du diable* (*Fig.* 60).

Cette plante, très vénéneuse dans toutes ses parties, mais surtout dans sa racine, est l'occasion chaque année de nombreux accidents.

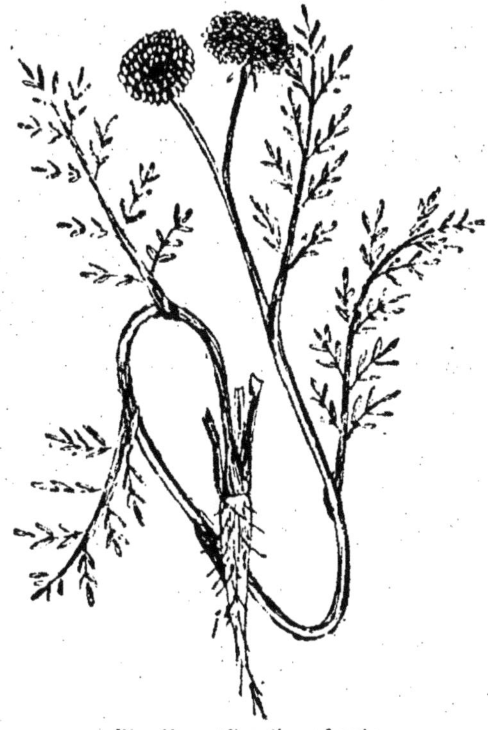

Fig. 60. — Œnanthe safranée.

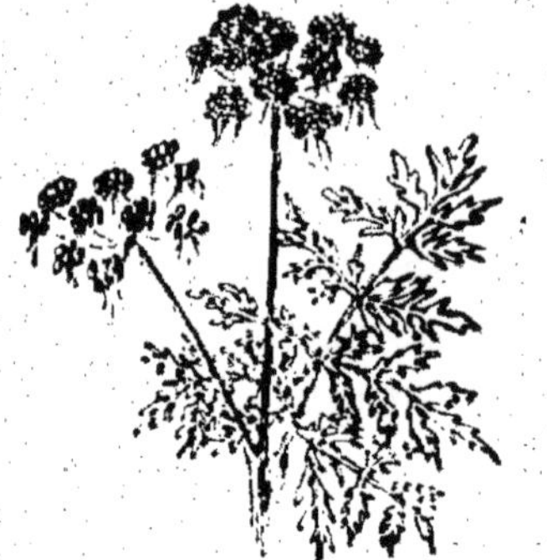

Fig. 61. — Œnanthe phellandrie.

On prend ses feuilles pour celles du céleri, et on les mange pour telles. Ses racines donnent lieu encore à plus de méprises, on les mange pour celles du navet.

Elles ont d'ailleurs une saveur douceâtre, cependant elles contiennent un suc jaunâtre. (*Voir Ciguë.*)

L'œnanthe phellandrie, appelée parfois aussi par abus *ciguë aquatique*, ressemble peu à la première, mais elle est aussi vénéneuse (*Fig.* 61).

Parisette, *raisin de renard.*

Cette plante, de la famille du muguet (asparaginées), pousse comme lui dans les endroits humides, ombragés. Tige mince de 0,10 à 0,30 centimètres de haut. Ses baies, très vénéneuses, produisent les mêmes effets signalés à propos du muguet. (*Voir Muguet.*)

Pavot.

La famille des papavéracées est représentée dans nos pays par deux espèces qui nous intéressent parce que toutes les deux sont vénéneuses.

C'est d'abord le *Papaver rheas* ou *Coquelicot*, et le *Papaver somniferum* ou pavot, beaucoup plus vénéneux que le coquelicot. Deux variétés de pavots sont cultivées dans nos pays : le pavot blanc et le pavot noir, tous les deux sont bien connus par leurs vertus calmantes et soporifiques (*Fig.* 62).

Il est à remarquer que la graine et l'huile extraite
des graines, *huile d'œillette*,
ne possède nullement ces
propriétés, elle est comestible.

En Turquie, en Egypte,
on perce l'écorce du pavot
pour en retirer un suc qui
n'est autre que l'opium.
Les fruits du pavot n'ont
point dans nos pays cette
même activité. Cependant
il est dangereux d'abuser
des infusions de *têtes de
pavots*, d'autant plus que
toutes n'ont pas exactement
la même vertu dormitive, et

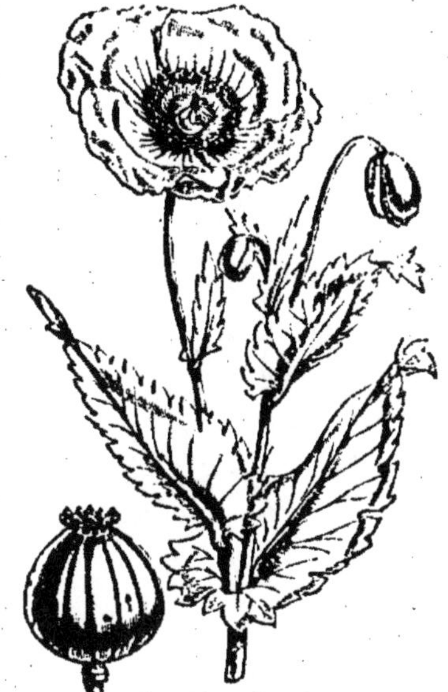
Fig. 62. — Pavot.

que certaines peuvent être plus actives que les autres.
(*Voir Opium.*)

Pignon d'Inde.

Le gros pignon d'Inde ou médicinier, que l'on ne confondra pas avec le petit pignon d'Inde ou *croton tiglium*, est un arbuste cultivé dans les serres et les jardins
comme plante d'ornement. Il porte des graines qui ressemblent assez à celles du ricin, mais plus grosses, noirâtres. Ces graines sont très vénéneuses. Les enfants qui
ont eu l'imprudence d'en avaler ou d'en mâcher en ont
ressenti des effets terribles : superpurgation, douleurs violentes de l'estomac et des intestins, diarrhée sanguinolente, vomissements mêlés de sang, etc. (*Voir Ricin.*)

Renoncules.

Les renoncules forment un groupe nombreux de plantes herbacées, dont la jolie fleur jaune, appelée *bouton d'or*, est l'espèce la plus connue. Elles émaillent nos prairies, elles poussent aussi près des ruisseaux, dans les endroits humides. Toutes les renoncules possèdent plus ou moins des principes vénéneux dans toutes leurs parties. Parmi elles, la renoncule scélérate est une des plantes les plus dangereuses (*Fig.* 63).

Les renoncules renferment un suc laiteux, âcre et irritant, qui disparaît à la dessication ou à la décoction.

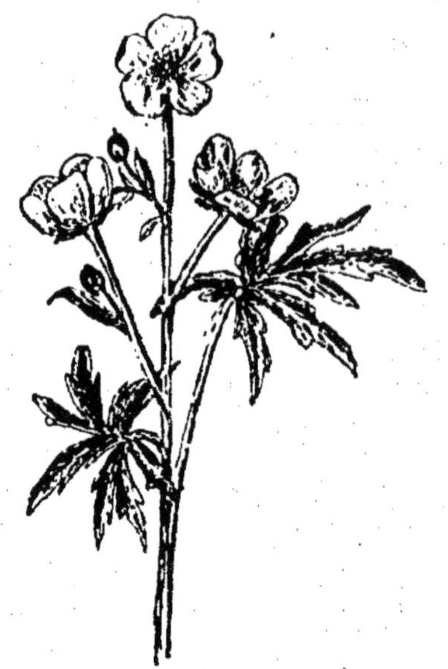

Fig. 63. — Renoncule.

Dans la campagne, en certains pays, les renoncules sont employées à l'état frais, pour former des vésicatoires ou pour produire sur la peau une irritation que l'on croit bienfaisante. Elles sont usitées aussi en infusion contre les fièvres, contre le cancer.

Leur efficacité est fort douteuse, et leur emploi offre des dangers sérieux.

Symptomes. — Appliquées fraîches sur la peau, elles l'irritent et peuvent amener une vésication comme les cantharides. Si on porte à la bouche, aux narines, aux yeux, des mains souillées du suc de ces plantes, il peut en résulter une vive irritation.

L'infusion de ces plantes fraîches, prise en une certaine quantité, irrite vivement tout le tube digestif, produit des douleurs violentes à l'estomac, aux intestins, des nausées, des vomissements souvent mêlés de sang, des hématuries ou pissements de sang.

LES PREMIERS SOINS ET SECOURS D'URGENCE. — Si on porte à la bouche, au nez, ou aux yeux du suc de ces plantes, on lavera ou on rincera la partie irritée en se servant d'une eau qui contiendra un peu de bicarbonate de soude. (*Voir* pour les autres symptômes et les premiers secours, *Bryone*.)

Rhue (*Ruta graveolens*).

C'est une plante à fleurs jaunes, et dont les feuilles d'un vert glauque, découpées en forme de trèfle, sont piquetées de taches translucides, sortes de réservoirs contenant une huile volatile, à laquelle la rhue (ou rue) doit son odeur désagréable. Sa tige, de 0,10 à 0,90 de haut est rameuse. Elle croît en pleins champs dans la région méditerranéenne, mais on la cultive dans les jardins pour usage médicinal. Dès la plus haute antiquité, elle a été connue pour son action sur l'utérus et ses propriétés abortives (*Fig.* 64).

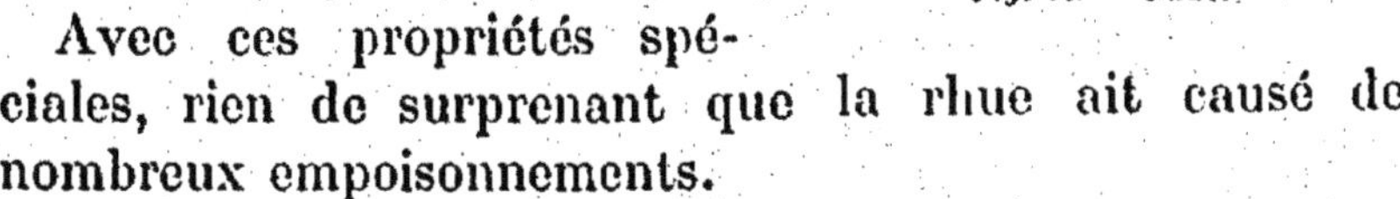

Fig. 64. — Rhue.

Avec ces propriétés spéciales, rien de surprenant que la rhue ait causé de nombreux empoisonnements.

Symptomes. — Ses feuilles qui contiennent l'huile volatile âcre et irritante, sont rubéfiantes, et peuvent provoquer une vive irritation de la peau. Son infusion produit avec la plante fraîche et prise en une certaine quantité, une inflammation de l'estomac et des intestins, une gastro-entérite grave et souvent mortelle.

On constate d'abord une excitation générale, un énervement extraordinaire, puis un abattement considérable, une dépression de l'énergie du cœur, un ralentissement du pouls, une abondante salivation, enfin un engorgement de la matrice, qui devient douloureuse. Son action abortive est, malgré cela, très infidèle. Souvent la dose mortelle atteinte n'a pas l'effet désiré sur la matrice. (*Voir* pour les premiers soins et secours : *Bryone*.)

Ricin.

L'arbrisseau qui fournit les graines dont la pression nous donne la bienfaisante huile de ricin, est originaire de l'Inde. Il est cultivé en grand dans la région méditerranéenne, et là, il est plus haut, plus fort que dans nos pays. En Afrique, c'est un arbre. On le cultive beaucoup dans les jardins, comme plante d'ornement. Ses feuilles servent, dans l'art culinaire, à préparer de délicieuses tartes.

Ses graines ont très souvent causé des accidents, et même la mort, car, si l'huile de ricin purge doucement, les graines d'où elle est tirée sont des purgatifs très violents et très dangereux.

Des enfants, des grandes personnes, ont mangé celles-ci et n'ont ressenti à ce moment ni mauvais goût, ni irritation dans la bouche, ni cuisson ; mais l'effet en est redoutable : quatre à cinq graines provoquent des accidents sérieux, huit à dix graines, un état grave et inquiétant, un plus grand nombre peut entraîner la mort.

Les effets que l'on constate sont ceux de la coloquinte et de la bryone. (*Voir Bryone.*)

Sabine.

Arbrisseau de la famille des conifères comme l'if et souvent confondu avec lui. C'est une sorte de genévrier, d'où le nom de *Genévrier sabine*, originaire du midi de la France. Ses propriétés abortives sont plus infidèles encore que celles de la rhue.

Le cèdre de Virginie paraît jouir des mêmes propriétés que la sabine, et celle-ci contient comme la rhue, une huile volatile, une essence, ayant les mêmes vertus médicinales que celles de la rhue. (*Voir ce mot.*)

Scille (*Scilla maritima*).

La scille, de la famille des liliacées, est une belle plante qui croit sur les bords de la Méditerranée, et dont les bulbes ou oignons volumineux sont les seuls organes de cette plante utilisés en médecine. Ils peuvent atteindre la grosseur de deux poings. Ces bulbes contiennent un suc irritant et amer. Ils sont formés d'enveloppes superposées, imbriquées, les unes recouvrant les autres. Non seulement les bulbes, mais toutes les parties de cette plante sont vénéneuses (*Fig.* 65).

Les préparations aux bulbes de scille sont expectorantes, très diurétiques. Elles modifient, comme le fait la digitale, les battements du cœur. Elles sont toutefois réputées plus diurétiques que celle-ci, et moins capables d'accumuler leur action dans

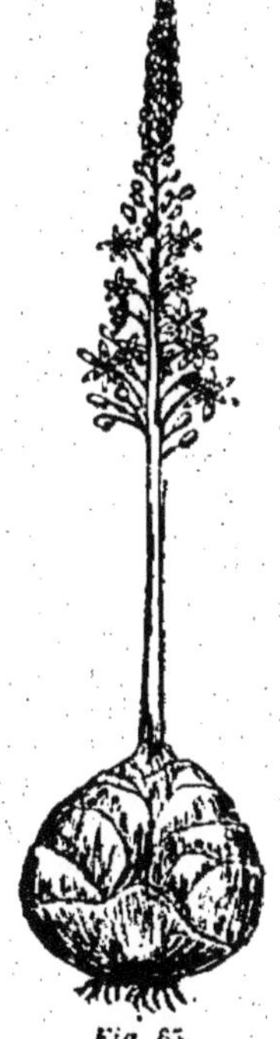

Fig. 65.
Scille maritime.

l'organisme. (Pour les premiers soins et secours d'urgence, *voir Digitale*.)

Staphisaigre.

Le *Delphinium staphisagria*, ou simplement staphisaigre, est une plante herbacée de la famille des renonculacées, du groupe voisin de l'aconit. Elle est appelée, comme l'actéa, *herbe aux poux*, à cause de son usage. Sa semence qui est la partie surtout employée, porte aussi le nom de *graines de capucin*. Elle est usitée en poudre. Elle est amère, très âcre, excitante, vomitive et purgative. (*Voir Ellébore*.)

Stramoine.

La stramoine ou *Datura stramonium*, est une plante herbacée assez commune. Elle porte différents noms, soit

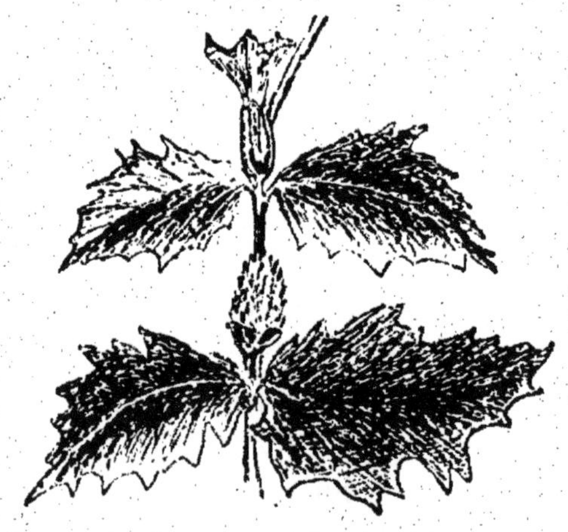

Fig. 66. — Datura stramonium.

à cause de son usage, soit à cause de son fruit garni d'épines, d'où les noms de *Pomme épineuse*, *Herbe aux sorciers*, *Herbe aux magiciens* (*Fig.* 66).

« Des accidents ont été signalés (Ch. Cornevin) sur des
« enfants qui ont mangé les petites graines dont le goût
« est sucré. On cite plusieurs empoisonnements criminels.
« Parmi les causes judiciaires les plus singulières, on
« peut citer celle concernant une association d'auber-
« gistes qui faisaient infuser la semence de stramoine
« dans du vin, mêlaient ce breuvage empoisonné aux
« boissons des voyageurs et les détroussaient lorsqu'ils
« étaient sous son influence. »

La stramoine contient la *daturine*, analogue à l'atropine. Ses semences et ses feuilles sont seules usitées, celles-
ci surtout pour être fumées dans les accès d'asthme. Les
propriétés de cette plante sont semblables à celles de la
belladone. (*Voir Belladone.*)

Strophantus.

Le strophantus est une plante originaire de la Guinée
et du Sénégal. Il a pour principe actif la strophantine,
analogue à la digitaline.

Comme celle-ci, la strophantine modère les battements
du cœur, les régularise et renforce leur amplitude. (*Voir
Digitale.*)

Sumac vénéneux.

Cette plante, de la famille des térébintacées, est commune dans les contrées chaudes de l'Europe. Elle est originaire d'Amérique et cultivée en France. Ses feuilles
contiennent un suc résineux, âcre et très irritant. Ce suc,
appliqué sur la peau, forme des vésicules douloureuses.

On attribue à cet arbrisseau la curieuse propriété de
provoquer chez les personnes qui passent la nuit endor-
mies sous son feuillage, des éruptions pustuleuses ou éry-

sipélateuses, des démangeaisons singulièrement désagréables.

Bien que le récit des voyageurs soit exagéré, et que cette action ne paraisse réelle que si on touche les feuilles du sumac vénéneux, il est vrai, toutefois, que le suc de cet arbrisseau est extrêmement redoutable, et que toutes ses parties sont irritantes et vésicantes. (*Voir Ellébore.*)

Tabac.

Le tabac (*Nicotiana tabacum*) nous vient d'Amérique, mais il est cultivé en grand dans plusieurs contrées de la France, de l'Algérie, de la Suisse, etc.

Il porte aussi les noms de Herbe à Nicot, parce que l'ambassadeur de France, Jean Nicot, à Lisbonne, la fit connaître en France, sous François II. Il fit don à la reine Catherine de Médicis, de quelques plantes d'où encore le nom d'*Herbe à la reine* (*Fig.* 67).

Le tabac est vénéneux surtout par la nicotine qu'il contient. La quantité de nicotine contenue dans un tabac est très variable, et par là même, le pouvoir vénéneux de celui-ci est différent, selon le terrain où il a poussé, selon le climat, et suivant le degré de fermentation qu'il a subi entassé.

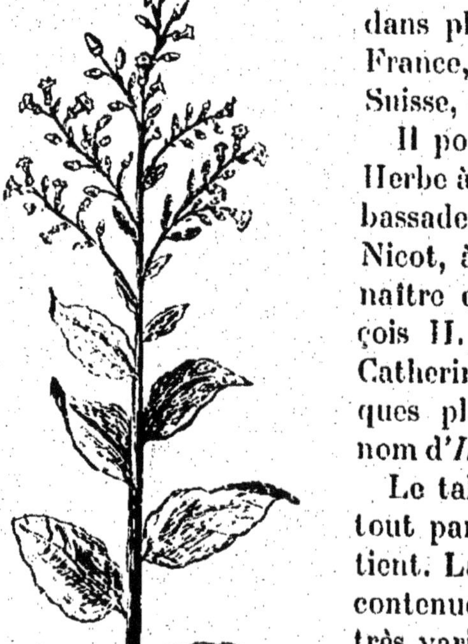

Fig. 67. — Tabac.

Le tabac de la Havane renferme moins de 2 % de nicotine, ceux d'Algérie, 4 à 6 % ; ceux du Tarn jusqu'à 7 %, mais la moyenne en France est de 2 à 3 %.

La nicotine est un poison très violent, à saveur âcre et brûlante.

On admet que 8 grammes de tabac avalé peuvent donner la mort à un enfant, il faudrait pour l'adulte 30 à 45 grammes. Cependant on s'habitue assez vite à la toxicité du tabac, de telle sorte que par l'habitude, et graduellement, on peut arriver à prendre sans trop de désagréments immédiats, des doses qui, primitivement, étaient mortelles.

On ne doit pas moins condamner cette plaisanterie stupide, qui consiste à mettre du tabac à fumer ou du tabac à priser (ce dernier est plus chargé en nicotine) dans le verre d'une personne assez prise de vin pour ne pas sentir le goût du tabac en buvant. Cette pratique a causé de nombreux accidents.

Mais les empoisonnements les plus fréquents se produisent avec le jus de tabac, ce jus que vend la régie par l'intermédiaire des bureaux de tabac, et qui contient beaucoup de nicotine. Ce jus est utilisé pour détruire les pucerons des arbres fruitiers. Il sert aussi en lotions sur la tête ou sur le corps pour détruire la vermine. Dans ce cas, une ou plusieurs écorchures peuvent être dangereuses par l'absorption de la nicotine du jus de tabac. (Pour symptômes et secours d'urgence, *voir Opium*.)

Tamier.

Taminier, Sceau de Salomon, Herbe aux femmes battues
Sceau de Notre-Dame, Bryone noire.

C'est une plante vivace, grimpante, à grosses racines charnues, succulentes; par contre, la tige est grêle (*Fig.* 68).

Dans la médecine populaire, on râpe sa racine qui est féculente, pour en faire des applications sur les contusions, sur les coups reçus, d'où le nom d'*Herbe aux femmes*

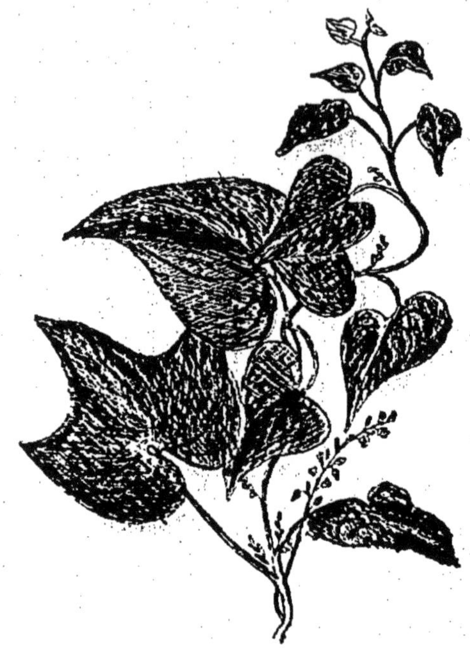

Fig. 68. — Tamier.

battues. Cette racine est très âcre et irritante ; elle est usitée dans le peuple comme purgative et a causé souvent des accidents graves. Ses fruits sont aussi très vénéneux, tandis qu'on peut manger les jeunes tiges comme des asperges.

Les symptômes éprouvés par l'empoisonnement des racines et fruits de tamier sont ceux des irritants du tube digestif. (*Voir Bryone.*)

EMPOISONNEMENT PAR LES COMESTIBLES

Cet empoisonnement peut se produire quand on a mangé :

1° Des champignons vénéneux ou bien des champignons avariés ;

2° Des crustacés comestibles : écrevisses, crabes, crevettes, homards, langoustes ;

3° Des mollusques : escargots, huîtres, moules ;

4° Des gâteaux à la crème ;

5° Des poissons gâtés, des viandes avariées : viandes de conserve, gibier trop faisandé, viande corrompue, viandes provenant d'animaux malades.

TRAITEMENT GÉNÉRAL DE L'EMPOISONNEMENT PAR LES COMESTIBLES

Il est bien difficile de donner une règle générale pour le traitement de l'intoxication par les comestibles avariés ou non indiqués ci-dessus, règle applicable à tous ces cas.

Nous essayerons de le faire cependant pour aider la mémoire à retenir les quelques principes nécessaires aux secours d'urgence et pour faciliter la prompte administration de ceux-ci.

En premier lieu, comme pour tout empoisonnement, on tâchera d'évacuer la plus grande quantité possible de principes toxiques. Dans ce but, on donnera : vomitifs et purgatifs, purgatifs huileux surtout ; mais avec modération, car il importe de ne pas trop déprimer le sujet qui aura besoin de toutes ses forces et de toute la vigueur dont son organisme est capable pour lutter contre les conséquences de cette intoxication.

Une particularité de ces sortes d'empoisonnements, c'est que les symptômes ne se manifestent que longtemps après le repas incriminé. Il peut donc être inutile de donner des vomitifs, ou de faire usage du siphon stomacal, l'estomac étant débarrassé à ce moment-là des matières suspectes ; mais on administrera toujours un purgatif ou un lavement purgatif, si l'estomac ne peut rien supporter, et la diarrhée une fois établie, on ne se pressera pas de l'arrêter, car c'est un moyen de défense de l'organisme.

En second lieu, puisqu'on assimile théoriquement et chimiquement les ptomaïnes aux alcaloïdes retirés des plantes, et que ceux-ci sont combattus par le tanin, il est logique d'appliquer ce même antidote aux ptomaïnes qui sont les alcaloïdes des viandes ou des chairs corrompues.

Dans le même but, on fera usage de la solution iodo-iodurée qui se répand très vite dans l'organisme et peut atteindre les ptomaïnes déjà loin du tube digestif.

L'oxygène ayant la propriété d'oxyder les composés alcaloïdiques, on usera des inhalations d'oxygène.

On prescrira le lait, antidote général et excellent diurétique.

On mettra aussi en œuvre les différents moyens propres à combattre les symptômes que l'on peut constater.

Nous trouvons dans le *Journal de médecine et de chirurgie pratiques* (art. 20.638), un résumé des excellentes *Consultations médico-chirurgicales* du Dr Combemale sur le traitement de l'intoxication alimentaire, nous le reproduisons :

Après avoir cherché à provoquer l'évacuation, le Dr Combemale conseille de prescrire le traitement symptomatique suivant, au cas où les accidents se prolongeraient avec abaissement de température et faiblesse du cœur.

« On donnera un peu d'alcool, du champagne, avec
« thé ou café.

« Les injections d'éther sont favorables pour relever
« la température. L'asthénie cardiaque sera combattue
« par l'huile camphrée au dixième en injections sous-
« cutanées.

« Deux fois par jour, matin et soir, on fera une injec-
« tion hypodermique d'un centimètre cube, pour soute-
« nir le cœur dans sa tâche, et cela tout le temps que la
« dyspnée ou difficulté de respiration n'aura pas dis-
« paru.

« Pour prévenir l'arrêt du cœur, ce qu'il faut craindre
« quand on constate que l'iris est contracté, il faut
« à l'huile camphrée ajouter l'injection hypodermique
« au moins bi-quotidienne, d'un milligramme de sulfate
« d'atropine selon la formule :

Sulfate d'atropine........................ 0 gr. 01
Eau distillée bouillie...................... 10 gr.

« Lors de la dilatation pupillaire avec sécheresse de
« la peau et du pharynx, l'emploi de la pilocarpine, à
« raison d'un centimètre cube deux fois par jour sous
« la peau avec la solution :

Nitrate de pilocarpine .... 0 gr. 10
Eau distillée bouillie...................... 10 gr.

« ramène l'accélération du pouls, le rétrécissement
« pupillaire, l'exagération des sécrétions.

« Quant à l'angoisse respiratoire, quelques bouffées
« d'éther ou l'inhalation de quelques litres d'oxygène
« la calment mieux que les antispasmodiques, bromure
« ou valériane.

« La perte des forces est habituellement telle, que le

« malade garde le lit pendant plusieurs semaines. L'ali-
« mentation se fera pendant tout le temps exclusive-
« ment par le régime lacté. Comme tonique, on adoptera
« la décoction de quinquina. »

Nous ajouterons qu'il ne faut pas ici, moins que partout ailleurs, négliger les soins habituels qui sont si utiles
pour soulager le malade : respiration de sels anglais, cataplasmes, réchauffement, etc.

En fait de purgatifs, nous recommandons le calomel
qui est à la fois purgatif et désinfectant, à la dose d'un
gramme pour adulte.

Comme désinfectant, le benzonaphtol et le salicylate
de soude qui est antiseptique et qui, d'après le Dr Debussières, provoque un flux de bile utile à l'antisepsie
intestinale.

Champignons.

Ne jamais manger de tout champignon dont la qualité bonne n'est pas nettement établie, ou bien n'accepter
comme champignons comestibles, que ceux-là seulement
qui appartiennent aux espèces communes et bien connues.

Ce sont des précautions sages, bien justifiées par le
grand nombre d'empoisonnements de personnes et de familles signalés à chaque instant dans les journaux.

Ces empoisonnements se présentent le plus souvent
avec une gravité désespérante.

La toxicité des champignons, dit le Dr Debussières
(*Médecine d'urgence*, p. 92), résumant les travaux de
R. Wurtz, est très variable. Aussi ce dernier les a-t-il di-
visés d'après les symptômes qui se manifestent à l'intoxication, en :

Champignons purgatifs drastiques,

Champignons vénéneux proprement dits.

Symptomes. — Pour la première catégorie, on constate : une diarrhée abondante avec fortes coliques, de
l'abattement, de la prostration avec défaillance.

C'est l'intoxication la moins grave, celle qui guérit
d'une façon constante.

Pour la deuxième catégorie, les symptômes d'empoisonnement sont assez éloignés du repas qui contenait les
champignons vénéneux. C'est environ dix heures après,
quelquefois moins, souvent plus. Ainsi, quand on a
mangé des champignons vénéneux à midi, c'est vers
onze heures du soir ou minuit, que l'intoxication se
déclare ; pour le repas du soir, c'est le lendemain dans
la matinée.

A noter : pâleur du visage, titubation, sorte d'ivresse,
état nauséeux et efforts répétés de vomissements.

Le malade éprouve une douleur vive, déchirante à
l'estomac, des coliques violentes, une diarrhée séreuse,
abondante, cholériforme ou dysentériforme.

Comme symptômes nerveux, il peut avoir du délire,
des maux de tête assez violents, des crampes très douloureuses dans les membres avec tremblements, des vertiges.

On remarque, signe distinctif, la pupille rétrécie ; de
là, des troubles de la vue.

Avec ces signes, apparaissent toutes les marques d'un
grand abattement, d'une grande dépression : abaissement de la température, sueurs glacées, stupeur, collapsus et le coma.

Du côté du cœur : douleur précordiale, le pouls est petit, rapide, il bat en se ralentissant, puis surviennent
des syncopes.

La mort peut survenir en deux ou trois jours, ou bien
la guérison. Si la diarrhée et les vomissements ont été
très abondants la convalescence est toujours très longue

et l'état de faiblesse, le manque d'appétit persistent très longtemps.

On pourrait confondre cet empoisonnement avec une indigestion simple, ou une attaque de choléra, ce qui est plus rare. On prendra garde pour n'être pas induit en erreur, à la contraction de la pupille, signe caractéristique. Dans le doute, le meilleur parti à prendre, c'est de secourir le malade pour une intoxication grave.

LES PREMIERS SOINS ET SECOURS D'URGENCE. — Ce sont les mêmes que ceux indiqués plus haut pour l'empoisonnement par les comestibles en général (*Voir* p. 387).

L'antidote spécial de la *muscarine*, principe toxique ou alcaloïde du champignon dont l'action est de rétrécir la pupille, c'est l'atropine. Nous en donnons ci-dessus la formule et l'usage. (*Voir* page 389).

Si l'estomac est tolérant, au lieu d'injection hypodermique, on peut donner deux à quatre pilules d'atropine d'un demi-milligramme en vingt-quatre heures, ou la la formule de Dujardin-Beaumetz :

Atropine.................................... 0 gr. 05
Eau.. 10 gr.
Acide chlorhydrique........................ une goutte
Sirop simple............................... un kilog.

une à deux cuillerées à soupe en vingt-quatre heures.

Gâteaux à la crème.

INDICATIONS. — Depuis quelques années, les empoisonnements par les gâteaux à la crème ont attiré l'attention des médecins et des hygiénistes.

Chaque année, en été, ces accidents se reproduisent avec une effrayante régularité. Il s'agit, le croira-t-on, de ces délicieux gâteaux dits de Saint-Honoré, des choux à la crème ou même des œufs à la neige.

On a vainement cherché dans la malpropreté des pâtissiers vendeurs de ces gâteaux toxiques, dans le mauvais entretien de leurs ustensiles capables parfois de donner des parcelles de sels de cuivre, de plomb et d'étain, les raisons de ces empoisonnements. Vaines également ont été reconnues les recherches des chimistes attribuant ces phénomènes à la vanille et à la gélatine. Les symptômes se sont manifestés avec des gâteaux ne contenant ni l'une ni l'autre de ces substances.

Toutes les recherches, toutes les analyses chimiques les plus minutieuses n'ont pu déceler la trace de poisons métalliques.

Force a bien été d'imputer aux œufs la cause de ces méfaits même aux œufs considérés comme frais, car l'odorat le plus exercé n'a pu découvrir la moindre trace d'altération.

D'après les statistiques nombreuses réunies sur ce sujet, il résulte que sur plus de 600 cas graves, 26 à 28 se sont terminés par la mort.

Les personnes d'excellente santé résistent bien mieux que les personnes délicates et faibles.

SYMPTOMES. — Le professeur Hugounenq a tracé un tableau fidèle des symptômes constatés dans les empoisonnements par les gâteaux à la crème : « malaises, « vertiges, nausées, vomissements bilieux, puis glaireux, « coliques, diarrhée, avec selles fréquentes et fétides, « quelquefois hémorragiques.

« Le pouls est petit, la pâleur extrême, les yeux excavés avec dilatation pupillaire intense. Facies grippé « de la péritonite, sueurs profuses, troubles cardiaques, « tendances syncopales, teinte subictérique de la peau. « Augmentation du volume du foie et symptôme à peu « près constant : légère élévation de température, 38 à 39º.

« On note aussi des troubles nerveux, prostration,
« délire.

« Ces symptômes éclatent brusquement quatre à vingt-
« quatre heures après le repas. Ils se prolongent cinq à
« six jours et plus, mais s'amendent dans la plupart des
« cas, non sans laisser après eux, un manque d'appétit,
« des troubles gastro-intestinaux, des maux de tête, de
« la courbature, une faiblesse extrême qui disparaissent
« ensuite graduellement. »

Il est bien difficile d'indiquer les moyens préventifs
à prendre contre des accidents semblables. Toutefois
les œufs conservés d'une année à l'autre paraissent
devoir être incriminés. Les œufs de cane ont paru plus
suspects et bien plus dangereux que ceux de la poule,
parce que la cane vit et se nourrit dans la vase, dans les
eaux sales, dans le purin, dans la boue.

LES PREMIERS SOINS ET SECOURS D'URGENCE.— *Voir* le
traitement général des empoisonnements par les comestibles.

Crustacés comestibles :

ÉCREVISSES, CRABES, CREVETTES, HOMARDS, LANGOUSTES

Mollusques comestibles :

ESCARGOTS, HUITRES, MOULES

Poissons gâtés.

Sous l'influence de certaines causes, mal définies et
mal expliquées, les crustacés et les mollusques peuvent
devenir parfois des poisons redoutables lorsqu'on en
compose son repas. Assurément une altération s'est produite dans leur chair. Il en est de même du poisson qui
n'est pas frais.

Toutefois, dans la liste ci-dessus énoncée, il faut faire

une place toute spéciale aux moules. Les accidents que les moules provoquent sont plus fréquents et bien plus graves que ceux causés par les autres comestibles énumérés. Cela tiendrait, a-t-on dit, à ce que leur foie renferme une substance qui peut, sous certaines influences, certaines altérations, devenir très vénéneuse, et dont l'action a été comparée à celle du *curare* (Dr Debussières).

A propos de ces comestibles ci-dessus mentionnés, il est indispensable de savoir, comme indications générales, que certaines personnes, rares il est vrai, ne peuvent manger des mollusques ou des crustacés, ou même du poisson, sans être chaque fois très sérieusement incommodées. Ces personnes-là devront s'en abstenir.

D'autres, après avoir mangé de ces comestibles, ou même du poisson frais, sont sujettes à des manifestations désagréables : démangeaisons avec poussée de boutons d'urticaire. Des taches rouges proéminentes que l'on ne peut mieux comparer qu'à des piqûres d'ortie recouvrent tout le corps ; les yeux sont injectés, la tête paraît en feu.

Ces manifestations *d'urticaire* sont, en général, peu graves. Elles disparaissent en grande partie par une purgation ou par un lavement laxatif et le régime lacté.

Il ne s'agit point ici de ces désagréments, mais de méfaits beaucoup plus redoutables causés dans certaines circonstances, par les mollusques, les crustacés et par le poisson qui n'est pas frais.

Symptomes. — Environ quatre ou cinq heures après le repas suspect (plus vite en général que pour l'empoisonnement par les champignons), une ou plusieurs personnes parmi les convives, plus rarement toutes, mais alors à des degrés divers, éprouvent les symptômes suivants : un malaise indéfinissable qui inquiète le malade, des nausées, des maux de tête violents, puis les vomissements apparaissent, en même temps que se font sentir des coliques très douloureuses, suivies généralement d'une diarrhée bilieuse et abondante.

Les symptômes nerveux redoublent, une soif ardente se manifeste avec frissons sur tout le corps et sueurs profuses.

A noter, un resserrement de la pupille, une accélération de la respiration et du pouls qui devient petit, filiforme. Ajoutons encore des douleurs vives à l'estomac, une faiblesse générale.

Si à ce moment on prend la température, on trouvera au rectum 38,5 à 39° environ.

Il peut arriver dans certains cas, de voir ces phénomènes s'accentuer encore, et le malade être en proie au délire, aux convulsions, pour tomber dans le coma.

Ce dernier état est grave et réclame des secours immédiats pour éviter une issue fatale.

Afin de préciser le diagnostic nous ajouterons que souvent une éruption s'établit par tout le corps, éruption semblable à l'urticaire et provoquant, comme elle, une vive démangeaison.

Deux autres éléments suffiront pour fixer le diagnostic dit le Dr Debussières, la rapidité d'apparition des accidents, puis la notion d'avoir absorbé des crustacés, des mollusques, et parmi ceux-ci, des moules surtout.

LES PREMIERS SOINS ET SECOURS D'URGENCE. — (*Voir* traitement général de l'empoisonnement par les comestibles, page 387).

Viandes avariées.

VIANDES CORROMPUES, VIANDES DE CONSERVE
GIBIER TROP FAISANDÉ
VIANDES PROVENANT D'ANIMAUX MALADES

Il n'est point question ici comme causes d'empoisonnement, des parcelles de sels métalliques : cuivre, plomb, étain qui peuvent se mêler soit à la viande de conserve, soit à d'autres viandes par la cuisson dans les ustensiles malpropres ou mal étamés. (*Voir* pour cela l'article *Cuivre*, *Étain*, etc.), mais de l'altération de ces viandes comme cause directe d'empoisonnement.

Les accidents ainsi provoqués sont très graves et, s'ils n'ont pas immédiatement une issue fatale, il arrive souvent que le malade reste dans un état de langueur et de faiblesse générale tel qu'il semble être fort longtemps un convalescent relevant de maladie grave.

Les symptômes sont ceux indiqués pour les mollusques et les crustacés.

Les premiers soins et secours d'urgence seront les mêmes. (*Voir* ci-dessus).

Nota. — On a bien injustement accusé les huîtres en général, de provoquer la fièvre typhoïde. Nous ne contestons pas les faits de contagion par les huîtres, faits incontestables, mais ces huîtres provenaient de certains étangs de la Méditerranée qui servent de déversoir à toutes les immondices, à tous les égouts de plusieurs villes ou villages. Ces huîtres ainsi souillées ont pu provoquer des maladies contagieuses comme l'auraient fait les autres mollusques ou crustacés et tout comestible.

EMPOISONNEMENT PAR LES MÉDICAMENTS USUELS

Les médicaments peuvent, dans certaines circonstances, provoquer des accidents plus ou moins sérieux : doses trop fortes, médicaments mal administrés, mauvaises dispositions du malade pour ce médicament, etc.

Nous allons passer en revue les médicaments les plus usités. Nous avons déjà vu aux chapitres précédents, aux métaux et métalloïdes, aux plantes vénéneuses, etc., un certain nombre de médicaments dont il ne sera pas ici question. (*Voir* table alphabétique.)

En outre de ces derniers, les médicaments actifs les plus employés sont :

Antipyrine, Analgésine, Bromoforme, Cacodylates, Camphre, Cantharides, Chloral, Chloralose, Chlorate de potasse, Chloroforme, Codéine, Ether, Exalgine, Extrait de Chanvre indien, Héroïne, Huile de croton, Hypnal, Laudanum, Morphine, Narcéine, Opium; Phénacétine, Phénol, Pyramidon, Salipyrine, Salol, Santonine, Spartéine, Trinitrine.

Antipyrine, Analgésine.

L'antipyrine et l'analgésine, ces médicaments si souvent employés, peuvent amener, dans certains cas, par exagération des doses, par disposition spéciale du sujet, des phénomènes souvent peu graves, mais ennuyeux.

SYMPTOMES. — Ils peuvent faire surgir, en effet, une éruption semblable à celle de la scarlatine ou de la rougeole, avec vive démangeaison.

Ils peuvent être aussi la cause de nausées, vomissements, frissons, sueurs profuses, malaise général, avec abaissement notable de la température, sensation de poids sur l'estomac, de brûlure, plus encore, les phénomènes graves peuvent aller jusqu'au collapsus et au coma, accompagné de cyanose ; mais en passant d'abord par toutes les phases d'excitation générale, de délire ou de convulsion.

L'antipyrine et l'analgésine sont des hémostatiques et cependant, elles peuvent susciter des hémorragies.

LES PREMIERS SOINS ET SECOURS D'URGENCE. — Une légère purgation, un lavement laxatif peut suffire le plus souvent à dissiper les petits malaises : éruption, démangeaisons que nous venons de constater, au besoin, une pincée de bicarbonate de soude avalée dans un peu d'eau, calmera les douleurs d'estomac.

Si les symptômes apparaissaient plus sérieux, on mettrait en œuvre les injections d'éther, d'huile camphrée ou de caféine, la respiration artificielle. On a conseillé aussi, dans ces cas, deux à trois pilules d'atropine à un demi-milligramme, ou bien teinture de belladone, quinze à vingt gouttes.

Pour lutter contre l'abaissement de la température, on réchauffera le malade au moyen de frictions énergiques, de bouillottes aux pieds, etc.

Nota. — Mêmes indications pour l'*Acétanilide*, l'*Antifébrine*, l'*Exalgine*, la *Lacto-phénine*, la *Phénacétine*, le *Pyramidon*, la *Salipyrine*.

Bromoforme.

Le bromoforme est, comme son nom l'indique, un médicament analogue au chloroforme. Il a les propriétés calmantes de celui-ci et plus particulièrement il est employé à calmer les quintes de toux pulmonaire ou de coqueluche.

Plus actif, dans certains cas, il est aussi plus dangereux, car il est moins soluble dans les potions où il est incorporé. Il en résulte qu'il tombe au fond du flacon et, si on n'agite pas le flacon à chaque cuillerée absorbée, tout le bromoforme est avalé en une fois à la fin de la potion.

La dose toxique pour un enfant de cinq ans paraît être de 5 grammes.

Symptomes. — Les accidents causés par le bromoforme sont les mêmes que ceux du chloroforme, avec une intensité plus marquée cependant.

De plusieurs observations recueillies sur divers accidents causés par le bromoforme, il résulte que peu de temps après son ingestion, soit en quelques minutes, si la dose est fortement exagérée, on voit apparaître des vertiges, des éblouissements, une sorte d'ivresse ; puis un sommeil profond s'empare du patient, ses membres sont inertes, c'est le collapsus qui précède le coma et, en quelques heures, la mort, si on n'arrête la marche de l'intoxication.

LES PREMIERS SOINS ET SECOURS D'URGENCE. — On fera, si possible, un lavage de l'estomac pour enlever ce qu'on peut supposer qu'il reste de bromoforme dans l'estomac, ou bien on provoquera des vomissements par ipéca 1 gr. 50, par injections sous-cutanées d'apomorphine (*voir* la formule page 373) ; une seringue Pravaz pour un adulte, un quart ou un tiers de seringue pour un enfant.

Si le patient est capable de boire, faire prendre café noir très chargé, thé avec rhum ou cognac.

Injections d'éther, de caféine, etc. Faire respirer des sels anglais, de l'ammoniaque. Flageller le visage avec un linge mouillé. Projeter vigoureusement dans les narines au moyen d'une seringue, un jet d'eau froide. Mettre en œuvre tout ce qui peut réveiller. Au besoin, marteau de Mayor sur la région du cœur, sinapismes, *respiration artificielle*, frictions énergiques.

Cacodylate de soude, de fer, de strychnine, etc.

Les cacodylates sont des sels d'arsenic beaucoup employés de nos jours. Le cacodylate de soude en particulier, est très usité. Il a la propriété singulière de pouvoir être administré à des doses beaucoup plus fortes que celles des préparations arsenicales proprement dites, telles que pilules d'arsénite ou d'arséniate de soude, liqueur de Fowler, liqueur de Pearson.

En cas d'intoxication, *voir Arsenic.*

Camphre.

Le camphre n'est pas un médicament inoffensif, comme beaucoup de personnes semblent le croire. Il a des effets bien différents, selon la quantité ingérée et surtout selon la façon dont il est mis en usage.

Le camphre, à doses modérées, est un excitant général de tout l'organisme : du cœur, du cerveau, de la respiration. C'est pour cette raison qu'il est employé comme stimulant, à l'état d'huile camphrée, en *injections hypodermiques* ; mais ce n'est qu'un excitant passager.

Si au contraire on donne le camphre par fractions petites et répétées contenant 0,10 à 0,15 cgr. pour arriver à 1 gr. 50 par jour, on obtient un effet sédatif très marqué.

Avec des doses plus élevées, l'abattement, le collapsus, la paralysie et le coma succèdent rapidement à l'excitation générale et l'état de l'intoxiqué peut être grave.

Les premiers soins et secours d'urgence. — Si on suppose que des parcelles de camphre sont encore dans l'estomac ou dans l'intestin, on emploiera les lavages de l'estomac, les vomitifs, les purgatifs.

Contre la paralysie du cœur, on luttera par des injections de caféine. Ne pas faire des injections d'éther, ce liquide pourrait dissoudre le camphre qu'il rencontrerait dans l'organisme, et faciliter ainsi son absorption.

Respiration artificielle, réchauffants aux extrémités.

Enfin, on mettra en œuvre les diurétiques : le lait, les boissons émollientes et abondantes.

On fera des frictions générales sur le corps, frictions avec baume de Fioravanti ou eau de Cologne. On favorisera ainsi la transpiration qui éliminera le camphre. Cette élimination est en général assez rapide, les phénomènes graves s'amendent vite ; mais on ne doit pas laisser seul un malade avant qu'il ne paraisse depuis quelques heures hors de danger.

Cantharides *et cantharidine.*

INDICATIONS. — Divers insectes ont la propriété d'être vésicants. Desséchés, réduits en poudre, ils peuvent former, avec de l'huile, une pâte à vésicatoire, ce sont : la cétoine dorée, le carabe doré, le mylabre de la chicorée, etc., mais parmi ces insectes, la cantharide est la plus employée.

La cantharide est un insecte à élytres ou ailettes supérieures, d'un beau vert doré, on la rencontre sur les bords de la Méditerranée, mais elle vient s'abattre par légions dans l'est et l'ouest de la France, sur les frênes, les lilas, les troênes. Elle ne peut voler qu'au soleil, et se trouve engourdie soir et matin, c'est alors qu'il est facile de la récolter, en secouant les arbres au-dessous desquels on a étendu des draps.

Les cantharides sont réputées aphrodisiaques ou excitants génésiques.

Ce qu'il y a de certain, c'est que la teinture ou la poudre avalée irrite vivement la vessie, grâce au principe contenu dans ces préparations, *la cantharidine.*

Des empoisonnements mortels ont eu lieu ainsi. D'ailleurs certains sujets ont une sensibilité toute particulière pour les préparations de cantharide, pour les vésicatoires, par exemple.

On ne saurait trop condamner, au nom de la morale et de la santé, les pratiques dangereuses qui consistent à faire prendre par surprise, de la poudre de cantharide ou des pastilles galantes dans le but de provoquer chez le patient une excitation générique.

L'application de vésicatoires peut déterminer aussi quelques inconvénients.

SYMPTOMES. — Les signes d'intoxication par les cantharides, surtout par la poudre sont : sécheresse à la gorge, irritation dans tout le tube digestif, énervement général. Le patient éprouve aussi une surexcitation qui se fait sentir dans les organes sexuels par une sorte de brûlure. Il essaye d'uriner à chaque instant, et les quelques gouttes d'urine qu'il rejette, au prix de vives douleurs, sont souvent mêlées de sang. L'excitation peut être très grande et aller jusqu'au délire.

Après cette période d'excitation, le malade tombe dans l'abattement, le collapsus, bientôt suivi du coma, et si les secours ne sont point efficaces, la mort peut survenir.

LES PREMIERS SOINS ET SECOURS D'URGENCE. — S'il y a eu ingestion de poudre de cantharide ou de teinture, pratiquer un lavage de l'estomac, ou bien faire vomir avec ipéca, 1 gr. 50 ou émétique.

Donner des purgatifs salins : limonade Rogé, eau de Sedlitz, etc. Faire prendre aussi des boissons émollientes : eau de mauve, eau de guimauve. Lavements purgatifs ou émollients. Grands bains tièdes prolongés pendant une heure.

Administrer une potion avec bromure de potassium, 8 grammes, et choral, 4 gr., à prendre dans les vingt-quatre heures, ou bien avec bromure de camphre, 1 gr. 50 à 2 grammes pour la journée. On fera respirer un peu de camphre. On peut aussi pratiquer une injection de morphine.

Ne pas négliger les calmants externes qui soulagent en même temps qu'ils aident à la guérison, on appliquera donc de larges cataplasmes très chauds sur le bas-ventre et autour des parties génitales.

Enfin, par une médication appropriée, on luttera contre les symptômes qui se manifestent, c'est ainsi qu'il faut surexciter le malade s'il se trouve dans le collapsus et le coma, comme il aura été nécessaire de le calmer à la période de surexcitation.

Chloral, Chloralose.

Le chloral ou l'hydrate de chloral est généralement en cristaux blancs, prismatiques, d'une odeur piquante, d'une saveur spéciale qui prend à la gorge et qui rappelle un peu l'amertume de l'écorce d'orange verte. Excellent médicament qui peut cependant conduire à l'intoxication, si la dose est trop forte. La dose maxima pour un adulte est de 6 à 8 gr. en 24 heures.

Voici, d'après le D*r* Debussières (*Médecine d'urgence*), les caractères et le traitement d'urgence de cette intoxication lorsque la dose ingérée a dépassé la normale permise.

« On lui considère trois périodes :

« Dans la première période, *titubation*, sorte d'ivresse « et troubles de la station debout.

« Dans la deuxième période dite d'*hypnose*, le som- « meil est d'abord léger, puis très profond, il y a anes- « thésie et suppression des réflexes.

« Enfin, dans la troisième période, dite de *coma*, le « pouls est lent, la température s'abaisse, la peau est le

« siège d'éruptions variées, la mort arrive par arrêt de
« la respiration.

TRAITEMENT D'URGENCE. — « En premier lieu, dé-
« barrasser le tube digestif au moyen de la pompe sto-
« macale, ou par des vomitifs. Administrer des lavements
« quand le médicament a été absorbé par voie rectale.

« En second lieu, stimuler l'organisme en faisant pren-
« dre du café par la bouche ou par le rectum, si le ma-
« lade est endormi. On peut donner un demi-litre. Placer
« des boules d'eau chaude et faire des frictions énergi-
« ques, afin de lutter contre l'abaissement de la tempé-
« rature du corps. Pratiquer aussi des affusions alterna-
« tivement froides et chaudes.

« En troisième lieu, dans les cas graves, mettre en
« œuvre la respiration artificielle et les injections hypo-
« dermiques avec :

Sulfate de strychnine...................... 0 gr. 05
Eau distillée bouillie...................... 10 gr.

« Un centimètre cube par jour, soit une seringue de
« Pravaz, ou bien le lavement suivant :

Teinture de noix vomique.................. 0 gr. 50
Jaune d'œuf .... un
Eau..................................... 100 gr.

NOTA. — Tout ce qui a été dit sur le chloral s'applique
aussi à l'hypnalet et à la chloralose

Chloroforme.

Le chloroforme est un calmant et un anesthésique. La
quantité de chloroforme qu'on peut avaler impunément
est de quelques gouttes, mais il est le plus souvent donné
en inhalations pour l'anesthésie.

Ainsi administré, il amène d'abord la perte de connaissance, puis le sommeil, bientôt après l'impuissance de

remuer les membres, enfin la perte de la sensibilité. Chez le patient ainsi anesthésié, deux fonctions subsistent encore, celle de la respiration et celle de la circulation ; mais si on continue à donner du chloroforme, les centres nerveux du cerveau qui commandent aux muscles de la respiration sont frappés d'inertie à leur tour, le malade meurt faute de respirer. Le cœur survit le dernier, peu de temps après la respiration.

Le Dr Gangolphe, chirurgien-major de la Charité recommande (1) :

1° De sentir le pouls, afin de savoir s'il se ralentit et faiblit ;

2° De prendre garde si le malade *ronfle*, auquel cas il faut cesser l'anesthésie, surveiller tout le temps la respiration qui doit être régulière ;

3° Examiner l'état des pupilles. Dilatée au début, la pupille se rétrécit quand l'anesthésie est complète. Si l'anesthésie est poussée trop loin la pupille est de nouveau dilatée et immobile, signe du plus sinistre augure.

LES PREMIERS SOINS ET SECOURS D'URGENCE. — D'après le même chirurgien, enlever l'éther ou le chloroforme, ouvrir la mâchoire à l'aide de l'écarteur pour saisir et attirer la langue au moyen d'une pince, attirer le malade sur le bord du lit, la tête pendante, lui souffleter en même temps le visage avec un linge trempé dans l'eau froide. Pratiquer immédiatement et avec soin la respiration artificielle et les tractions rythmées de la langue. C'est une manœuvre capitale.

Pendant ce temps, un aide, muni d'une seringue, et placé à une certaine distance, projette par saccades vigoureuses, l'eau fraîche dans les narines du sujet, un autre

____

(1) *Guide pratique de petite chirurgie.*

aide, applique le marteau de Mayor. Enfin, on électrise le malade.

S'il s'agissait de chloroforme qu'une personne peut avoir avalé, on ferait vomir avec ipéca, 1 gr. 50, ou autre vomitif, ou mieux, on pratiquerait un lavage de l'estomac, en se servant d'une eau contenant par litre une cuillerée à café de bicarbonate de soude, ou un verre d'eau de chaux pour la même quantité de liquide ; on donnerait une purgation. Donner aussi des boissons émollientes, eau de mauve, de guimauve, lavements émollients, et employer les moyens indiqués ci-dessus pour l'anesthésie.

Ether.

L'éther est un anesthésique moins dangereux que le chloroforme, on peut aussi en avaler plus de gouttes. Après accoutumance, les dépravés arrivent même à boire de l'éther pur chaque jour.

Les mêmes soins et secours d'urgence sont applicables pour l'éther comme pour le chloroforme.

Extrait de chanvre indien.

L'extrait de chanvre indien, appelé encore *haschich*, calme, endort comme l'opium, mais il procure plus que ce dernier l'ivresse et l'hallucination. Ses doses sont celles de l'extrait d'opium. (*Voir* plus loin *Opium*.)

Héroïne.

L'héroïne est un dérivé de la morphine. (Voir ce nom.)

Huile de croton.

Nous avons déjà parlé des fruits très vénéneux du petit arbuste croton tiglium. S'il arrivait à une personne d'avaler, par mégarde, un peu de cette huile, ou d'une huile purgative falsifiée, contenant huile ordinaire et un peu d'huile de croton, mélange qui se substitue parfois à l'huile de ricin, on emploierait les moyens déjà indiqués. (*Voir Croton tiglium.*)

S'il y avait brûlure de la peau, par cette huile, voir comment on traite les brûlures.

Opium.

EXTRAIT D'OPIUM, LAUDANUM, MORPHINE, CODÉINE NARCÉINE

INDICATIONS. — L'opium est le suc épaissi, retiré par incision de la coque du pavot. Afin de fixer les doses maxima d'opium ou de ses dérivés ci-dessus indiqués, permises à un homme adulte, il est bon d'avoir un point de repère pour aider la mémoire à retenir les quantités exactes. Ces points de repère, ce sont les doses d'extrait d'opium pour un adulte homme.

On administre l'extrait d'opium à la dose de 0,01 centigramme, jusqu'à 0,10 centigrammes.

La poudre d'opium est moitié moins active et sera donc donnée à quantité double, soit à 0,02 centigrammes et même à 0,20 centigrammes.

Le laudanum de Sydenham contient 0,05 centigrammes par vingt-cinq gouttes. On le donnera donc depuis cinq gouttes jusqu'à cinquante gouttes.

Le laudanum de Rousseau est une fois plus actif, sa dose sera donc moindre de moitié, soit deux à vingt-cinq gouttes.

On admet que l'opium agit surtout par la morphine, or, celle-ci est contenue à raison de 10 % dans l'extrait (moyenne de différents opiums) on devrait donc l'employer à dose dix fois moins grande, et en réalité, on en fait usage à la dose de 0,002 milligrammes jusqu'à 0,01 centigramme, mais la morphine n'est pas le principe actif unique de l'opium, donc son action est inférieure à ce calcul, d'autre part, on emploie la morphine sel ou plutôt le chlorhydrate de morphine, sel de morphine un peu moins fort que la morphine pure pour des cas graves, aussi les doses usitées sont de 0,01 centigramme ou un demi-centigramme, jusqu'à 0,05 centigrammes et même parfois jusqu'à 0,10 centigrammes.

La codéine est moins toxique que la morphine et peut être donnée aux enfants. La dose est à peu près la même. Le sirop de codéine renferme 0,03 centigrammes de codéine par cuillerée à bouche.

La narcéine s'emploie à doses doubles.

Nous venons d'indiquer les doses maxima. Cependant trois considérations modifient ces données :

1º L'âge et le sexe. On ne fait pas prendre du laudanum ou de l'opium aux enfants âgés de moins de deux ans, sauf quelques cas spéciaux. Les femmes sont plus sensibles que l'homme aux effets de l'opium. Donc pour elles les doses seront moins élevées.

2º Quelques personnes ont une sensibilité toute particulière pour la morphine et l'opium. Quand une personne en prend pour la première fois, il est bon d'en user modérément. Par contre, d'autres peuvent dépasser sans crainte la normale habituelle.

3º Enfin, on donne parfois des doses fortes de morphine à cause de la douleur excessive d'un malade. Il semble que plus une douleur est vive et continue, plus on peut dépasser la quantité habituelle. Il y a, pour ainsi dire, un antagonisme entre la douleur et l'opium, l'une annule l'autre.

Nous ne parlerons pas ici de l'intoxication chronique

des fumeurs d'opium, des morphinomanes, qui ne constitue pas un cas d'urgence.

SYMPTOMES. — L'intoxication aiguë peut être le résultat d'un crime, d'un suicide ou d'une erreur.

Suivant que la quantité ingérée est légèrement au-dessus de la normale ou plus forte, ou massive, les phénomènes observés sont différents, et bien différents aussi seront les secours d'urgence.

Si la quantité absorbée est légèrement plus élevée qu'il ne convient le patient éprouve une certaine excitation générale, le travail intellectuel est plus facile ; puis cette excitation fait place à une envie de dormir impérieuse, irrésistible. Si vous questionnez la personne quand elle s'endort, elle répond par oui ou par non. Elle est incapable de peu d'effort, cependant elle peut changer de place un membre mis dans une position gênante. Si vous la pincez, elle réagit et se plaint par un grognement.

La respiration et la circulation sont normales. Elle en est quitte pour un sommeil un peu plus profond et plus long. Au réveil, un peu de lourdeur de tête et c'est tout.

Que la quantité absorbée soit notablement au-dessus de la dose maxima normale, on peut constater, comme ci-dessus, au début de l'empoisonnement, une excitation générale, mais ce n'est pas constant, on peut remarquer aussi quelques autres symptômes ci-dessus indiqués, une répulsion pour la lumière, une irritabilité particulière, on fait trop de bruit autour d'elle, on agace ses nerfs. Elle éprouve aussi des éblouissements, des lourdeurs de tête, des vertiges, puis elle tombe endormie et pour ainsi dire anéantie. Elle a des nausées qui vont parfois jusqu'aux vomissements. Cependant les matières vomies par l'estomac s'écoulent par la bouche, elles ne sont pas projetées avec force, car l'assoupissement est tel que l'estomac seul agit.

La pupille d'abord rétrécie à n'être plus qu'un point à peine perceptible est insensible à la lumière. La respiration se ralentit pour devenir bientôt ronflante, embarrassée. En même temps, le pouls est irrégulier, d'abord ample et fort, puis faible et ralenti, il devient presque imperceptible. A ce moment la pupille est dilatée au lieu d'être rétrécie comme au début. C'est la période de résolution absolue, le malade est insensible au pincement. Ses membres sont absolument inertes et quand on les soulève, ils retombent comme un corps inanimé. C'est aussi le commencement de l'asphyxie par défaut de respiration et de circulation. Les mains, le visage sont bleuâtres, cyanosés. La peau devient froide, ainsi que les extrémités. Quelques convulsions peuvent apparaître, mais souvent elles font défaut.

Si l'on n'apporte de prompts secours, le malade peut mourir, soit en quelques heures, soit après un jour ou deux.

Enfin, que la quantité d'opium ou de ses préparations soit massive, les phénomènes du début font défaut. L'intoxiqué s'endort et tombe comme une masse inerte un quart d'heure ou une demi-heure après l'ingestion du poison.

La respiration est profondément stertoreuse et embarrassée. Le pouls se ralentit, les pupilles sont dilatées. Les signes de l'asphyxie se manifestent promptement. Le malade tombe dans le coma pour mourir une ou deux heures après.

LES PREMIERS SOINS ET SECOURS D'URGENCE. — On peut sauver de la mort même les personnes qui ont pris des doses massives.

En premier lieu, comme dans tout empoisonnement, évacuer le poison, hors de l'estomac, soit par le siphon stomacal, soit par vomissements.

A cet effet, titiller la luette, donner ipéca : 1 gr.50 dans un peu d'eau, ou sulfate de cuivre 0,20 centigrammes dans un peu d'eau et à faire prendre par quart toutes les cinq minutes. S'il est impossible de faire vomir par ces moyens, pratiquer une injection d'apomorphine selon la formule :

      Chlorhydrate d'apomorphine.............   0 gr. 10
      Eau distillée.........................   10 gr.

Cette préparation doit être récente. Donner une seringue Pravaz pleine pour un adulte.

On administre ensuite des antidotes : tanin, une à deux cuillères à café dissous dans un demi-verre d'eau.

Un des meilleurs contrepoisons de la morphine ou de l'opium, c'est le permanganate de potasse. On le donnera soit en boisson :

      Permanganate de potasse................   1 gr.
      Eau distillée.........................   500 gr.

A faire prendre par demi-grands verres toutes les cinq minutes.

Si la dose d'opium ou de morphine est élevée, on renouvelle cette boisson de manière à faire prendre autant de permanganate qu'il a été pris de morphine.

Soit en injections hypodermiques :

      Permanganate de potasse................   0 gr. 50
      Eau distillée.... ....   10 gr.

On injecte deux seringues Pravaz. Si c'est nécessaire on recommencera de façon à faire pénétrer, comme ci-dessus, autant de permanganate que de morphine.

Il est souvent difficile de connaître la quantité de celle-ci ingérée, on tâchera donc en la supposant, de la dépasser légèrement.

Le permanganate de potasse aurait la propriété d'oxyder la morphine et de détruire ainsi ce poison dans l'organisme.

Il est en tous cas regardé comme le plus puissant antidote connu jusqu'ici de la morphine.

Non seulement il faut détruire le poison, mais il est nécessaire de relever la pression sanguine par une action directe sur le cœur qui est ralenti, et pour ainsi dire endormi. Le meilleur antidote à cet effet, c'est la belladone, ou mieux, son alcaloïde l'atropine.

Administrer : teinture de belladone, vingt à vingt-cinq gouttes. Si le malade est dans le coma, l'injection suivante sera plus efficace :

Sulfate neutre d'atropine................. 0 gr. 01
Eau distillée............................ 10 gr.

Une injection, puis un quart d'heure ou une demi-heure après, une autre.

Exciter, réveiller le malade par tous les moyens à sa disposition : café noir très chargé, flagellation avec un linge mouillé, pincements, respiration de sels anglais, d'ammoniaque. Frictions énergiques sur les membres et aux extrémités. Bouillottes aux pieds. Un excitant énergique est un morceau de glace introduit dans l'anus. Injections répétées d'éther, de caféine.

Tractions rythmées de la langue et respiration artificielle prolongée, si l'asphyxie est commençante.

Nota. — Le professeur Brouardel note ce fait qui s'est présenté assez souvent pour l'intoxication par l'opium, c'est qu'après avoir ramené presque à la guérison des personnes empoisonnées, de nouveau des symptômes menaçants se sont manifestés, il importe donc d'assister longtemps ces malades et de les surveiller même plusieurs jours.

Salol.

Le salol est un salicylate de phénol. Il produit en grande partie les effets du salicylate de soude et du phénol.

Son antidote spécial c'est le sulfate de soude, 40 grammes, dans un peu d'eau, administrer aussi un peu de laudanum après les vomissements, si on a jugé bon de provoquer ceux-ci.

Pour les autres indications, *voir Acide phénique.*

Santonine.

La santonine est un vermifuge populaire, administré journellement aux enfants à la dose de 0,02 à 0,05 centigrammes, aux grandes personnes à la dose de 0,15 à 0,20 centigrammes et même plus. Cette administration est faite dans le but de tuer ou d'engourdir les vers de l'intestin qui seront ensuite expulsés par une légère purgation. Il est préférable que la santonine ne soit pas absorbée, c'est dans ce but qu'on donne une légère purgation.

On ne devrait pas donner de la santonine à des enfants âgés de moins d'un an.

Quand la santonine est absorbée ou que la dose est forte elle peut produire des désordres qui, en général, sont peu sérieux. Ces désordres peuvent provenir aussi d'une susceptibilité particulière de l'enfant à l'égard de ce médicament.

Symptomes. — Le premier symptôme c'est le trouble de la vision. Les objets paraissent colorés en jaune ou en vert. L'enfant a des nausées, des maux de tête et un malaise mal défini. Les nausées peuvent aller jusqu'aux vomissements, puis des convulsions peuvent apparaître et enfin une grande prostration.

LES PREMIERS SOINS ET SECOURS D'URGENCE. — Les troubles de la vue peuvent se manifester, les objets dans ce cas semblent colorés en vert sans qu'il y ait intoxication au sens vrai du mot, ces troubles disparaîtront eux-mêmes s'ils ne sont accompagnés de nausées. Dans ce cas, donner un vomitif ou simplement une purgation alcaline : limonade au citrate de magnésie, sulfate de soude, manne ou lavement purgatif. Donner dans une potion, s'il est nécessaire de calmer quelques convulsions, 1 gramme de chloral à prendre dans les 24 heures. Frictions sur le corps avec eau de Cologne, eau-de-vie de lavande. Au besoin respiration artificielle.

EMPOISONNEMENT PAR DES SUBSTANCES DIVERSES

ALCOOL DÉNATURÉ, ANILINE, BENZINE, NITROBENZINE ESSENCE DE TÉRÉBENTHINE, PÉTROLE

Dans ce chapitre nous plaçons les accidents ou empoisonnements provoqués par des substances qui n'ont pu, de par leur nature, entrer dans les listes précédentes.

Alcool dénaturé.

L'alcool à brûler est un poison dangereux. Non seulement il agit comme alcool, mais encore par les produits qui servent à le dénaturer et à le rendre impropre à la boisson.

Ces produits sont le *méthylène*, l'*acétone*, la *benzine* et quelques sels minéraux ajoutés pour lui donner une coloration spéciale.

Il est difficile de fixer exactement la quantité toxique. Le Dr Barbe, dans les *Archives de médecine navale*, rapporte le cas d'un malade qui croyant mettre dans un lavement deux cuillerées à bouche de glycérine versa par mégarde dans ce lavement deux cuillerées à bouche d'alcool dénaturé. Il tomba, quelques minutes après cette erreur, dans un état de sommeil, puis de prostration tel qu'il ne put proférer aucune parole, aucune réponse au médecin appelé auprès de lui. Il se trouvait dans un état très inquiétant. Les pupilles étaient rétrécies, la cornée insensible, les mâchoires contractées, le pouls faible, les extrémités froides et légèrement cyanosées ou violacées.

Une odeur bien nette d'alcool dénaturé s'exhalait de la bouche. Le Dr Barbe appelé lui prodigua des soins et ne put le tirer du coma qu'après six heures de traitement.

Quand le malade se réveilla il raconta ce qui s'était passé. Cependant il dut être encore alimenté pendant 48 heures au moyen d'une sonde. Quatre jours après, le malade était guéri.

Les premiers soins et secours d'urgence. — Si la quantité prise est assez considérable, on devra combattre en premier lieu les effets de l'alcool. (*Voir Alcoolisme.*)

Ensuite pour combattre les conséquences de l'ingestion des substances dénaturantes : méthylène, acétone, benzine, le premier soin sera d'en débarrasser l'estomac au moyen de vomitifs ou d'un lavage stomacal. On administrera une purgation ou un lavement purgatif, si, comme dans le cas précédent, ces substances ont été prises en lavement.

Nous avons vu quels effets narcotiques elles produisaient puisque le malade précité, victime de son erreur, tomba rapidement dans le coma ; on devra donc tâcher de le stimuler, de le réveiller par tous les moyens possibles :

injection d'éther ou de caféine, frictions énergiques sur tout le corps et aux extrémités, en se servant d'un liquide excitant comme le baume de Fioravanti, l'eau de Cologne. Flageller le visage avec un linge mouillé. Faire respirer alternativement et par intervalles sels anglais, ammoniaque. Réchauffer par des bouillottes aux pieds, etc.

Aniline, Benzine, Nitrobenzine.

Dans ce chapitre nous réunissons ces trois substances, qui ont une origine commune et dérivent les unes des autres. La benzine est une huile obtenue par distillation du goudron de houille. Par oxydation, elle donne naissance à la nitrobenzine appelée encore essence de mirbane ou essence d'amandes amères, mais en réalité la nitrobenzine du commerce est un mélange de benzine et d'essence de mirbane.

Par réduction de la nitrobenzine, on obtient l'aniline dont les applications tinctoriales sont si nombreuses.

Cependant le pouvoir toxique de ces substances est bien différent. Tandis que la nitrobenzine est d'autant plus toxique, d'autant plus dangereuse qu'elle est plus pure et on peut fixer approximativement pour la nitrobenzine du commerce, la dose mortelle à 15 ou 20 grammes, l'aniline pure au contraire, c'est-à-dire débarrassée des traces de produits chimiques employés à sa fabrication tels qu'acide arsénieux, sublimé, etc., ne paraît pas plus dangereuse que la benzine.

SYMPTOMES. — Toutes ces substances paraissent plus ou moins narcotiques ; la nitrobenzine beaucoup plus que les deux autres.

On reconnaîtra l'ingestion de ces produits par l'odeur spéciale qu'elles communiquent à l'haleine.

Elles irritent en outre l'estomac et l'intestin. Elles peuvent amener des vomissements, des nausées ; mais le principal danger qu'elles offrent, c'est d'être capables de susciter une vive irritation des reins. Cette irritation peut empêcher pendant plusieurs jours l'émission des urines et provoquer ainsi un état des plus graves.

LES PREMIERS SOINS ET SECOURS D'URGENCE. — Ces soins et secours sont ceux déjà indiqués pour l'alcool dénaturé. (*Voir* ci-dessus.) Calmer les douleurs des reins par de larges cataplasmes chauds de farine de lin. Faire prendre aussi de grands bains tièdes quand le malade va mieux.

S'il s'agit en particulier de la nitrobenzine (*Voir Acide cyanhydrique*).

NOTA. — S'il s'agit d'accidents provoqués par une ingestion d'une certaine quantité d'essence de térébenthine on suivra les mêmes indications que ci-dessus. On peut cependant avaler sans crainte 4 à 5 grammes d'essence de térébenthine.

En ce qui concerne le pétrole ou l'essence de pétrole, mêmes indications également.

Entorses.

RÉSUMÉ DES PREMIERS SOINS ET SECOURS D'URGENCE. — Bains d'eau chaude ou compresses, massage. — Application de la bande de caoutchouc, nouveau massage. — Bande de flanelle.

INDICATIONS. — Sous le nom d'entorse ou vulgairement de *foulure* (pied foulé) on désigne le faux mouvement qui a déterminé une douleur vive et des désordres dans une articulation. Ce faux mouvement résulte d'une mauvaise disposition du membre par rapport à l'effort produit. Au moment où le pied est foulé, un faux pas, le pied mal placé sont la cause de l'entorse.

Une première entorse prédispose à une autre, car les ligaments des jointures ont été tiraillés, distendus et quelquefois violemment déchirés. Des ruptures de petits vaisseaux amènent un épanchement sanguin, une ecchymose au siège de l'entorse. Les enfants se font rarement des entorses. Leurs ligaments souples et élastiques plient et ne se déchirent pas.

Les articulations les plus fréquemment atteintes sont celles du pied, à la cheville principalement, celles du coude, du poignet, du genou.

Symptomes. — A la suite d'un mouvement, une douleur vive est brusquement ressentie dans l'articulation. Celle-ci se gonfle, devient chaude et rouge. La douleur empêche de continuer l'usage du membre.

Il peut arriver cependant qu'une entorse légère ne soit pas ressentie au moment même où elle se produit, soit à cause du peu de douleur qu'elle a provoquée, soit à cause de la marche ou du travail continu que le membre effectue. Dans ces conditions, la douleur et le gonflement n'apparaissent qu'au repos. Ces entorses légères réclament les mêmes secours que les autres.

Les premiers soins et secours d'urgence. — Aussitôt que possible après l'accident, plonger le membre dans un bain d'eau tiède. Après un bain d'une demi-heure au moins, frictions, mieux encore massage de l'articulation pendant dix minutes. Si l'on a une bande caoutchouc on l'appliquera un peu serrée au-dessus de la jointure malade, c'est-à-dire entre le tronc du corps et l'articulation, la compression durera près d'une demi-heure le premier jour à cause de la douleur qu'elle provoque, puis près d'une heure selon la tolérance possible du sujet les jours suivants (méthode de Bier), nouveau massage de dix minutes après enlèvement de la bande. Envelopper ensuite la jointure avec une bande de flanelle (crêpe Velpeau) sans la comprimer. Renouveler ces séances chaque jour jusqu'à guérison.

S'il n'était pas possible de faire prendre un bain à l'articulation malade, on appliquerait des compresses imbibées d'eau chaude souvent renouvelées ou des petits matelas de coton hydrophile ou encore de très larges et très épais cataplasmes de farine de lin.

Epilepsie.

INDICATIONS. — L'épilepsie appelée aussi *mal caduc*, *haut mal* est caractérisée par des crises convulsives qui éclatent brusquement. Le malade saisi par l'accès et comme foudroyé, tombe à terre en poussant un cri. Il tombe là où il est, sans pouvoir éviter l'eau ou le feu près desquels il peut se trouver.

SYMPTOMES. — Quatre signes simultanés caractérisent l'accès d'épilepsie : la chute, le cri, la perte de connaissance la pâleur du visage.

Dès que le malade est tombé, il est agité par des convulsions. Tous ses muscles se raidissent ; la tête est renversée en arrière et tournée par côté, les membres sont tendus et raidis ; les pouces fléchis en dedans de la main et recouverts par les autres doigts. Les yeux sont convulsés, les pupilles dilatées et insensibles, les mâchoires serrées et la respiration arrêtée. L'arrêt momentané de la respiration congestionne et colore la face qui auparavant était pâle, le pouls augmente de force et de fréquence. Cette convulsion dure peu, une demi-minute à peine. Elle laisse pourtant des marques apparentes de son passage : morsure de la langue, gonflement de la paupière inférieure et souvent émission d'urine et de matières fécales.

A cette phase de la crise succèdent des mouvements désordonnés, des secousses violentes et brèves qui agitent la face, les yeux, la tête et les membres, comme le feraient des commotions électriques. Cependant une écume, parfois rouge à cause de la morsure de la langue, apparaît sur les lèvres. Enfin le malade se calme, c'est la dernière phase de la crise. Il garde maintenant l'immobilité complète et s'endort pour quelques minutes. La respiration redevient normale, mais bruyante, stertoreuse.

Le malade se réveille bientôt sans garder le moindre souvenir de la crise. Il est tout étonné de voir des personnes autour de lui. Il reste quelque temps dans une sorte d'hébétude, anéanti, épuisé. Les crises d'épilepsie sont plus ou moins fréquentes, selon les sujets, selon le traitement : une par année, une par mois ou même bien plus souvent. Elles sont parfois précédées de signes avertisseurs auxquels devra prendre garde l'entourage : énervement, irritation, agitation, etc.

L'épilepsie que nous venons de décrire est celle qui est manifeste et bien caractéristique, la grande épilepsie ; mais elle peut exister sous des formes atténuées et ne donner lieu qu'à des vertiges avec ou sans chute, à des absences très fugaces de l'esprit ou bien à quelques mouvements désordonnés.

LES PREMIERS SOINS ET SECOURS D'URGENCE. — Les secours se réduisent à peu de chose. Prendre garde que pendant la crise le malade puisse respirer à l'aise, qu'il ne soit pas asphyxié en tombant dans l'eau ou dans la terre, la face tournée vers le sol. Il faut donc dégager la tête, relever le menton, desserrer les habits du cou et de la ceinture. Prendre soin également que le malade ne se blesse par ses mouvements désordonnés et violents. Aérer la chambre.

Si le malade tombe dans la rue, le soustraire, si possible, aux regards des curieux.

Il est prudent de ne pas laisser approcher les enfants et les personnes impressionnables. La vue d'une crise épileptique peut avoir de fâcheuses conséquences sur ces assistants, elle serait, dit-on, chez des prédisposés, la cause occasionnelle capable de provoquer des crises semblables.

Bien se garder de faire boire le malade pendant sa crise ; ne rien lui donner ni pendant ni après la crise est préférable et surtout aucun excitant, aucune boisson alcoolique ; le laisser reposer. Le bromure à doses quotidiennes et élevées est le meilleur préventif contre les crises épileptiques.

Epistaxis (*saignement de nez*).

INDICATIONS. — Epistaxis est le nom scientifique du saignement de nez. En général une seule narine donne du sang et goutte à goutte. Parfois mais rarement le sang jaillit.

Une épistaxis peut être dans certains cas bienfaisante, elle décongestionne la tête, elle supplée quelquefois à l'insuffisance de l'écoulement sanguin des menstrues ou des hémorroïdes. D'autres fois elle est un symptôme, un signe avertisseur, surtout chez les personnes d'un âge moyen, d'une maladie établie : artério-sclérose, albuminurie. Trop souvent elle constitue, en particulier pour les adolescents, une cause d'aggravation d'un état d'anémie ou de faiblesse. Si l'épistaxis n'est pas abondante ou prolongée ni trop fréquente, si l'adolescent a bonne santé, c'est un petit accident, sans danger.

Une épistaxis devient inquiétante par sa persistance, celle qui ne s'arrête pas elle-même après quelques instants doit être combattue.

PREMIERS SOINS ET SECOURS D'URGENCE. — Faire tenir la tête droite légèrement inclinée en avant pour empêcher le sang de tomber dans l'arrière-gorge.

Ensuite mettre en œuvre les moyens habituels ordinaires employés en pareil cas; ils suffisent le plus souvent: mettre le sujet dans un endroit frais, aéré, desserrer ses vêtements du cou et de la ceinture ; passer sur le nez, sur la figure, sur les tempes, des compresses imbibées d'eau froide ; lui interdire de se moucher même après cessation du saignement de nez, de bouger et même de parler jusqu'à la fin de l'épistaxis, lui placer un objet froid sur la nuque, lui faire élever brusquement le bras situé du même côté que la narine qui saigne et lui recommander de le tenir ainsi élevé, enfin placer dans la narine qui saigne un tampon de coton hydrophile ou boriqué sec mais plutôt imbibé d'eau de Pagliari ou une eau hémostatique ainsi composée :

Antipyrine .... 4 gr.
Eau...................................... 20 gr.

A défaut de coton hydrophile ou boriqué et d'eau hémostatique, faire avec le coin d'un mouchoir propre un tampon imbibé d'eau fraîche et maintenir ce tampon dans le nez plusieurs heures après l'arrêt du sang. A ces petits moyens usuels on peut ajouter la prescription de prendre un bain de pied sinapisé.

Si ces moyens connus de tout le monde ont échoué, on pratique un tamponnement plus sérieux des narines avec un tampon obturant mieux la narine. Dans ce but, (Dr Borde), on prend une paire de ciseaux démontables (on pourrait se servir aussi bien d'un porteplume effilé, d'une baguette amincie), on sépare les deux branches pour ne garder que celle qui ne porte pas l'écrou. On enroule autour de cette branche en serrant bien et régulièrement une touffe de coton hydrophile dont la longueur pour le nez d'un adulte sera de 5 à 6 centimètres ; et la grosseur selon la capacité de la narine saignante ; on retire ensuite de la branche des ciseaux la gaine de coton ainsi formée, on la trempe dans une des solutions hémostatiques ci-dessus indiquées, solutions chaudes entre 45 et 50° ou même dans l'eau pure, on exprime fortement ce tampon entre les doigts afin d'enlever toute l'eau et de le laisser seulement humide. Ce tampon ainsi apprêté sera introduit dans le nez en remplissant toute la narine, c'est-à-dire en forçant un peu, puis il sera de nouveau humecté en faisant tremper l'extrémité libre du tampon dans la solution antiseptique chaude.

On peut aussi, selon le Dr Escat de Toulouse, faire simplement des irrigations nasales entre 45 et 50°. L'eau chaude à cette température chasse le sang, anémie la partie avec laquelle elle se trouve en contact et arrête le saignement.

Enfin, quand tous les moyens ci-dessus mentionnés ont échoué, lorsque la narine tamponnée, le sang coule autant et dans la gorge, il faut pratiquer le tamponnement antérieur et postérieur des fosses nasales. Il consiste essentiellement à placer deux bourdonnets ou tampons obturant bien les deux orifices du conduit nasal ; l'un l'orifice extérieur, soit la narine qui saigne, l'autre l'orifice intérieur, c'est-à-dire celui qui est situé en arrière du voile du palais dans le pharynx.

A cet effet, on se servait autrefois de la sonde de Belloc. On préfère aujourd'hui faire usage tout simplement de la sonde molle de Nélaton, dans laquelle on peut passer un mandrin destiné à la rendre plus rigide pendant qu'on l'enfonce. On relève la narine, on pousse presque horizontalement jusqu'au fond de l'arrière-gorge la sonde de Nélaton à laquelle est attaché un double fil long et solide. Quand le patient fait des efforts pour avaler on est averti que la sonde est arrivée à bout, on pousse encore un peu afin qu'avec l'index de la main gauche introduit au fond de la bouche, il soit facile de saisir le bout antérieur de la sonde.

On tire cette sonde à laquelle un double fil de 50 à 60 centimètres est attaché. Ce fil doit être assez long pour les deux tamponnements d'avant et d'arrière et assez solide pour qu'en tirant dessus de façon à mettre les tampons ou bourdonnets en place il ne vienne pas à casser. Les bourdonnets ne doivent être ni trop gros, ni trop petits et solidement ficelés pour ne pas tomber dans le larynx.

Nota. — Un tamponnement quel qu'il soit ne peut guère être maintenu en place plus de 24 à 48 heures au maximum sous peine de devenir un danger réel d'infection.

Faux croup.

Indications. — On désigne sous ce nom une affection assez commune chez l'enfant entre l'âge de deux à huit ans, affection plus généralement appelée en médecine ; *laryngite striduleuse.*

Le faux croup qu'il ne faut pas confondre avec le vrai croup, se distingue de ce dernier par son apparition brusque, par le peu de symptômes qui précèdent les crises violentes de la nuit et par l'absence de fausses membranes à la gorge. C'est à peine si le faux croup est précédé d'un léger coryza et d'un peu de toux. En outre, il apparaît souvent après la rougeole ou la coqueluche.

SYMPTOMES. — « Tout à coup, dit le professeur Trous« seau, au milieu de la nuit entre onze heures du soir et « deux heures du matin, l'enfant est pris d'un accès d'op« pression. Il se réveille en sursaut dans une agitation « fébrile considérable. Sa toux est rauque, très fréquente, « forte et bruyante. Sa respiration est haletante, entre« coupée, accompagnée pendant l'inspiration d'un bruit « aigu, d'un sifflement strident. Sa voix, modifiée dans « son timbre, au moment des accès est rauque, enrouée « dans l'intervalle des accès ; mais, et c'est là un fait « caractéristique, *elle n'est jamais éteinte comme dans le* « *vrai croup.* L'oppression, l'anxiété sont quelquefois « excessives, le visage est congestionné, les yeux expri« ment une profonde terreur.

« Cependant, après une demi-heure, une heure au plus, « l'accès a cessé, l'enfant se calme, le sommeil revient et « l'enfant s'endort de nouveau... Au jour, la toux est « plus catarrhale, la respiration est moins sifflante et la « voix a presque repris son timbre habituel.

« Assez ordinairement, les accidents se répètent plu« sieurs nuits de suite et toujours en perdant de violence. « Ils peuvent se répéter plusieurs fois dans la même nuit. »

Encore une fois, on ne confondra pas le faux croup ou laryngite striduleuse avec le vrai croup. Comme nous l'avons déjà dit, il n'existe ni fausses membranes dans la gorge, ni glandes gonflées en arrière de la mâchoire. Enfin, le croup est une maladie à invasion lente, insidieuse. L'enfant qui en est atteint est triste, grognon, bien avant que l'accès ne vienne à éclater tandis que pour le faux croup, l'enfant paraît gai, bien portant et s'endort comme de coutume sans que rien ne puisse donner l'éveil d'une crise qui va se produire.

LES PREMIERS SOINS ET SECOURS D'URGENCE. — La laryngite striduleuse étant distinguée du vrai croup on rassurera les assistants. C'est une affection le plus souvent bénigne. On peut calmer les accès de toux par du sirop de codéine, deux cuillerées à café et plus suivant l'âge, par une potion à l'aconit, une potion avec 1 gr. de bromure.

On appliquera sous le cou une compresse imbibée d'alcool camphré ou d'eau sédative ou bien un révulsif tel que moutarde, coton iodé ou des cataplasmes légèrement sinapisés.

On maintiendra pendant quelques jours dans la chambre du petit malade une atmosphère humide et balsamique, en faisant bouillir des plantes aromatiques, de l'eau de goudron, etc. On lui donnera des infusions chaudes.

FRACTURES

Tous les os du corps humain peuvent être cassés ou fracturés par un coup, une chute et même simplement par un effort musculaire.

Les fractures les plus communes sont :

Les fractures de l'avant-bras,

—   du bras,

—   de la jambe,

—   de la cuisse,

—   du pied, du poignet, des doigts, des orteils,

—   de l'épaule,

—   de la clavicule,

—   des côtes,

—   de la colonne vertébrale,

—   du crâne.

Notre but n'est point de donner le traitement à suivre pour chacune de ces fractures (ce traitement relève exclusivement du médecin ou du chirurgien) mais bien d'indiquer ce qu'il convient de faire au moment où chacun de ces accidents peut se produire.

Et d'abord on reconnaît la fracture d'un membre ou d'un os quelconque aux signes suivants que l'on peut remarquer tous ou quelques-uns assez facilement.

1º Déformation du membre : raccourcissement, coudure anormale du membre ;

2º Douleur très vive au point précis où la fracture s'est produite ;

3º Crépitation que l'on sent au toucher ou que l'on entend lorsqu'on saisit et mobilise les deux parties du membre fracturé ;

4º L'impotence du membre.

Nous ferons remarquer que la déformation ainsi que l'impotence peuvent, dans certains cas, ne pas exister, sans donner pour cela la certitude qu'il n'y a pas fracture. Ainsi en est-il quand l'un des deux os de l'avant-bras ou de la jambe est cassé. Il serait très imprudent pour le patient d'essayer l'usage de ce membre, cette imprudence amènerait fatalement la fracture de l'os resté intact.

D'ailleurs, en présence d'une chute, d'un coup violent reçu, si on n'est pas sûr de l'existence de la fracture, on fera comme si elle existait, le médecin ou le chirurgien appelé jugera.

Si le blessé est à terre, relevez-le en lui épargnant, autant que faire se peut, de nouvelles souffrances. On prendra les précautions indiquées à l'article *Blessures* (*Voir* plus haut). On immobilisera autant que possible le membre blessé pour le transport du malade.

« Lorsqu'on relève un blessé atteint de fracture »

(Dr Bourneville, *Manuel pratique de la garde-malade et de l'infirmière*), «un aide le plus habile se consacre exclusi-
« vement au membre fracturé; il prend les deux fragments
« de ce membre, et, si ces fragments forment un angle
« très aigu, il essaye d'abord de rendre au membre sa
« direction et sa forme normales ; mais, si, dans sa tenta-
« tive, il rencontre *la moindre résistance*, il se garde d'in-
« sister, et, saisissant solidement le membre fracturé au-
« dessus de la fracture, une main sur le membre, l'autre
« dessous, il soulève le membre en s'efforçant d'éviter tout
« frottement entre les extrémités brisées. A ce moment, les
« infirmiers, chargés de l'aider, soulèvent le corps du
« malade et le déposent sur le brancard ou sur le lit. *Le*
« *membre fracturé a été soulevé le premier, il doit être déposé*
« *le dernier.* Cette manœuvre exige beaucoup d'attention
« et de douceur. Le blessé doit être transporté sur un bran-
« card ; il faut alors disposer de chaque côté du mem-
« bre fracturé des coussins, des oreillers, ou des pièces
« de linge qui forment à ce membre une sorte de *lit-gout-*
« *tière* dans lequel les fragments ne pourront pas se
« mouvoir l'un sur l'autre. Il pourrait arriver, en effet,
« que les fragments osseux pointus vinssent perforer la
« peau et transformer ainsi la fracture *simple* en fracture
« *compliquée*, beaucoup plus grave.

« Lorsque le blessé, atteint de la fracture, est mis au
« lit, le membre fracturé doit être déposé dans un appareil
« provisoire qui est le plus souvent une gouttière garnie. »

Ajoutons que les porteurs ou brancardiers ne doivent
pas marcher au pas afin d'éviter au malade les mouvements de va et vient que font les bras de deux hommes
marchant d'un pas cadencé.

On dit qu'une fracture est *compliquée* lorsqu'il y a blessure et *plaie* au même endroit que la fracture.

Dans les cas de fractures compliquées, tout en prenant les mesures et les précautions que nous venons de mentionner et celles que nous ferons connaître, on devra panser la plaie selon les règles formulées à l'article pansement.

Nous venons de donner la manière de relever un blessé atteint de fracture simple ou compliquée, de le placer convenablement sur un brancard pour l'évacuer dans un hôpital voisin. Ces indications peuvent suffire pour un accident survenu dans une grande ville mais, si l'accident s'est produit à la campagne ou si même arrivé en ville, on ne peut avoir brancards et infirmiers et que le blessé réclame des soins immédiats, que faire en attendant le chirurgien?

La conduite à tenir varie suivant le genre de fracture.

Fracture de l'avant-bras. — Appliquez sur toute la lon-

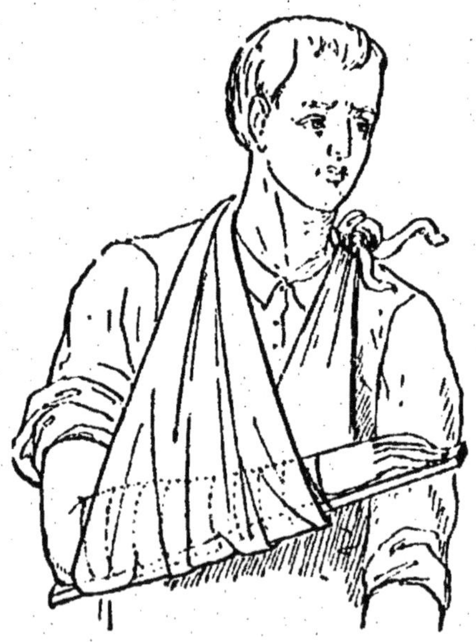

Fig. 69. — Dispositif pour fracture de l'avant-bras.

gueur de l'avant-bras une attelle ou un morceau de bois plat, mettez du coton pour garnir afin de rendre moins dur le contact du bois avec le membre, placez cette attelle ou ce bois au-dessous de l'avant-bras dans le prolongement de la paume de la main, puis, avec deux mouchoirs ou quelques tours de bande, maintenez cette applique et mettez le bras en écharpe (*Fig.* 69).

Fracture du bras. — Ici vous mettez l'attelle ou morceau de bois du côté extérieur, c'est-à-dire sur le dos du bras fracturé, le côté interne du bras, celui qui regarde

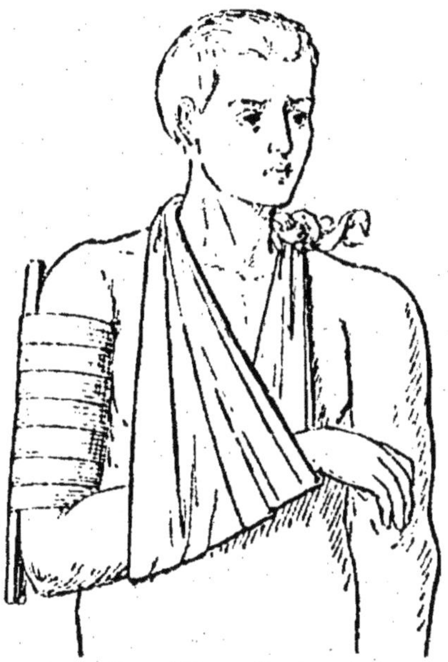

Fig. 70. — Dispositif pour fracture du bras.

la poitrine sera garni en même temps que l'aisselle avec du coton. Passez quelques tours de bande sur la poitrine et sur le bras de façon à bien immobiliser celui-ci, l'avant-bras est mis en écharpe (*Fig.* 70).

Fracture de la jambe. — Placez la jambe dans l'extension autant que possible sans essayer cependant à vaincre l'obstacle qui s'oppose à l'extension. Appliquez sous le

mollet une attelle ou un morceau de bois plat qui s'applique depuis le talon jusque sous le genou. Garnir avec du

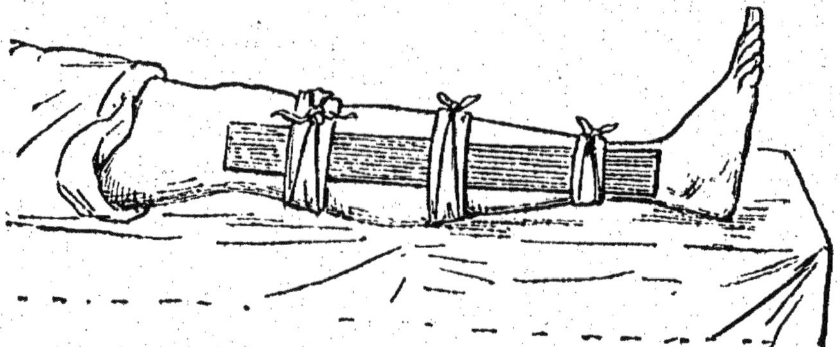

Fig. 71. — Attelle pour fracture de la partie moyenne des deux os de la jambe ou de l'un des deux.

coton et assujettir avec quelques tours de bande ou bien
en enroulant deux ou trois mouchoirs (*Fig.* 71).

Fracture de la cuisse. — On place, comme pour la jambe

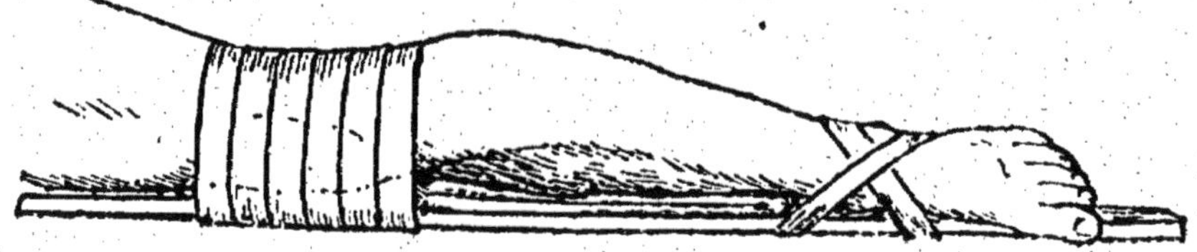

Fig. 72. — Attelle pour fracture de la cuisse.

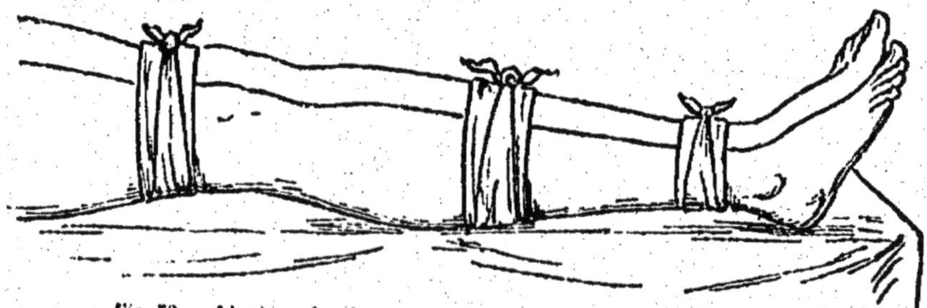

Fig. 73. — Ligature des deux jambes dans les fractures de l'une d'elles.

une large attelle ou un large morceau de bois plat sous
la cuisse, on garnit de coton ou de linge (*Fig.* 72). On

cherche pour toutes les fractures l'immobilisation, mais ici la chose est plus difficile, on y prendra plus de soins si le transport doit être long.

Au lieu d'attelles, on pourrait pour la fracture de la cuisse et même pour celle de la jambe obtenir l'immobilisation en attachant les deux jambes ou les deux cuisses ensemble au moyen de mouchoirs ou de bandes (*Fig.* 73).

Fracture du pied, du poignet, des doigts, des orteils. — Pour toutes ces fractures placer dans l'extension les parties fracturées sans faire des efforts, sans vaincre des résistances, si elles existent, placer des attelles, garnir de coton et assujettir par des tours de bande ou avec un mouchoir.

Fracture de l'épaule, de la clavicule. — Dans le cas de

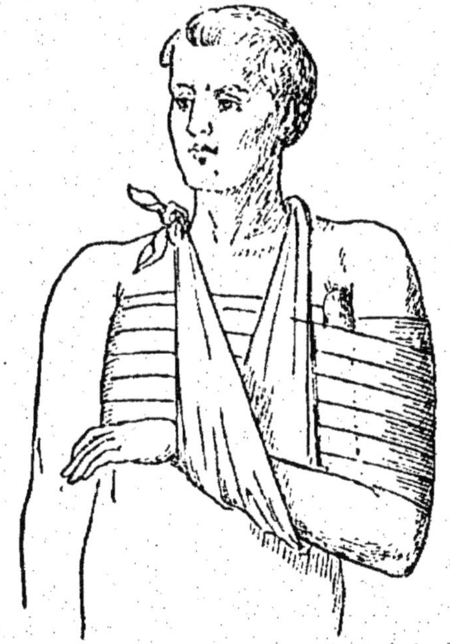

Fig. 74. — Dispositif pour fracture de l'épaule ou de la clavicule.

ces fractures, on cherche à immobiliser le bras situé du côté de la fracture, tout en l'élevant en haut à la hauteur de l'épaule. A cet effet, on place entre le bras et la poitrine un petit coussin ou bien une ou deux serviettes. On soulève ainsi le bras en haut et en dehors. On ramène l'avant-bras. On passe des tours de bande autour du corps pour attacher le bras ainsi disposé (*Fig.* 74).

Fracture des côtes — Quand une personne a été piétinée par un cheval ou qu'elle a fait une chute sur le corps, ou reçu un coup sur la poitrine, on peut craindre des frac-

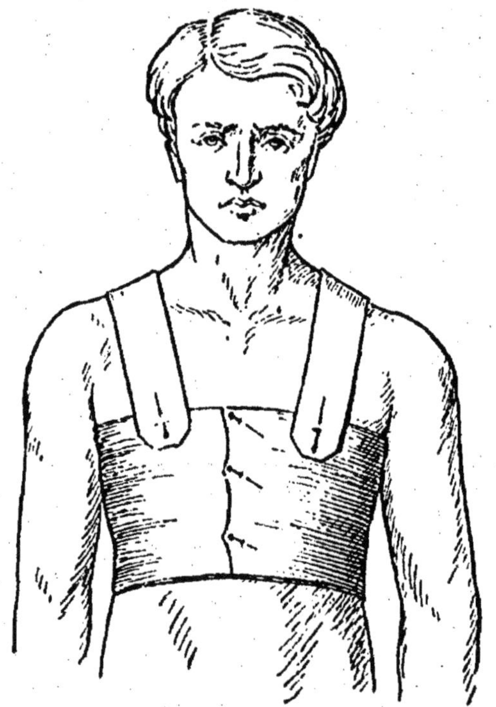

Fig. 75. -- Bandage pour fractures de côtes.

tures de côtes. La difficulté de respirer, le toucher sur le trajet des côtes donnant la sensation de touches de piano, avec une douleur très vive ressentie au même point vous apportent à peu près la certitude de fracture de côtes:

D'ailleurs si vous n'êtes pas sûr, faites comme si vous étiez certain. Appliquez autour du thorax une bande de diachylum, d'une largeur de 20 centimètres, et d'une longueur suffisante pour embrasser la poitrine, faites la dépasser de 40 à 50 centimètres sur elle-même pour qu'elle se colle et tienne bien. Au lieu de diachylum on peut se servir d'un fort linge de toile enroulé et serré autour du thorax et ensuite cousu. Le linge de toile moins facile à appliquer que le diachylum a sur celui-ci l'avantage de ne pas irriter la peau pendant le long temps nécessaire à la guérison de ces fractures. On fait l'application au moment de l'expiration en conseillant au malade de retenir son haleine (*Fig.* 75).

Fracture de la colonne vertébrale. — La fracture de la colonne vertébrale s'observe dans les chutes sur le dos, chutes de cheval, chute d'un endroit élevé. Accident très grave dans lequel le malade perd connaissance et se trouve incapable de remuer les bras et les jambes. Quelquefois il y a émission d'urine et de matières fécales à la suite de la paralysie du sphincter vésical et du sphincter anal. La respiration est douloureuse à chaque inspiration.

Le siège de la fracture est au point douloureux.

L'accident peut être mortel très rapidement ou offrir quelques chances de guérison.

On se gardera bien de saisir le malade par les pieds et la tête comme on le fait quelquefois sans discernement pour transporter un tel blessé ; ce serait faire porter le poids du corps sur la colonne vertébrale et par là même augmenter et aggraver la fracture

On placera tout près du blessé le brancard et le matelas peu élevé, on *roulera* le blessé par dessus et on l'immobilisera dès qu'il sera de nouveau couché sur le dos pour le transport à domicile ou à l'hôpital. Lui faire respirer un peu d'ammoniaque ou de vinaigre anglais. Lui baigner les tempes avec de l'eau fraiche ou de l'eau vinaigrée, etc., etc.

Fracture du crâne. — Cette fracture très grave est reconnaissable à ce qu'elle provoque la perte de connaissance et l'écoulement de sang et de liquide séreux par le nez, la bouche ou les oreilles, quand même ceux-ci ne seraient pas blessés. A plus forte raison reconnaitra-t-on la fracture du crâne si elle s'est faite en dehors et non en dedans où se trouvent les points faibles. Une fracture du crâne n'est pas toujours mortelle,

Il importe de faire un nettoyage antiseptique très soigné de la blessure, si elle est visible ou bien du nez, de l'oreille, si ce sont ces organes qui laissent échapper le sang et la sérosité. On lavera ces organes avec de l'eau boriquée saturée et tiède ou de l'eau légèrement phéniquée (1 %) ou à défaut simplement de l'eau bouillie. Ceci fait, on tamponnnera ces cavités avec de la gaze aseptique ou de la gaze iodoformée. De cette façon on évitera au malade une complication redoutable, celle de l'infection communiquée au cerveau. Après ce tamponnement, appliquer une vessie à glace sur la tête en attendant le médecin.

Hémoptysie *ou crachement de sang.*

L'hémoptysie ou crachement de sang est un symptôme qui devra toujours attirer l'attention du malade et lui faire demander à son médecin un examen très sérieux.

PREMIERS SOINS ET SECOURS D'URGENCE. — En présence d'un crachement de sang, la première indication est de calmer les craintes du malade et de son entourage, puis d'imposer au malade le repos au lit, le silence d'une façon absolue et même l'immobilité complète.

Ouvrir les fenêtres pour donner un air frais, tout en couvrant bien le malade, placer des sinapismes sur la poitrine, sur les jambes ou encore des ventouses à la poitrine; faire respirer de l'éther, faire tremper les mains dans l'eau chaude afin d'attirer le sang aux extrémités. Dans le même ordre d'idées, comme dérivatif et pour attirer le sang aux pieds, faire prendre un bain de pieds assez chaud.

Recommander de faire de longues et profondes aspirations doucement et sans brusquerie.

Si c'est nécessaire, on calmera la toux par une ou deux cuillerées à bouche de sirop de codéine ou par une potion au bromoforme. On fera aussi avaler deux à trois cuillerées à bouche d'eau hémostatique de Pagliari, une cuillerée par quart d'heure. L'ergotine est indiquée à la dose de 2 gr. 50 à 3 grammes en potion ou en pilules dans les 24 heures. Mais pour aller plus vite et dans les cas les plus urgents on fait une injection d'une seringue Pravaz contenant la solution d'ergotine Yvon ou d'ergotine Lamante. Renouveler, si besoin est, une ou deux fois et plus cette injection en 12 heures. Une bonne formule c'est d'associer 1 gramme d'ergotine avec 50 centigrammes de quinine. Administrer des petits paquets de 5 à 10 centigrammes de poudre d'ipéca jusqu'à provoquer la nausée est encore un bon moyen d'arrêter l'hémoptysie.

Concurremment avec les moyens déjà énumérés on fera bien d'agir sur le sang lui-même afin de le rendre plus coagulable, cette propriété peut arrêter l'hémoptysie. La formule suivante répond à cette indication :

Ergotine..................................	3 gr.
Chlorure de calcium......................	4 gr.
Sirop thébaïque..........................	25 gr.
Eau de menthe	15 gr.
Eau de tilleul...........................	110 gr.

par cuillerées à bouche toutes les heures.

Comme boisson : limonade gazeuse froide, même glacée.

Pour prévenir le retour de l'hémoptysie on a conseillé le traitement à la teinture d'hamamelis 15 à 20 gouttes par jour en deux fois à prendre ainsi pendant quinze jours. On peut associer la teinture d'hamamelis à l'ergotine, celle-ci à la dose de 5 centigrammes par jour.

Un moyen préconisé par le professeur Rouget pourra être utilisé sauf avis contraire du médecin qu'on devra consulter. Ce moyen consiste à respirer sur un mouchoir dix gouttes de nitrite d'amyle, inhalations que l'on pratique deux fois dans la journée pendant une dizaine ou une quinzaine de jours.

Hémorragie.

Nous ne parlerons pas dans cet article de l'hémorragie nasale ou saignement de nez, nous renvoyons au mot *épistaxis.*

L'hémorragie ou écoulement de sang peut se produire de différentes façons. Le sang peut s'échapper en jets saccadés correspondants aux pulsations du cœur ; il est alors rouge et vermeil, c'est l'hémorragie artérielle.

Le sang peut s'écouler en nappe ou par jets continus, il est alors rouge noir, c'est l'hémorragie veineuse ou capillaire. Voici donc une première division de l'hémorragie, il est certain que le jet sanguin s'échappant avec force

d'une artère sera plus difficile à arrêter que le sang s'é-
coulant des capillaires ou d'une veine superficielle.

Une autre division s'impose au point de vue pratique :
hémorragies légères ou même sérieuses d'une part et hémorragies très graves par leur abondance d'autre part.

PREMIERS SOINS ET SECOURS D'URGENCE. — De nombreux moyens ont été préconisés pour l'arrêt d'une hémorragie. Nous ne passerons en revue que les plus usités
et ceux qui sont en harmonie avec les progrès de l'antisepsie.

Pour arrêter une hémorragie légère, superficielle : éra-
flure du rasoir, écorchures, égratignures, il suffit de tremper le bout d'un mouchoir dans une eau presque bouillante,
d'appliquer aussitôt et un instant sur l'endroit qui saigne.
Les coiffeurs se servent d'un bloc d'alun qu'ils passent
comme du savon. On peut aussi se servir d'alun en poudre.
Pour les hémorragies plus sérieuses provenant de coupure
au doigt, à la main, de plaie à la tête, etc., il suffit le plus
souvent de faire un pansement antiseptique sur la plaie,
d'y appliquer de la gaze boriquée et par dessus celle-ci
une bonne touffe de coton, puis de comprimer un peu à
l'aide d'une bande. La compression suffit le plus souvent
pour arrêter une hémorragie d'intensité moyenne. Le cail-
lot se forme et le sang s'arrête de couler à condition que
le membre soit tenu immobile et aussi élevé que possible.

Si le sang continuait à suinter on mouillerait, sans le défaire, tout le pansement avec de l'eau de Pagliari ou encore
avec une solution d'antipyrine.

    Antipyrine.................................. 10 gr.
    Eau.. 100 gr.

On peut encore défaire le pansement, appliquer sur
la plaie des compresses d'eau à la température de 45° à 55°.

L'eau ayant bouilli et refroidie à ce degré serait aseptique et par là même préférable. Ces compresses très chaudes étant appliquées en se servant des solutions antiseptiques boriquées ou sublimées, on achève le pansement avec une compression.

Une eau est entre 45° et 55° lorsqu'on peut avec peine supporter la main trempée dedans.

Ou bien encore, après avoir lavé antiseptiquement une plaie saignante, la recouvrir d'une poudre absorbante antiseptique, aristol, sous-nitrate de bismuth, salol, etc., et placer par dessus la gaze et le coton.

Un moyen plus actif que les précédents et absolument sûr, c'est l'application de la bande élastique de caoutchouc appliquée quelques instants sur la plaie, laquelle a été recouverte auparavant d'un morceau de gaze aseptique si du moins on a cette gaze sous la main.

Si maintenant, il s'agit d'une hémorragie très grave, s'il est urgent d'arrêter une hémorragie qui rapidement devient mortelle, il faut aussitôt appliquer le doigt ou la main sur la blessure, puis appeler du secours pour avoir les objets nécessaires à un pansement et à une compression énergique.

(Cette façon d'arrêter une hémorragie grave a quelques inconvénients, elle peut souiller une plaie, il serait préférable de faire usage d'un procédé appelé *compression digitale* qui consiste à comprimer en avant de la plaie et avec le doigt l'artère blessée, mais tout le monde ne connaît pas le trajet anatomique des artères et s'attarder à chercher ce trajet serait souvent perdre un temps précieux irréparable.)

Pour cette compression énergique et urgente on emploie :

La bande élastique de caoutchouc ;

Le garrot ou tourniquet ;

Le tamponnement ;

La suture.

Il est facile de comprendre comment on doit appliquer la bande élastique, nous l'avons déjà indiqué plus haut.

Le tourniquet ou garrot consiste simplement à prendre le lien qu'on a sous la main : un mouchoir, une cravate de soldat, un linge quelconque, à enrouler ce lien autour du membre au-dessus de la plaie saignante, c'est-à-dire entre le cœur et l'artère béante, à l'attacher par les deux bouts, puis avec un morceau de bois, avec un couteau fermé, avec un bâtonnet quelconque à tourner de façon à serrer fortement (*Fig.* 76).

Ce sont des moyens puissants d'arrêter une hémorragie, mais, hâtons-nous de le dire, ils ne doivent être employés que dans les cas d'extrême urgence et ne doivent rester en place que le moins de temps possible sous peine d'amener la gangrène en quelques heures.

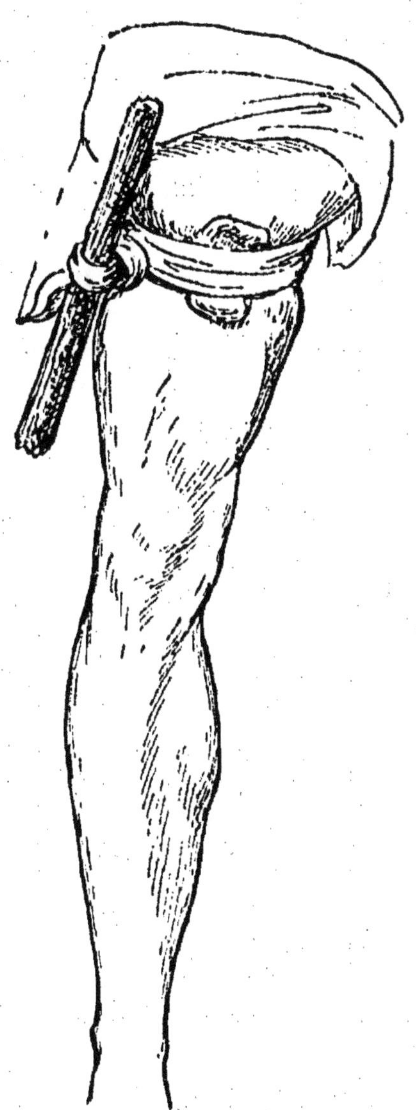

Fig. 76. — Application du garrot ou lien constricteur quelconque serrant fortement au moyen d'un tourniquet.

Le tamponnement est aussi un moyen d'arrêter le sang, moyen d'extrême urgence à employer pour les cavités naturelles qui saignent abondamment. Ainsi en est-il des *hémorragies par le vagin* : « Déterminées par des causes « nombreuses et fort différentes, ces hémorragies, dit le « Dr Gangolphe (*Guide pratique de petite chirurgie*), né- « cessitent souvent un secours immédiat. Le repos absolu « dans la position horizontale, le bassin élevé, l'applica- « tion de compresses froides ou même d'eau glacée sur « le ventre et la partie supérieure des cuisses, voilà ce « qu'il faut immédiatement mettre en usage.

« L'eau chaude à 45° a rendu de très grands services, « mais il ne faut pas se servir d'eau tiède ou d'eau trop « chaude. Dans le premier cas on augmenterait l'hémor- « ragie, dans le second cas on brûlerait la malade. Ce « n'est donc qu'à bon escient et la température du liquide « reconnue que vous pourrez employer ce moyen.

« *Hors l'état de grossesse ou de puerpéralité* (accouche- « ment récent), *on peut impunément faire le tamponnement* « *du vagin.* En toute autre circonstance le médecin doit « seul prendre une décision si les moyens indiqués ci- « dessus ont échoué.

« On peut faire le tamponnement avec tout ce qu'on a « sous la main; ne cite-t-on pas le cas d'un vieux médecin « accoucheur qui se servit de sa perruque. »

Mais, encore une fois, un tamponnement aussi peu asep- tique, même urgent ne peut se faire ainsi que hors l'état de grossesse ou d'accouchement, car ce serait infecter la malade (fièvre puerpérale).

Le tamponnement méthodique est fait par le médecin.

On tamponnerait de même une *hémorragie rectale* ou hémorragie par l'anus.

Enfin la suture qui est encore de tous les moyens préconisés le meilleur et le définitif est du ressort exclusivement médical.

Hémorragie dentaire. — On arrête une hémorragie dentaire très facilement en se rinçant la bouche avec de l'eau fraîche. Il est préférable d'employer une eau fraîche antiseptique, eau phéniquée à 1 %, eau boriquée. Si cela ne suffit pas, faire usage de l'eau de Pagliari ou encore d'une eau contenant :

Antipyrine.................................... 10 gr.
Eau... 100 gr.

Ou bien avec des petits tampons de coton imbibé de ces solutions, comprimer le temps nécessaire l'endroit qui saigne.

On augmente le pouvoir hémostatique de cette manœuvre en se servant de ces solutions très chaudes.

Ces moyens sont parfois insuffisants, quand il s'agit d'une dent arrachée, mais dont une bonne partie de la racine est restée implantée et empêche la compression de l'artériole qui saigne. Dans ces conditions il faut avoir recours à une application de mastic dentaire préalablement trempé dans l'acide phénique pour le désinfecter. Ce mastic dentaire se trouve chez tous les dentistes et dans la plupart des pharmacies.

Hémorroïdes.

INDICATIONS. — Les hémorroïdes sont des varices qui se produisent autour de l'ouverture de l'anus. Elles donnent lieu de temps à autre à des inflammations douloureuses qui durent en moyenne deux à trois jours et qui font beaucoup souffrir. En dehors de ces crises douloureuses, elles peuvent être presque continuellement une gêne et une souffrance pour celui qui ne prend envers elles aucune précaution hygiénique

On évitera et les complications très douloureuses auxquelles elles donnent lieu et la gêne constante et très pénible qui sont la conséquence des hémorroïdes volumineuses et enflammées par les moyens préventifs suivants :

En premier lieu et avant tout combattre la constipation, soit par l'habitude d'aller régulièrement à la selle à la même heure chaque jour, soit par l'usage de pilules laxatives ou de lavement.

En second lieu, prendre des soins minutieux de propreté en faisant un lavage à l'anus chaque fois que l'on revient de la selle. A cet usage se servir de quelques touffes de coton hydrophile et d'un peu d'eau boriquée. Essuyer avec du coton hydrophile.

En troisième lieu, suivre un régime d'alimentation qui comprenne beaucoup de légumes, peu de viande, peu de charcuterie, peu ou point d'excitants tels que café, alcool, thé, etc.

PREMIERS SOINS ET SECOURS D'URGENCE. — En cas de crises hémorroïdaires, on fera bien d'abord, si on est constipé, de prendre une purgation : limonade purgative, eau de Villacabras, eau de Sedlitz pour débarrasser l'intestin. — La défécation est parfois très pénible pendant ces crises, on pourra conseiller d'aller à la selle sur un vase rempli d'eau très chaude.

Puis se coucher sur le ventre et appliquer sur les hémorroïdes des cataplasmes de farine de lin ou de fécule de pomme de terre aussi chauds qu'on peut les endurer. Ces cataplasmes sont à renouveler dès qu'ils sont un peu froids. — On ne s'habitue pas tout de suite à supporter des cataplasmes très chauds, on fera bien de graduer peu à peu le degré de chaleur.

Prendre un grand bain tiède un peu chaud, le bain un peu chaud attire le sang à la peau et par là décongestionne les veines hémorroïdaires engorgées. A défaut de grand bain, on pourra prendre un bain chaud de siège.

Un excellent moyen à utiliser, c'est l'action décongestionnante d'un lavement très chaud pris à la température de 45° à 48°. Cette température est nécessaire pour obtenir l'effet voulu et devra être mesurée au thermomètre. On peut aller jusqu'à 55°, mais au-dessus de cette température on risque de se brûler ; au-dessous de 45° l'eau ne serait pas assez chaude et ne produirait pas le résultat attendu. Ce lavement chaud doit être gardé. Pour être sûr de garder un lavement, il faut qu'il soit précédé d'un autre ; ce premier sera rendu et le dernier qui doit avoir 45° à 48° sera sûrement gardé.

Après ces pansements chauds, qui auront ramolli et diminué un peu les tumeurs hémorroïdaires on essayera de les faire rentrer en procédant par massage et doucement. D'ailleurs elles peuvent après ces pansements rentrer elles-mêmes sans pression pendant la nuit.

On a encore préconisé contre les douleurs vives produites par les hémorroïdes les suppositoires suivants :

Extrait de ratanhia....................	0 gr. 25
Chlorhydrate de cocaïne...............	0 gr. 02
Menthol...............................	0 gr. 02
Extrait d'hamamelis virginica.........	0 gr. 25
Beurre de cacao.......................	2 gr.

pour un suppositoire en préparer six : un ou deux par jour et au lit.

On pourrait aussi préparer une pommade avec cette formule ; mais nous devons dire que beaucoup de personnes refusent d'appliquer suppositoires ou pommades qu'elles regardent avec quelque raison comme facilitant le glissement des hémorroïdes au dehors, si on ne peut rester au lit.

Quand la douleur est très vive on fait aussi des applications de compresses imbibées d'une solution de cocaïne à 1 % ou encore adrénaline et cocaïne.

Hernie étranglée.

INDICATIONS. — Les personnes de constitution délicate, les portefaix, les charpentiers, les maçons et aussi les cavaliers sont sujets aux hernies. Les efforts de toux violente, les mouvements brusques de torsion sur les jambes en portant un fardeau peuvent aussi produire une hernie.

Celle-ci est le résultat de la sortie d'une portion de l'intestin hors de son enveloppe membraneuse. Cette portion d'intestin passe à travers les mailles peu serrées du tissu musculaire du ventre et fait saillie sous la peau

A tous ceux dont la profession consiste à soulever et à transporter de lourds fardeaux, à ceux qui par intervalle ou par occasion exécutent ces travaux nous recommandons de ne point essayer leurs forces jusqu'à leurs limites et mieux encore d'enrouler autour du ventre une large ceinture serrée uniformément à la façon des ceintures rouges que mettent les zouaves dans le but de soutenir les muscles du ventre. L'oubli de ces prescriptions amène souvent des hernies. Elles se produisent aussi quand on soulève une charge pesante, les jambes écartées, parce que les muscles de l'abdomen sont davantage mis en jeu. A plus forte raison doit-on condamner les paris stupides destinés à mesurer les forces herculéennes entre partenaires.

L'accident le plus grave qui peut arriver à une hernie, c'est l'étranglement, c'est-à-dire l'impossibilité pour la portion de l'intestin qui apparaît sous la peau de pouvoir rentrer et reprendre sa place normale.

Parfois, mais c'est rare il est vrai, la hernie et l'étranglement se produisent en même temps, parfois aussi une hernie est à peine saillante et s'étrangle quand même.

On comprendra la gravité de cet accident si l'on songe que cette portion intestinale serrée, comprimée, se gangrène très vite et amène promptement la rupture de l'intestin ; d'où péritonite et mort. Cependant les différentes phases du mal décrites mettent en général 24 heures, 48 heures et plusieurs jours à se dérouler.

SYMPTOMES. — L'impossibilité de faire rentrer une hernie qui jusqu'alors se réduisait facilement, l'augmentation du volume de la hernie qui est devenue résistante, douloureuse à la pression, tendue, le ballonnement du ventre sur lequel on distingue parfois les anses intestinales saillantes, voilà des phénomènes locaux ; quant aux symptômes généraux, ce sont : constipation opiniâtre, absence *de selles et d'évacuation de gaz intestinaux*, malaise indéfinissable, anxiété, nausées et bientôt vomissements d'abord alimentaires, puis muqueux, bilieux et enfin fécaloïdes, tel est l'ensemble des symptômes graves de la hernie étranglée. Souvent le hoquet annonce au milieu de ces symptômes la terminaison mortelle.

Une ou deux selles provoquées par un lavement purgatif peuvent à tort faire croire à l'amélioration de la situation.

PREMIERS SOINS ET SECOURS D'URGENCE. — Dès qu'on a soupçonné l'étranglement d'une hernie la meilleure conduite à tenir est de faire appeler un médecin. En l'absence de tout secours médical, mettre en œuvre les moyens suivants pour réduire la hernie. Faire coucher le malade la tête basse, placer sous le dos un coussin de façon à élever considérablement le siège, les jambes étant écartées et un peu fléchies. Quelquefois cette position seule suffit pour que tout rentre dans l'ordre.

Une manœuvre un peu dure pratiquée à la campagne mais donnant parfois une réussite complète est réalisée en suspendant le malade la tête en bas. Un homme fort le charge sur ses épaules et le retient par les jambes passées l'une à droite l'autre à gauche de sa tête, tandis que le dos du patient s'applique contre son dos. L'homme ainsi chargé doit marcher quelques pas.

On peut aussi faire prendre un grand bain tiède d'une heure un peu chaud, pendant lequel le patient, après être resté quelques instants immobile, essaye lui-même de rentrer sa hernie. Un assistant peut faire à sa place les manœuvres nécessaires.

Ces manœuvres que l'on peut tenter, soit dans le bain, soit dans la position ci-dessus décrite consistent à saisir la tumeur herniaire avec la main gauche de façon à la soulever et à la tenir ainsi embrassée au collet, c'est-à-dire à la partie rétrécie, pendant que tous les doigts de la main droite étalés sur la hernie exercent sur elle une pression circulaire, douce et continue pour la refouler vers l'abdomen. Faire respirer au patient un peu d'éther ou de chloroforme, le rassurer, le calmer. Ces manœuvres constituent la méthode du *taxis* et ne doivent pas être continuées plus d'une demi-heure à cause de divers inconvénients très sérieux qui peuvent en résulter : perforation, gangrène.

Il importe d'éviter la *réduction en masse*, c'est-à-dire la rentrée totale du sac herniaire sans que les anses intestinales soient dégagées des liens ou des anneaux qui les enserrent et les étranglent.

Si après quelques manœuvres de taxis, on n'a pas réussi ou si la réduction en masse a eu lieu, ce que l'on reconnaît à la persistance des symptômes, à l'état toujours grave du malade, une opération chirurgicale prompte s'impose. Placer une vessie à glace sur la hernie en attendant le chirurgien.

D'autres moyens ont été indiqués. On a proposé de placer sur la tumeur un sac rempli de grains de plomb ou de matières lourdes pour faire pression pendant plusieurs heures.

Hoquet.

Indications. — Le hoquet, phénomène nerveux, est parfois difficile à faire cesser. De nombreux moyens, tous empiriques, ont été préconisés. Lorsque l'un d'eux ou plusieurs ont échoué, on essaye les autres. Nous en indiquons un certain nombre. (Il n'est pas question ici du hoquet qui apparaît dans les maladies très graves ou chez des personnes très affaiblies et à l'agonie.)

Premiers soins et secours d'urgence. — Quelques personnes pour arrêter le hoquet surprennent le patient par l'annonce inopinée d'une mauvaise nouvelle, par un geste brusque et menaçant. Ces moyens sont détestables, car ils peuvent exciter et provoquer des désordres nerveux chez des individus déjà susceptibles à cet égard.

Mieux vaut user des pratiques suivantes : Avaler un demi-verre, un verre d'eau fraîche par petites gorgées, mais en retenant sa respiration de façon que le hoquet se produise pendant qu'on avale. Très souvent cela suffit.

Ou bien : avec l'index de chaque main, fermer le conduit de chaque oreille cependant qu'une personne donne à boire une boisson quelconque.

Ou bien : placer sa main sur la tête pendant quelques minutes.

Ou simplement : croquer quelques morceaux de sucre secs.

Ou enfin un moyen très recommandé : tremper un morceau de sucre dans du vinaigre, le mâcher rapidement et l'avaler aussitôt.

Nous venons d'énumérer un certain nombre de procédés tous empiriques. Ils réussissent presque toujours. En cas d'insuccès, on pourra faire usage des indications plus scientifiques ci-dessous :

Un sinapisme appliqué quelques minutes au creux de l'estomac est un bon moyen.

Avaler deux ou trois perles d'éther. Tractions rythmées de la langue.

Enfin voici une potion calmante qui nous a toujours réussi.

Dose pour adultes : Potion :

Chloral..	4 gr.
Bromure de potassium......................	4 gr.
Eau de laur. cerise.........................	10 gr.
Sirop d'éther...............................	25 gr.
Sirop de codéine...........................	25 gr.
Eau de tilleul q. s. pour...................	200 gr.

En faire prendre une cuillerée à bouche toutes les heures.
Les deux premières cuillerées à demi-heure d'intervalle seulement.

Inanition.

DÉFINITION. — L'inanition est l'état d'affaiblissement d'un individu privé de nourriture depuis quelque temps.

INDICATIONS. — Le temps que peuvent vivre les animaux privés complètement d'aliments est très variable suivant les espèces. Le chien peut résister 30 à 35 jours, le rat 8 à 10 jours seulement. Certains animaux comme la marmotte passent l'hiver sans manger.

L'homme peut vivre une vingtaine de jours environ sans nourriture. Ce temps est augmenté ou diminué suivant le repos ou la fatigue, suivant qu'il absorbe ou non des liquides, de l'eau ou du bouillon.

Un facteur important pour soutenir l'homme dans ses privations, c'est le courage, la récente catastrophe des mines de Courrières l'a bien prouvé.

PREMIERS SOINS ET SECOURS D'URGENCE. — Pour secourir une personne arrivée, par suite d'abstinence, dans le plus grand état d'épuisement et de faiblesse, il faudra la faire coucher, la réchauffer par des frictions, des linges chauds, ne lui donner que du lait comme aliment et en petites quantités à la fois, pendant plusieurs jours. Donner un peu de thé, puis augmenter progressivement le lait, le bouillon, les potages légers.

Si l'estomac refuse la nourriture même légère donner des lavements de lait ou de bouillons nutritifs.

Indigestion.

INDICATIONS. — Il y a des indigestions légères et des indigestions graves. Les premières se produisent chez les convalescents, chez les personnes nerveuses. Elles ont pour origine les causes les plus diverses, parfois les plus insignifiantes : dégoût passager de la nourriture, odeur désagréable pendant ou après le repas, etc., plus rarement elles sont provoquées par trop d'aliments ingérés.

PREMIERS SOINS ET SECOURS D'URGENCE. — Pour soulager les personnes nerveuses dans leurs mauvaises digestions, il suffira de quelques petits moyens : une infusion de thé, un peu de café, quelquefois seulement la distraction, un peu de rhum ou de chartreuse étendue d'eau. Toutefois une boisson alcoolique ne doit être donnée que rarement, car le plaisir de prendre ces boissons pourrait devenir une habitude regrettable.

Pour les indigestions un peu plus graves, nous indiquerons des moyens empiriques bien connus de tout le monde : linges chauds sur le creux de l'estomac, sachets de blé ou d'avoine chauffés et appliqués au même endroit. Le repos au lit, un sommeil d'une demi-heure suffiront souvent à guérir des malaises éprouvés.

Nous avons vu souvent un lavement purgatif ou légèrement laxatif produire les meilleurs effets dans ces circonstances. On donne aussi avec succès une potion antispasmodique et calmante. (*Voir* page 42.)

Enfin dans les indigestions graves, dangereuses : donner des vomitifs : ipéca 1 gr. 50 dans un peu d'eau, émétique 10 centigrammes, ou simplement faire vomir en titillant la luette, en mettant le doigt dans la bouche.

Le meilleur de tous les moyens est assurément le lavage de l'estomac, pratiqué selon le mode indiqué au commencement de cet ouvrage et par lequel on évacue le trop plein de l'estomac.

Si on fait vomir, donner, après quelques vomissements, de la limonade gazeuse et la potion antivomitive de Rivière.

Lumbago.

INDICATIONS. — Le lumbago ou *tour de reins* survient brusquement, lorsqu'on soulève un fardeau lourd, lorsqu'on fait un mouvement de torsion sur les jambes ou quand on se redresse par un mouvement brusque. Il suffit même souvent d'un coup de froid, d'un refroidissement surtout chez les rhumatisants.

Premiers soins et secours d'urgence. — Application de teinture d'iode, ou mieux encore frictions avec une pommade ainsi composée :

Axonge..	20 gr.
Salicylate de méthyle............................	5 gr.
Essence de bergamote ou de lavande....	XXV gouttes
Chloroforme......................................	10 gr.
Menthol..	2 gr.
Lanoline..	20 gr.
Cire blanche......................................	5 gr.

La friction avec cette pommade devra être un véritable massage. Recouvrir ensuite d'une large nappe de coton et placer, par dessus le coton, une feuille de taffetas gommé ou de toile caoutchoutée enveloppant toute la surface du coton. Outre ces moyens, on peut appliquer des sinapismes, frictionner avec du baume de Fioravanti, avec du liniment de Rosen.

Luxations.

Indications. — La luxation appelée aussi *déboîtement* est la séparation, l'éloignement de deux os situés dans une même jointure. Ces deux os restent écartés l'un de l'autre dans une position vicieuse.

Pour l'entorse, la séparation n'a été que passagère, les os de la jointure sont revenus à leur place ; pour la luxation elle est permanente jusqu'à ce que la luxation soit réduite, c'est-à-dire jusqu'à ce que tout soit remis en place.

Après la réduction de la luxation, il n'en reste pas moins des déchirures de muscles, parfois des épanchements sanguins, etc., comme on le voit d'ailleurs pour l'entorse.

La réduction de la luxation est du ressort du médecin ou du chirurgien. Cependant nous devons à la vérité de reconnaître que certaines personnes non diplômées, mais possédant une très grande habitude et une habileté spéciale sont capables de réduire les luxations. Malheureusement les rebouteurs sont trop souvent des farceurs. Il est préférable de s'adresser à un médecin expérimenté.

PREMIERS SOINS ET SECOURS D'URGENCE. — En attendant le médecin, on place le membre dans la position la moins douloureuse, celle qui donnera au patient le moins de heurt ou de contraction, comme on le ferait pour une fracture. Après réduction, le médecin prescrira le traitement à suivre. A défaut d'un traitement prescrit on se trouvera bien de suivre celui que nous indiquons pour les entorses. (*Voir* ce mot.)

NOTA. — Pour le relèvement et le transport d'une personne atteinte de luxation, *Voir* l'article : *Les Blessés* ; pour les premiers soins d'urgence, *Voir* selon le cas : *Fractures du bras, du poignet, du pied*, etc.

Luxation de la mâchoire inférieure.

INDICATIONS. — Cette luxation réclame en général des soins immédiats et faciles à donner le plus souvent. Elle s'observe surtout chez les adultes et plus particulièrement chez les femmes très rarement chez les enfants ou les vieillards.

La faiblesse des muscles de la tempe et de la mâchoire prédispose à cette luxation, qui a pour cause tantôt le bâillement, le vomissement, le rire, les convulsions. Toute force capable d'abaisser brusquement la mâchoire peut produire cette luxation, ainsi un effort portant sur la mâchoire inférieure pendant l'arrachement d'une dent, des efforts pour ouvrir la bouche à un individu qui a les dents serrées, un coup violent reçu ou la chute sur le menton.

La luxation peut être unilatérale ou bilatérale, c'est-à-dire porter sur un seul côté ou sur les deux à la fois.

Symptomes. — On reconnaîtra la luxation à ce que le patient reste la bouche béante sans pouvoir la fermer, sans pouvoir articuler distinctement les mots, ni avaler facilement, ni mastiquer ; mais les deux signes caractéristiques sont la déformation des joues et la projection du menton en avant de telle sorte que les arcades dentaires des deux mâchoires supérieure et inférieure ne sont plus placées en dessous l'une de l'autre dans le même plan. Ce dernier signe empêchera de confondre la luxation avec la paralysie des muscles temporaux.

Les premiers soins et secours d'urgence. — Divers moyens empiriques ont été préconisés pour réduire cette luxation. Quelques-uns sont détestables et dangereux, nous ne les rappelons que pour les condamner comme celui qui consiste à porter sur le menton un violent coup de poing pour le repousser et le mettre en place.

La manœuvre nécessaire à la réduction comporte essentiellement deux mouvements : abaisser l'angle postérieur de la mâchoire afin de dégager la branche supérieure de celle-ci, puis reporter en arrière et en haut cet angle postérieur de la mâchoire. Hippocrate conseillait de saisir solidement le menton, de l'abaisser fortement et de le repousser en arrière. On a conseillé aussi de placer dans le fond de la bouche, au-dessous des dernières molaires et de chaque côté, si la luxation est bilatérale, un morceau de bois rond comme un bouchon coupé en deux ; on presse de bas en haut sur le menton, puis ce premier mouvement ayant obtenu l'abaissement de la branche montante de la mâchoire, on pousse aussitôt en arrière et en haut.

Le meilleur moyen, le seul en usage est celui-ci. L'opérateur enroule autour du pouce de chacune de ses mains un mouchoir pour éviter les morsures. Il porte ses deux pouces ainsi enveloppés au fond de la bouche du patient sur les dernières dents, il saisit, avec les pouces et les autres doigts de la main les deux angles de la mâchoire inférieure qu'il abaisse et qu'il porte aussitôt en arrière. Il a soin de retirer bien vite ses pouces pour n'être pas mordu.

Pour éviter de nouvelles luxations, les ligaments de la mâchoire ayant été distendus et affaiblis par la première luxation, le patient devra porter un bandeau tenant la mâchoire inférieure relevée et ne devra prendre que des aliments liquides pendant plusieurs jours.

Mal de mer.

Bien peu de personnes ont fait un voyage en pleine mer par un mauvais temps sans éprouver ce mal à des degrés différents. Les unes ont simplement des nausées, une lourdeur de tête, un dégoût de la nourriture pendant le mauvais état de la mer, d'autres ont tous les symptômes du mal de mer.

Il est possible, d'après le Dr Madeuf, président de la ligue contre le mal de mer, de se préserver des atteintes de ce mal aux conditions suivantes :

1º Pour les personnes prédisposées à cette fatigue, s'habituer avant de partir, si possible, au tangage et au roulis du vaisseau en faisant quelques exercices dans ce but et prendre certaines précautions avant de monter à bord.

2º S'astreindre à quelques règles à bord du vaisseau avant d'éprouver le mal de mer.

3º Ne pas se contenter d'une seule précaution, d'une seule mesure ; mais suivre, toutes celles qui seront indiquées plus loin, aucune d'elles prise isolément n'étant infaillible.

Se trouvent prédisposés au mal de mer ceux qui ont l'appréhension de ce mal, ceux qui ont facilement le vertige sur une balançoire, à la valse (1), au manège des fêtes foraines (chevaux de bois), les dames enceintes, les personnes ayant une maladie de cœur ou des artères, les épileptiques, les anémiés, les gens porteurs de hernie.

Sont par contre moins susceptibles de prendre le mal de mer les personnes qui ne se trouvent pas dans les conditions sus mentionnées ou qui prédisposées ont pris soin de s'habituer au mouvement de la danse, des balançoires, des chevaux de bois (le moyen de s'habituer, c'est de s'y exercer), celles qui se portent bien, qui ont bien dormi les nuits précédentes.

Sera moins sujet au mal de mer l'homme de lettres, de profession libérale ou de bureau qui aura, quelques jours avant son départ, quitté ses occupations habituelles pour s'adonner à quelques exercices corporels ou faire quelques marches, ceux enfin qui sans appréhension et sans crainte partent gaiement.

PRÉCAUTIONS AVANT DE S'EMBARQUER. — Inutile de changer le régime des repas, mais se purger une fois ou deux, à un jour ou deux d'intervalle. On fera usage d'un léger purgatif ou d'un laxatif, du calomel de préférence.

Avant de monter à bord se serrer fortement, se sangler dans une forte et large ceinture qui comprimera surtout le ventre et s'appliquera depuis la hanche jusque sous les bras. Il est bon de s'habituer quelques jours à l'avance à porter cette ceinture, soit pour n'en être pas incommodé, soit pour apprendre à faire une compression suffisante et uniforme.

Deux ou trois heures avant le départ avaler un cachet

____

(1) Dr Madeuf, *Le mal de mer*.

de quinine de 40 centigrammes et chlorhydrate de cocaïne, 5 centigrammes.

PRÉCAUTIONS A BORD. — Toutes les recommandations ci-dessus mentionnées pour le départ ayant été suivies, on tâchera en montant à bord de s'habituer sans trop de répugnance aux odeurs du bateau, odeurs qui émanent de la cale, de la machine, du goudron, des cordages ou des cabines dont les hublots sont fermés. Ces odeurs prédisposent au mal de mer.

On évitera aussi de regarder les objets qui se dérobent trop rapidement à la vue et donnent le papillotement des yeux. Le vertige oculaire qui s'ensuit est le premier symptôme du mal de mer. Le fait de porter une jumelle à ses yeux, de regarder un point fixe est parfois suffisant pour occuper l'attention et prévenir ou arrêter le vertige oculaire.

Il importe dès qu'on arrive en pleine mer de se distraire, de causer et même de chanter. Au début on ne devra pas lire, ni écrire, l'attention et l'effort nécessaires fatigueraient bien vite. On pourra le faire plus tard.

Rester sur le pont, s'y promener est une bonne mesure parce qu'on respire plus à l'aise. Ne pas aller au fumoir, ne pas fumer, à moins d'être un grand fumeur.

SYMPTOMES. — Les symptômes du mal de mer se manifestent d'abord par le vertige des yeux ; tout semble tourner, bouger, puis les bruits, les odeurs sont exagérés, insupportables, c'est le vertige de l'ouïe et de l'odorat.

Un malaise indéfinissable, une certaine angoisse, une anxiété respiratoire s'emparent de vous. En même temps se font sentir des bourdonnements d'oreille, des douleurs de tête, et bientôt apparaissent la pâleur du visage, la sensation de froid, de serrement aux tempes, au creux de l'estomac et enfin les nausées, les envies de rendre suivies de vomissements. Ceux-ci apportent un soulagement momentané, mais bientôt les nausées recommencent provoquant d'autres vomissements.

LES PREMIERS SOINS ET SECOURS. — Lorsqu'on a éprouvé les symptômes qui viennent d'être énoncés, quand le mal est déclaré, il faut encore essayer de lutter, c'est souvent là le meilleur des remèdes ; lutter par tous les moyens ci-dessus mentionnés, si le mal n'est pas trop violent, si la mer n'est pas trop houleuse (1) s'il vous reste encore de l'énergie.

Dans le cas contraire, il faut se coucher, si possible, sur le pont (sinon dans une cabine bien aérée), vers le milieu du bateau et dans l'axe de celui-ci.

Quelques personnes mêmes vont se coucher aussitôt en arrivant à bord, pour se relever un peu plus tard, si la mer n'est pas trop agitée. Elles prétendent mieux s'habituer ainsi à la mer.

En se couchant, il est bon de se caler, c'est-à-dire de s'appuyer le ventre contre une paroi dure, c'est une manière de réaliser la compression abdominale, moins bien cependant qu'avec la ceinture.

---

(1) Pour le choix de l'époque du voyage il faut savoir, d'après le même auteur, que le mauvais temps dure de quatre à six jours *en hiver*, survient ensuite une période de beau temps ; qu'un coup de vent apparaît tous les quinze à vingt jours *en été*. Après la tourmente, s'il s'agit de franchir la Manche ou la Méditerranée, on pourra être presque certain de faire une belle traversée. Les tempêtes, sur ces deux mers, sont de courte durée, vingt-quatre heures en général.

Époques défavorables : de novembre à mars et avril, le dernier quartier de la lune; également l'époque des équinoxes, c'est-à-dire du 20 au 31 mars et du 20 au 30 septembre.

Époques favorables : au moment des pleines lunes, quand l'astre brille la nuit de tout son éclat. Les grandes pluies du printemps et d'automne, sans rafales de vent, abattent les vagues et font présager des traversées tranquilles.

On pourra employer contre les vomissements des boissons gazeuses, glacées, du champagne frappé et avant les vomissements, si on sent le froid, le frisson, une infusion de thé bien chaud.

D'autres moyens ont été préconisés, par exemple les narcotiques : la morphine, soit en potion, soit en injection, le sirop de chloral, la cocaïne en potion ou en injection, l'eau chloroformée, l'antipyrine.

On pourra user de ces médicaments d'une façon modérée et mieux vaudrait employer les autres indications inscrites plus haut ; mais on pourra se servir sans crainte d'alcool de menthe, de sels anglais, d'éther, de tout cela modérément.

Mal de montagne.

Ce mal est bien connu des alpinistes et des touristes qui font des ascensions élevées. Ils l'éprouvent surtout au début de leurs excursions avant d'être entraînés et lorsqu'ils atteignent le voisinage de 3.000 mètres d'altitude.

Quelle est la cause du mal de montagne? D'après Paul Bert, ce mal serait dû à la raréfaction de l'air, ne fournissant plus la quantité d'oxygène indispensable au bon fonctionnement des poumons. D'autres influences doivent aussi entrer en jeu. Cette cause générale devrait, en effet, provoquer les mêmes malaises sur tous les ascensionnistes anciens ou nouveaux. Cependant les débutants, ceux qui sont mal entraînés, qui sont débiles ou parfois peu sobres, qui ont des digestions pénibles, ceux qui n'ont pas suffisamment déjeuné avant le départ, ceux qui ont mal dormi les nuits précédentes, ceux qui sont atteints de maladies graves et consomptives : anémie, tuberculose, alcoolisme, diabète, sont plus souvent et plus sérieusement atteints que les autres.

Un sujet sain, bien entraîné, sobre pourra éprouver quelques malaises peu importants qui ne l'arrêteront pas.

SYMPTOMES. — Le plus souvent d'une façon brusque, parfois lentement, le touriste en marche ressent un malaise indéfinissable, une lassitude et un abattement profonds. Il éprouve de la peine à mouvoir ses jambes. Elles lui paraissent lourdes, fléchissantes et semblent se dérober sous lui. Ses articulations sont douloureuses. Presque aussitôt il éprouve des bourdonnements d'oreilles, des maux de tête, de l'oppression avec respiration saccadée et palpitations de cœur.

Il est en proie à une véritable défaillance qu'atteste encore la face pâle, couverte d'une sueur froide. Indifférent à tout ce qui l'entoure, il s'assied lourdement et refuse de marcher.

Dans certains cas, il peut avoir des nausées, des vomissements, parfois des saignements de nez, une diarrhée abondante et même une syncope.

PREMIERS SOINS ET SECOURS D'URGENCE. — En premier lieu, faire coucher le malade horizontalement, la tête un peu basse, au besoin soulever les pieds de façon à ramener le sang à la tête. Lui recommander de faire quelques profondes aspirations en respirant. Approcher de ses narines et par intervalles, soit un flacon de sels anglais, soit un flacon d'ammoniaque. Le frictionner vigoureusement sur la poitrine, sur la région du cœur, en se servant d'un gant de crin, d'une flanelle ou même simplement avec la main.

S'il n'a pas de nausées, si les nausées, les envies de vomir ont disparu, faire prendre un peu de cordial : rhum, sucre et eau, liqueur de Chartreuse, etc., donner un morceau de chocolat, un peu de pain.

Si ces moyens étaient insuffisants, si le patient ne reprenait pas vite ses forces, il serait imprudent de continuer l'ascension, il faudrait même redescendre à une altitude inférieure et prodiguer, si besoin était, de nouveaux soins.

Marteau de Mayor.

C'est un instrument fort simple dont la partie métallique est en cuivre et en forme d'une hachette, le manche en bois.

On plonge la partie métallique dans l'eau bouillante, puis on l'applique sur la région du cœur au-dessous du mamelon gauche et sur les dernières côtes, soit pour réveiller l'énergie du cœur, soit pour susciter les mouvements pulmonaires.

Un marteau quelconque, un instrument quel qu'il soit, ayant une partie métallique et un manche en bois, peut servir à cet usage.

L'application se fait à différentes reprises, aux régions indiquées et ne dure que quelques instants.

MORSURES

La morsure d'un animal est une plaie qui doit être soignée comme toutes les blessures. (*Voir* ci-dessus *Pansement d'une plaie.*)

Cependant une morsure emprunte un degré de gravité exceptionnelle, quand l'animal qui mord est enragé ou soupçonné enragé ou bien quand il est porteur d'un venin comme la vipère.

Morsures de chiens enragés. — La rage ou hydrophobie est une maladie mortelle à laquelle le chien et le loup sont particulièrement sujets ; mais le chat, l'âne, la vache, le cheval, etc., peuvent aussi après avoir été mordus prendre la rage.

On reconnaît un chien enragé aux signes suivants : Aux premiers jours, l'animal est triste, inquiet, agité. Il n'essaye pas de mordre. Il obéit encore à la voix de son maître et même il peut être caressant et avoir des accès de gaieté ; mais, c'est pour redevenir bien vite triste et inquiet. A ce moment, il mange et peut boire. Il a, d'ailleurs, soif durant toute la maladie et si après quelques jours, il ne boit plus, c'est que par suite de la paralysie qui a gagné les muscles de la gorge, les mouvements de déglutition sont très douloureux. Il est alors hydrophobe, mot qui signifie qu'il a horreur de l'eau.

Bientôt il commence à baver (il y a cependant des exceptions, quelques chiens ne bavent pas du tout), puis il cherche à mordre. Le plus souvent il s'acharne d'abord contre les bois des portes ou des fenêtres, contre les tapis, les chaussures, etc., il broie de la paille, mange de la terre, ensuite il s'attaque à ses semblables et aussi à son maître. L'envie de mordre le domine et il mord tous les êtres qu'il rencontre. Il aboie d'une voix saccadée, rauque et voilée. A l'autopsie des chiens enragés on retrouve dans leur estomac toute espèce de débris bizarres : du bois, de la paille, de la toile, de la ficelle, c'est là un des signes assez caractéristiques de la rage.

Le chien qui est en bonne santé semble deviner le chien enragé et se dérobe sans essayer de lutter avec lui. Quand le chien enragé a épuisé ses fureurs, il marche devant lui d'une allure vacillante, très reconnaissable, à sa queue pendante, à sa tête inclinée vers le sol, à ses yeux égarés, à sa bouche béante d'où s'échappe de la bave généralement.

Toutes les personnes mordues ne deviennent pas forcément enragées. Avant la découverte si bienfaisante de

Pasteur, la statistique de la rage donnait une mortalité de 30 % sur les personnes ayant été mordues. Ce taux était d'ailleurs très variable, suivant que la partie atteinte était ou non recouverte de vêtements, suivant que des lavages immédiats et des cautérisations avaient été faits.

PREMIERS SOINS ET SECOURS D'URGENCE. — On peut encore aujourd'hui appliquer le même traitement qu'autrefois avant la découverte de la médication pastorienne. Ce traitement consistait à détruire sur place le virus de la rage. On plaçait aussitôt après l'accident une ligature fortement serrée (avec corde, ficelle, mouchoir roulé en corde, lien quelconque) au-dessus de la blessure, c'est-à-dire entre le cœur et la plaie. On faisait saigner autant que possible, on lavait, ou mieux encore on brûlait au fer rouge. A défaut de fer rouge, on cautérisait avec un peu d'ammoniaque, une solution phéniquée à 5 % ou une solution sublimé à 1 °/oo, ou enfin avec un crayon nitrate d'argent profondément enfoncé dans la plaie et laissé quelques minutes.

Actuellement en présence d'une *morsure quelconque* d'un chien ou d'un autre animal, outre le pansement ci-dessus que l'on peut faire, nous conseillons de s'assurer si l'animal est malade. En tenant compte des signes déjà mentionnés, signes qui pourront servir d'indications, il importe de surveiller pendant 8 à 10 jours l'animal cause de l'accident.

Au cas où il paraît malade et même en cas de doute, comme aussi lorsque pour des raisons diverses on n'a pu retrouver le chien mordeur ou le faire surveiller, il ne faut pas hésiter à se rendre à un Institut Pasteur pour y suivre le traitement spécial.

Toutes les grandes villes d'Europe, les dix ou douze plus grandes villes de France ont établi des Instituts Pasteur

pour la guérison de la rage. Au surplus, chaque commune
y envoie gratis les indigents mordus.

Morsures de vipères. — Les serpents venimeux répandus
sur le globe terrestre sont assez nombreux, mais en Europe,

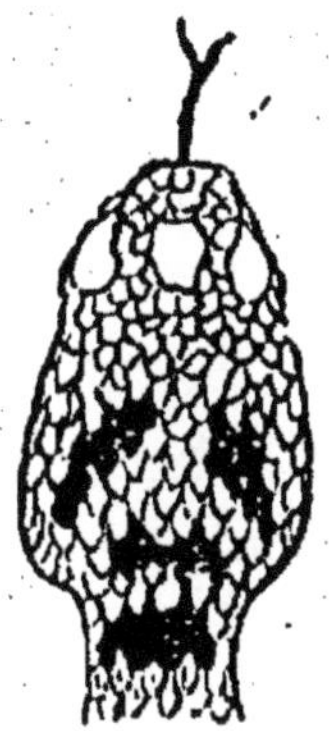

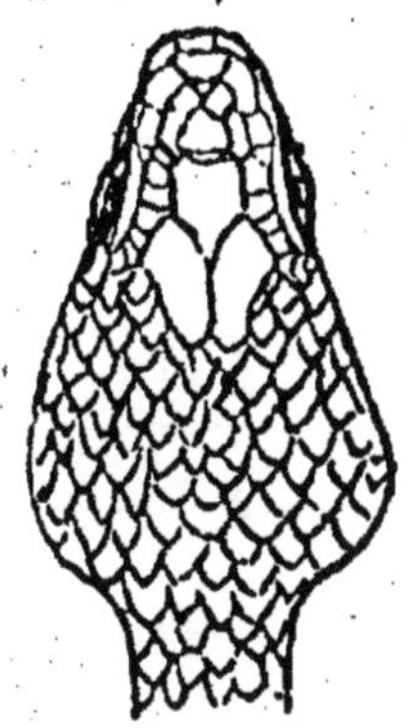

Fig. 77. — Tête de vipère aspic.   Fig. 78. — Tête de vipère péliade.

en France surtout, la vipère est le seul reptile redoutable.

Il existe deux espèces de vipères : la vipère aspic et la
vipère péliade, et aussi de nombreuses
variétés de ces deux espèces.

La vipère en général est reconnaissable
à la forme de sa tête et à la brusque terminaison du corps par une queue courte
(*Fig.* 77 et 78)

Sa tête est nettement triangulaire,
aplatie, anguleuse, vilaine ; elle est large
sur un cou rétréci, tandis que chez la
couleuvre, la tête arrondie, ovale presque
gracieuse forme avec le cou une courbe
régulière, le corps se termine par une
queue allongée (*Fig.* 79).

Des taches noires, bizarres se distin-
guent sur la tête de la vipère et forment une sorte de V.

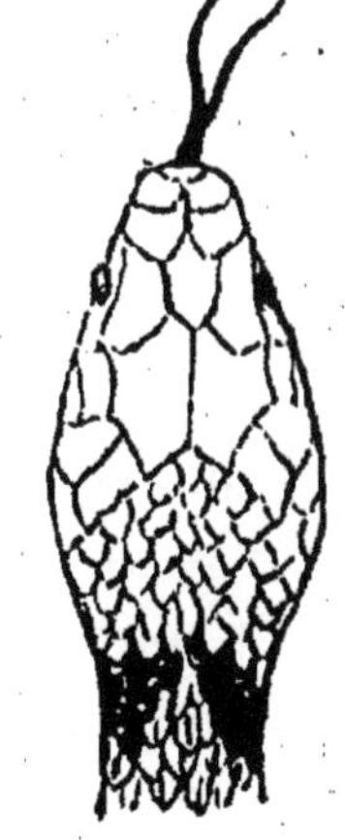

Fig. 79.
Tête de couleuvre.

La morsure de la vipère d'Europe n'est généralement pas mortelle pour l'homme. Les statistiques donnent une mortalité de 6 à 8 %. Les enfants, les personnes déjà malades sont plus gravement éprouvés et fournissent un taux de mortalité plus élevé. Les chiens périssent le plus souvent par la morsure d'une vipère.

Le venin de la vipère est contenu dans une petite vésicule qui s'ouvre dans le canal des deux longues dents

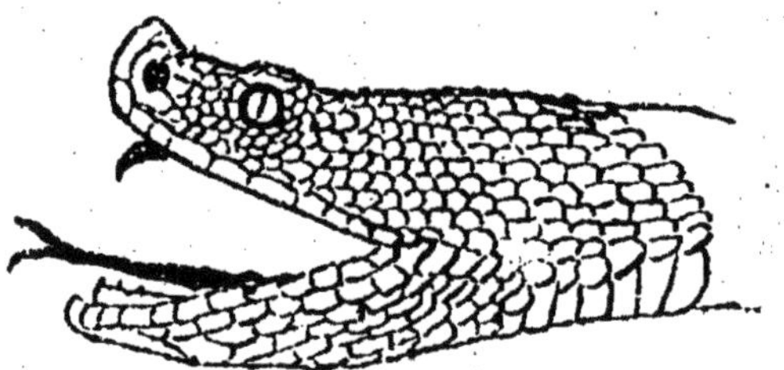

Fig. 80. — Tête de vipère avec ses crochets.

creuses ou crochets creux, placés au-dessous de la mâchoire supérieure (*Fig.* 80). Au repos, c'est-à-dire quand le reptile n'est pas en colère, les crochets ne font pas saillie, mais dès qu'il se croit menacé, il les redresse et s'appuyant sur la queue, il frappe son adversaire et lui implante ses longs crochets. Le choc détermine la sortie du venin qui est déversé dans la blessure. Il est à remarquer que la vipère n'attaque pas, mais se croyant menacée, elle se défend.

Symptomes. — La morsure d'une vipère ne fait pas une plaie. Ce sont deux piqûres à peine visibles, mais reconnaissables à une gouttelette de sang. Bien vite se forme autour un cercle rouge comme après un coup reçu.

La partie blessée enfle, se tuméfie, la peau devient dure et prend une teinte rouge violacée. L'enflure gagne rapidement le membre tout entier et parfois tout le corps. Le membre atteint est lourd et semble paralysé, engourdi.

Quant à l'état général du blessé, il éprouve une ou deux heures après la piqûre, de l'anxiété, de l'angoisse, des nausées et même des vomissements répétés, incessants. La soif est ardente. Parfois surviennent des coliques et une diarrhée abondante.

Si l'état continue à s'aggraver, la personne mordue est sujette à des syncopes. Son pouls s'affaiblit, sa respiration s'embarrasse et devient haletante avec des mouvements convulsifs, du délire. La froideur du membre se généralise et gagne le corps tout entier.

Même avec des symptômes aussi graves, la maladie se termine le plus souvent par la guérison, mais la personne mordue reste dans un état de santé languissant.

Premiers soins et secours d'urgence. — Ces secours d'urgence doivent répondre à deux indications précises :

1º Empêcher le venin de pénétrer plus loin qu'à la région blessée ;

2º Détruire ce venin sur place autant que possible.

Dans ce but, aussitôt la morsure produite, on placera au-dessus de la blessure, c'est-à-dire entre le cœur et celle-ci, mais juste au-dessus un lien fortement serré : une ficelle, une bandelette faite avec un mouchoir déchiré ou roulé en corde.

Cela fait, on élargit la petite blessure au moyen d'un canif et on la fait saigner. On peut alors sucer la plaie légèrement agrandie, mais il faut dans ce cas n'avoir aucune écorchure à la bouche, ni aux lèvres. On lavera en se servant de tout liquide qu'on aura sous la main et mieux encore en usant d'une solution antiseptique, si possible.

Puis cautériser soit par l'acide phénique pur, soit avec une solution de permanganate de potasse à 1 % ou mieux une solution d'acide chromique de même dosage, soit encore au fer rouge. Si on peut avoir du feu à sa disposition on fait rougir une aiguille de bas, un long clou, un canif. On peut cautériser aussi avec le crayon de nitrate d'argent, ou avec le crayon Moser.

Le véritable remède à employer, c'est l'injection sous-cutanée pratiquée près de la région mordue. On la pratique soit avec le sérum de Calmette, soit avec une solution permanganique dont la formule est :

    Permanganate de potasse ou de soude...   1 gr.
    Eau distillée stérilisée ....   100 gr.

Mêmes dosages pour les solutions d'hypochlorite de chaux que l'on peut injecter.

Le sérum du professeur Calmette est contenu dans des tubes de 10 centimètres cubes. L'injection doit se faire *au-dessus de la ligature, en dehors* de la partie contaminée. Il faut injecter le tube entièrement. Les résultats obtenus sont merveilleux et rapides.

Ce sérum est même prophylactique, c'est-à-dire qu'injecté à l'avance, il immunise pendant quelques jours contre les suites d'une morsure de serpents venimeux.

Ce sérum ne se conserve pas plus de six mois ; mais desséché, mis en poudre, il peut se garder deux ans sans altération. Au moment du besoin on délaye 1 gr. de ce sérum sec dans 10 gr. d'eau bouillie pour l'injection.

On pourra préférer l'injection faite sous la peau, *dans la zone contaminée*, avec les solutions de permanganate de potasse ou d'hypochlorite de chaux, ou encore d'eau iodée, selon les formules données plus haut.

On peut encore avoir des paquets tous préparés de permanganate et se servir d'eau naturelle.

Pratiquer deux ou trois injections tout autour de la plaie. Éviter d'injecter autant que possible dans une veine.

Mort apparente.

Après avoir indiqué les preuves surabondantes de la mort réelle (*voir* plus loin : *Signes de la mort*) et les moyens de s'en assurer, est-il nécessaire encore de parler des dangers d'inhumations prématurées, de la crainte que peuvent avoir certaines personnes d'être enterrées vivantes ?

À ce sujet, les histoires les plus extraordinaires ont été racontées, d'autant plus que ces histoires macabres sont bien vite exagérées et dénaturées dans leur partie essentielle et véridique par des imaginations avides de faits merveilleux et lugubres.

On cite l'exemple de plusieurs personnages célèbres enterrés vivants ou supposés tels ; l'exemple d'autres qui, sous le scalpel du chirurgien, revenaient à la vie après avoir passé pour morts.

Un des plus sensationnels est celui que rapporte le professeur Brouardel, doyen de la Faculté de Paris, en rappelant le discours prononcé par le cardinal Donnet au Sénat impérial et inscrit dans le *Moniteur de l'Empire*.

« En 1826, un jeune prêtre, au milieu d'une cathé-
« drale pleine d'auditeurs, s'affaissa subitement dans la
« chaire où il parlait. Un médecin appelé déclare la mort
« certaine et délivre le permis d'inhumer pour le lende-
« main. L'évêque de la cathédrale où l'événement était
« arrivé récitait déjà le *De Profundis* au pied du lit fu-
« nèbre, et on avait pris les dimensions du cercueil ; la
« nuit approchait et on comprend les angoisses du jeune

« prêtre dont l'oreille saisissait le bruit de tous les pré-
« paratifs. Enfin, il entend la voix d'un de ses amis d'en-
« fance, et cette voix provoquant chez lui un effort sur-
« humain, amène un résultat merveilleux : le lende-
« main il pouvait reparaître dans sa chaire. Il est au-
« jourd'hui au milieu de vous (*sensation*), vous priant
« de demander aux dépositaires du pouvoir, non seule-
« ment de veiller à ce que les prescriptions légales soient
« observées, mais encore d'en formuler de nouvelles pour
« prévenir des malheurs trop fréquents et d'une nature
« irréparable. »

Dans le cas dont il vient d'être question il est certain
que, si on ne pouvait percevoir les battements du cœur
trop faibles, la plupart des signes de la mort réelle
manquaient certainement. Dans le doute, le contrôle
par un des derniers moyens que nous indiquons plus loin,
aurait suffi pour éviter cette cruelle méprise.

La loi actuelle exige quarante-huit heures d'attente
avant la mise en bière. Ces précautions doivent être rigoureusement observées, surtout dans les cas d'apoplexie,
dans les cas de mort arrivée après une syncope ou une crise
nerveuse. Les phénomènes de sommeil léthargique peuvent
encore se manifester chez des personnes débiles, de santé
languissante, mais lorsqu'une personne meurt de maladie qui s'aggrave chaque jour, la survie dans un état léthargique est infiniment peu probable. On peut d'ailleurs
s'en assurer comme nous allons le dire.

Ce qu'il importe de retenir toutefois, c'est que la mort
apparente peut durer plusieurs heures chez un noyé, jusqu'à six à huit heures, aussi longtemps et même plus chez
un asphyxié par des gaz impropres à la respiration ou
par le manque d'air progressivement raréfié, et plus encore chez un congelé, c'est-à-dire chez une personne morte

de froid. Dans ce dernier cas, la mort apparente peut durer jusqu'à trente-six heures. On peut donc espérer de rappeler à la vie des personnes mortes de froid même depuis trente-six heures. (*Voir Asphyxie par congélation.*)

Mort subite.

« La mort subite est la terminaison rapide et imprévue d'une maladie aiguë ou chronique évoluant le plus souvent d'une façon latente » (Brouardel). C'est un accident imprévu terminant une maladie méconnue ou inconnue.

La mort subite est rare avant l'âge de trente ans. Elle est d'autant plus fréquente qu'on avance plus en âge. Elle résulte d'un arrêt des fonctions de l'un de ces trois organes appelés le trépied de la vie : le cœur, les poumons, le cerveau. Mais une affection des reins, affection connue ou ignorée peut souvent être la cause de mort subite. On meurt par le cœur, le poumon ou le cerveau « et surtout par le rein », disait Brouardel.

LES PREMIERS SOINS ET SECOURS D'URGENCE. — Quand une personne s'affaisse subitement et ne donne plus signe de vie, elle peut être morte sans rappel possible à la vie, mais ce n'est pas certain. On s'empressera auprès de la personne tombée morte ou mourante. On la couchera horizontalement, on dégagera les habits vers le cou et vers la taille pour la faire respirer librement. Si elle paraît congestionnée, la face rouge, on soulèvera la tête que l'on maintiendra un peu plus élevée que le corps. On fera des frictions sur la poitrine, vers le cou, on y appliquera des sinapismes. On fera respirer des sels anglais, du vinaigre, de l'éther. On aidera la respiration par des mouvements de respiration artificielle. Enfin, on peut pratiquer une injection d'éther. (*Voir* plus loin, *Signes de la mort*.)

Ongle incarné.

INDICATIONS. — L'ongle qui rentre dans les chairs est une infirmité qui se produit généralement au gros orteil du pied droit, mais qui peut exister aussi à l'orteil gauche et aux autres doigts du pied.

La forme arrondie de l'ongle jointe à l'habitude de porter une chaussure étroite, de couper les ongles en rond et non en carré, favorisent cet enfoncement des ongles dans les chairs et y déterminent une inflammation très pénible, une plaie fétide, parfois bourgeonnante et souvent difficile à guérir.

La guérison s'obtiendra, outre les soins d'urgence indiqués ci-dessous, en corrigeant la forme naturelle défectueuse de l'ongle, par le port de chaussures larges et souples, par la coupure de l'ongle en carré et enfin par l'interposition d'un bourrelet de coton capable de soulever l'ongle. On met aussi entre les deux doigts du pied un peu de papier ou un linge pour isoler du doigt voisin celui qui est malade.

L'ongle incarné peut produire une inflammation rapide d'une plaie et devenir ainsi un cas urgent.

PREMIERS SOINS ET SECOURS D'URGENCE. — Lorsqu'un ongle incarné vient à s'enflammer, il convient d'interdire la marche puis de faire prendre un bain de pied avec nettoyage, savonnage du pied et de l'orteil malade. Lavage et désinfection de la plaie avec une solution de sublimé à 1 p. 1.000 ; légère cautérisation par un dernier lavage à l'eau phéniquée à 2 p. %. Appliquer ensuite des bourrelets de gaze antiseptique ou boriquée entre la chair et l'ongle en soulevant légèrement celui-ci. Tenir la plaie dans le plus grand état de propreté.

Les bourgeons seront brûlés au nitrate d'argent, ou mieux au nitrate acide mercurique, ou encore avec une solution d'acide chromique et d'eau à parties égales.

Palpitations.

INDICATIONS. — Les battements de cœur forts, précipités, irréguliers, sont très souvent l'indice d'un état nerveux, susceptible d'être influencé par la plus légère cause, ou bien par l'une de celles énumérées plus loin. Ils peuvent être aussi le symptôme d'une maladie sérieuse qui retentit sur le rythme du cœur : lésions organiques de celui-ci, gêne de la circulation artérielle ou veineuse, etc. Dans tous les cas, ils réclament des soins et secours au moment où ils se produisent.

On observe les palpitations de cœur le plus souvent chez les personnes en convalescence, chez les anémiques, les chlorotiques, beaucoup plus chez la femme que chez l'homme. Celle-ci est, en effet, plus nerveuse, plus impressionnable.

Souvent aussi, les palpitations reconnaissent pour cause certains abus : abus de fumer, abus de café, de thé, de liqueurs, de champagne, ou encore les exercices violents, la danse, les courses, les veilles prolongées, les chagrins, etc.

PREMIERS SOINS ET SECOURS D'URGENCE. — Au moment où les palpitations se font sentir, il faut rassurer les personnes qui en sont atteintes, les faire reposer, les distraire en leur causant.

Si les palpitations étaient très fortes, il faudrait faire

respirer de l'éther ou un peu de chloroforme, donner une potion antispasmodique, une potion calmante. (*Voir* p. 41.)

Comme moyens prophylactiques : éviter la constipation, éloigner les causes dont nous venons de parler, recommander la vie tranquille à la campagne plutôt qu'à la ville, les exercices modérés, les promenades, les distractions peu bruyantes.

Panaris.

INDICATIONS. — Le panaris est une affection des doigts. Il est le résultat d'une piqûre, d'une écorchure, d'une blessure parfois ignorée, ou qui a passé inaperçue.

Le panaris peut être *superficiel, sous-cutané* ou *profond*. Il est certain que plus il est profond, plus il est grave; mais sans être profondément situé, il se manifeste par une douleur vive, par de l'inflammation, de l'enflure qui se communique à tout le doigt, à la main, et s'en va parfois intéresser les ganglions de l'aisselle qui deviennent douloureux.

SYMPTOMES. — L'endroit où se développe le panaris est enflammé, la peau est tendue, rouge, la douleur est lancinante. Le doigt qui en est le siège est aussi gonflé. On retrouve là, les symptômes de l'abcès. (*Voir* ce mot.)

PREMIERS SOINS ET SECOURS D'URGENCE. — Ils seront les mêmes que pour les abcès. (*Voir Abcès.*)

NOTA. — On peut empêcher souvent un panaris ou un abcès de se produire, si on a la précaution de faire saigner un peu, et de laver avec une eau antiseptique, lorsqu'on vient de se piquer ou de s'écorcher, et que la peau s'est refermée sur cette blessure.

Pincement des doigts, d'un membre.

INDICATIONS. — Très vive est la douleur ressentie lorsqu'il nous arrive d'avoir un ou plusieurs doigts, ou la main pincés dans l'encoignure d'une porte qui se ferme ou bien lorsque, enfonçant un clou, on reçoit sur les doigts le coup destiné à l'enfoncement du clou.

PREMIERS SOINS ET SECOURS D'URGENCE. — Un moyen que nous employons et qui nous réussit très bien consiste à faire prendre aux doigts, au membre ainsi pincés, un bain d'eau tiède, plutôt un peu chaude. Le bain fait éprouver aussitôt un soulagement très sensible. On peut le composer d'une solution antiseptique, ou avec l'eau de Goulard, ou l'eau blanche. Il doit être d'une heure environ. S'il y a blessure, la soigner. (*Voir Blessure.*)

A défaut de bain, appliquer un cataplasme très chaud.

Piqûres d'insectes.

INDICATIONS. — Les insectes de nos pays qui font à l'homme des piqûres plus ou moins douloureuses, sont assez nombreux : les abeilles, les guêpes, les moustiques, les taons, les mouches, les fourmis, etc.

Nous ne parlons pas ici de la mouche charbonneuse. (*Voir Pustule maligne.*)

Les plus sérieuses et les plus douloureuses de ces piqûres sont celles des guêpes et des abeilles ; mais elles ne mettent pas en général la vie en danger, sauf dans les deux cas suivants :

1º Lorsque ces piqûres sont très nombreuses ;

2º Lorsque même une seule piqûre a lieu à la gorge, ou à la langue comme il peut arriver quand on boit dans un verre où se trouve une guêpe. La piqûre à la lèvre supérieure est parfois dangereuse également.

Symptômes. — Aussitôt que l'insecte a déposé son venin par une piqûre, l'endroit atteint est le siège d'une vive cuisson, accompagnée de rougeur, de gonflement, de démangeaison.

Quand les piqûres sont nombreuses, le patient peut être assez fatigué, ressentir des malaises sérieux : nausées, syncopes, etc.

Premiers soins et secours d'urgence. — Avant d'appliquer tout pansement local, il faut s'assurer que le dard de l'insecte n'est pas resté dans la plaie, ce qui arrive surtout pour l'abeille. Si le dard est resté, l'enlever avec une épingle ou une aiguille qu'on aura flambée à la lampe, afin de la désinfecter. Ne pas saisir ce dard avec les ongles ou avec des pinces, on presserait ainsi sur la vésicule qui est restée adhérente au dard et on ferait jaillir dans les chairs la petite quantité de venin qu'elle renferme encore.

Faire saigner un peu en pressant tout autour de la petite plaie, ou en y pratiquant une légère incision avec un canif propre, désinfecté. Les quelques gouttes de sang ainsi tirées entraînent en partie le venin et décongestionnent l'endroit.

Cela fait, appliquer sur la piqûre une goutte d'ammoniaque ou d'acide phénique, ou un peu de teinture d'iode, ou mieux encore un peu de formol. La formule suivante nous paraît efficace :

Menthol..........................	1 gr.
Chlorhydrate de cocaïne	0 gr. 20
Teinture de benjoin	12 gr.
Formol ou formaline.................	4 gr.
Camphre	1 gr.
Acide phénique	1 gr.

L'appliquer comme la teinture d'iode.

On peut encore mettre avec un pinceau un peu d'une solution de cocaïne ainsi composée :

Chlorhydrate de cocaïne............ .... 0 gr. 20
Eau .... 20 gr.

S'il s'agissait de *nombreuses piqûres*, des soins plus sérieux s'imposeraient. On devrait faire appeler un médecin.

En l'attendant, on ferait coucher le malade, on lui donnerait des boissons chaudes, abondantes et stimulantes : thé, café, grogs, des tisanes diurétiques, de façon à éliminer le venin par les urines, par la transpiration. Une potion à conseiller :

Esprit de Mindererus .... 5 gr.
Sirop d'éther........................ ... 20 gr.
Sirop diacode............................ 40 gr.
Eau de tilleul........................... 90 gr.

par cuillerées à bouche toutes les demi-heures.

Points de côté.

INDICATIONS. — Une douleur vive siégeant sur les côtés du thorax est dénommée *point de côté*.

Un certain nombre de causes amènent le point de côté. Parfois un simple effort, un faux mouvement de gymnastique est capable de le produire, comme aussi une douleur rhumatismale des muscles intercostaux (pleurodynie), une névralgie intercostale sont aussi parmi ses causes.

Mais le véritable point de côté avec douleur violente, gêne de la respiration est le symptôme de pneumonie, de broncho-pneumonie, de pleurésie ou d'un point pleurétique, de péricardite.

La colique hépatique (*voir* ce mot) pourrait donner lieu à confusion mais tandis que les précédentes maladies évoluent avec fièvre en même temps que se fait sentir la douleur de côté, la colique hépatique se manifeste sans fièvre et s'irradie plus haut et plus bas que le siège.

LES PREMIERS SOINS ET SECOURS D'URGENCE. — Pour soulager le patient qui souffre d'une douleur vive au côté on peut faire usage de différents moyens : appliquer sur le point douloureux des cataplasmes très chauds, des fers chauds, des linges chauds, des ventouses ou bien encore de la teinture d'iode. Celle-ci peut contrarier, énerver les personnes à peau délicate et déjà très nerveuses. On peut alors user d'un sinapisme à ne laisser en place que juste le temps où il est supporté ou mieux encore du cataplasme sinapisé laissé peu de temps en place comme le sinapisme. Enfin les moyens héroïques mais que le médecin seul conseillera : les pointes de feu et le vésicatoire.

Si on craint que la névralgie ne soit aussi en cause dans le point de côté un ou deux ou trois cachets d'antipyrine d'un gramme pris à intervalle d'une demi-heure calmeront l'accès névralgique.

Pustule maligne ou Charbon.

INDICATIONS. — La pustule maligne est une des manifestations de la maladie redoutable connue sous le nom de « fièvre charbonneuse », de « charbon », appelée autrefois « sang de rate ».

Certains animaux y sont particulièrement sujets : le bœuf et le mouton ; mais d'autres animaux domestiques, sauf les poules et les oiseaux qui sont presque toujours réfractaires à cette maladie, peuvent être atteints également et contaminer l'homme. Le pus des plaies charbonneuses, le sang, la salive, le poil, la peau, les détritus d'animaux morts du charbon sont capables, grâce à une légère écorchure, de provoquer cette maladie. C'est ce qui explique la fréquence de ce mal dans certains pays et sa rapide propagation.

Dernièrement, le D^r Le Calvé rapportait dans la *Gazette Médicale* de Nantes, cinq cas de pustule maligne dont trois furent mortels. Une vache charbonneuse fut tuée, dépecée par deux bouchers occasionnels du pays. Ils s'étaient blessés légèrement dans cette opération, ils moururent tous deux du « charbon », une femme qui leur aida au dépeçage de l'animal, mourut aussi de la même maladie, un autre homme qui reçut la tête de l'animal et sa femme furent gravement malades, mais soignés aussitôt, ils guérirent.

La maladie est entretenue dans certaines contrées, surtout en Beauce et en Bourgogne, par « les champs maudits ». Les moutons, les vaches qui viennent paître dans ces champs emportent le germe de la fièvre charbonneuse et sont ensuite décimés par elle. L'immortel Pasteur a donné l'explication de ces « Champs maudits ». A ces endroits, on a enterré des animaux charbonneux et à *peu de profondeur*. Les vers de terre qui pénètrent jusque-là et remontent à la surface, apportent des germes, des bacilles charbonneux, l'herbe en est souillée. Parmi les animaux qui viennent paître cette herbe, ceux qui ont des écorchures, même légères, au museau, à la bouche sont atteints et périssent.

Les bouchers, les tanneurs, les chiffonniers, de par leur métier, sont plus sujets que d'autres, à prendre cette maladie. Pour ces derniers, les cas sont assez fréquents, puisqu'en certains pays, comme en Angleterre, on appelle ce mal « la maladie des chiffonniers, ou des trieurs de laine ».

Nous venons de voir qu'une simple écorchure suffit pour occasionner cette affection, une piqûre d'insecte est également suffisante. Aussi les personnes qui n'ont jamais touché d'animaux malades du charbon peuvent être parfois atteintes de la pustule maligne, à la suite d'une piqûre d'un taon, d'une mouche charbonneuse, cet insecte s'étant déjà infecté en se posant sur un animal charbonneux.

SYMPTOMES. — La pustule maligne se développe quelquefois rapidement en quelques heures, d'autres fois en dix ou quinze jours ; le plus souvent elle évolue en deux ou trois jours et comprend trois périodes.

La première période commence par une petite tache rouge appelée par les médecins de Bourgogne « la puce maligne », ou bien par un bouton non douloureux, toujours situé sur les parties du corps découvertes. A ce moment la démangeaison est assez vive, le malade se gratte au point de s'écorcher, puis il sent (deuxième période), à l'endroit piqué ou contaminé, un noyau dur, une plaque surélevée, grenue, comme une peau d'orange, dont l'aspect d'abord violacé, devient ensuite brun ou noir. Autour de ce noyau apparaissent des petites vésicules formant une sorte de couronne, un collier de perles. « La « pustule maligne présente alors trois zones : *une cen- « trale* (1) constituée par le noyau gangréneux, *une in- « termédiaire :* la couronne de vésicules, et *une périphé- « rique :* la zone érythémateuse ». Ajoutons à cette description des deux premières périodes que tout le membre, toute la région voisine de la pustule maligne est enflammée, chaude, gonflée.

---

(1) Dr P. Reclus, *Pathologie externe.*

A la troisième période, le noyau gangréneux s'agrandit, le mal s'étend rapidement et gagne la profondeur des tissus. La mort arrive par empoisonnement.

Premiers soins et secours d'urgence. — Aussitôt qu'on aura lieu de soupçonner la pustule maligne d'après la description donnée, et nous l'avons décrite en détail à cette intention, il faudra se confier à un médecin.

Le noyau gangréneux sera détruit, soit au fer rouge, au thermo-cautère, soit par une pastille de potasse appliquée et maintenue à l'endroit gangrené, soit par une application de sublimé en poudre et mis en pâte avec un peu d'eau ; il faut toujours dépasser le mal en le cautérisant.

Quelques médecins ont conseillé la teinture d'iode, soit en badigeonnage, comme traitement local, soit en injections hypodermiques (teinture d'iode diluée) comme traitement général, ou bien l'acide phénique en injections et en potions.

On a préconisé aussi, mais surtout au début, des lavages réitérés, des bains de plusieurs heures, des compresses avec eau de sublimé titrée à 1 pour 1.000, ou même à un titre plus élevé, 2 pour 1.000.

On ne devra pas, non plus, négliger le traitement général : toniques à l'extrait de quina, diurétiques, lait, boissons abondantes.

Rage de dents.

Premiers soins et secours d'urgence. — Contre la douleur vive du *mal aux dents*, on a employé des recettes nombreuses.

Celles qui paraissent le mieux réussir sont : l'essence de girofle, de menthe, la créosote, le menthol dissous dans un peu d'eucalyptol, ou encore une solution de cocaïne à 1 pour 100, ou 0.50 p. 100 d'eau. On prend une très petite touffe de coton hydrophile imbibée d'un de ces liquides, on la porte sur la dent gâtée. Il est préférable pour une personne qui fait pour la première fois usage de la cocaïne, d'employer la solution faible à 0,50 pour 100, à cause des inconvénients signalés. (*Voir Cocaïne.*)

La mixture suivante donne de bons résultats :

Essence de girofle...........................	1 gr.
Teinture d'opium............................	5 gr.
Baume du Commandeur	5 gr.
Chloroforme.................................	5 gr.
Alcoolat de cochléaria.......................	5 gr.
Alcool à 93°.................................	10 gr.

Pour prévenir le retour du mal de dents, faire soigner les dents gâtées.

Rupture de varices.

INDICATIONS. — Les varices sont des veines dilatées et gonflées. Elles ont pour siège les jambes, les mollets ou l'anus, à cet endroit elles prennent le nom d'hémorroïdes.

A la suite d'un heurt, d'un coup, d'une blessure, les varices peuvent se rompre et donner du sang en assez grande abondance.

L'accident n'est pas généralement grave. Il est bon de le dire, car la croyance populaire attribue à une rupture de varices des conséquences rapidement funestes. Il faut cependant soigner cet accident.

PREMIERS SOINS ET SECOURS D'URGENCE. — On pansera cette plaie comme toute plaie, d'une façon antiseptique. On appliquera un pansement (*voir* ce mot) avec compression pour arrêter l'écoulement du sang ; la compression ne devra pas être trop forte. On prescrira le repos de la jambe au lit. Si après compression le sang continuait à couler un peu, à suinter, on referait le pansement avec applications hémostatiques.

On prendra garde à ne pas placer une ligature au-dessus de la blessure, comme nous l'avons vu faire. Cette ligature ainsi placée allait à l'encontre du but à atteindre. Elle favorisait l'écoulement, puisqu'elle empêchait la circulation de retour au cœur ou circulation des veines.

Ce que l'on doit éviter à la suite d'une rupture de varices, c'est que la plaie ne tarde à guérir et ne dégénère en ulcères variqueux. Des pansements antiseptiques rigoureux préviendront ces conséquences ennuyeuses.

Signes de l'agonie.

Persuadé qu'il est utile de se rendre compte si un parent, un ami, une personne à laquelle on s'intéresse est près de mourir, soit pour les derniers devoirs religieux à remplir, soit pour toute autre disposition, nous indiquons les signes habituels, les symptômes avant-coureurs les plus connus de la mort.

Le malade aux quelques heures qui précèdent sa fin, peut avoir un mieux sensible dans son état, un éclair dans l'esprit, c'est souvent le mieux de la mort, puis il retombe dans l'état précédent, il s'agite, remue les membres constamment, rejette incessamment les couvertures, se retourne parfois sur lui-même, relève les jambes à tout moment, serre les mâchoires, crispe les doigts. Une sueur froide apparaît sur le front et au cou.

Les facultés mentales s'altèrent de plus en plus, la respiration s'embarrasse. On sent que le malade a dans le fond de la gorge des mucosités dont il ne peut se débarrasser. Il respire fréquemment et avec râles, puis la respiration devient très lente, faible, à peine perceptible Le pouls est fréquent et petit, ou bien très lent et imperceptible.

Dans certains cas, le hoquet convulsif, les extrémités froides, les oreilles exsangues, le visage immobile, sont un ensemble de phénomènes précurseurs d'une fin prochaine.

Signes de la mort.

Il n'y a qu'un signe absolument irrécusable, absolument certain de la mort, c'est la putréfaction : *le cadavre sent mauvais.*

Ceci dit, pour satisfaire à la vérité absolue, ne peut-on, par d'autres signes, avoir la certitude de la mort? Assurément oui. L'ensemble des moyens que nous indiquons donne à ce point de vue toute satisfaction, d'autant plus que le contrôle d'un moyen se fait par celui d'un autre moyen, si on le veut.

Le cœur est l'organe qui meurt le dernier. On considère qu'une personne est morte lorsqu'on n'entend plus les bruits du cœur, en appliquant l'oreille au-dessous du mamelon gauche. Si les battements du cœur ont cessé, à plus forte raison la respiration ; un miroir placé devant la bouche ne se ternira donc pas par la buée de la respiration.

Mais, dira-t-on, les battements du cœur peuvent être très faibles, imperceptibles à l'oreille. Chez un malade à qui la vie échappe peu à peu cet état ne peut se prolonger au-delà de quelques minutes.

Les cas de léthargie ou de mort apparente dont nous parlons plus haut se produisent dans des circonstances différentes.

A l'absence de la respiration et des mouvements du cœur, ajoutons les signes suivants : la perte de la transparence des doigts, indice de l'arrêt de la circulation du sang et l'aspect cadavérique.

Pour juger de cette transparence, on prend la main de la personne morte, les doigts étant réunis, on place d'un côté de la main une lampe et on regarde de l'autre côté de la main. Quand le sang circule dans la main, quand la personne est encore vivante, on aperçoit la chair colorée en rose et pour ainsi dire transparente. Si la mort a fait son œuvre, la main est noire, opaque. Toutefois ce signe est parfois infidèle chez les personnes dont les doigts sont très maigres et chez les enfants dont la peau est fine.

L'aspect cadavérique ou hippocratique est bien caractéristique. La pâleur est mortelle, les yeux sont enfoncés et affaissés, ils semblent recouverts d'une toile glaireuse, le front est ridé, le nez plus effilé, les tempes ratatinées, la mâchoire inférieure s'abaisse, la bouche et les yeux restent ouverts, les membres à demi fléchis retombent, la tête fléchit et se penche, la peau devient sèche et livide, le visage prend une teinte cireuse sans expression.

« En résumé, dit le professeur Lacassagne (*Précis de médecine légale*), la mort est bien certaine quand il y a eu un délai de quarante-huit heures, que des examens répétés ont montré l'absence des bruits du cœur et que l'on a constaté la rigidité cadavérique, le thermomètre dans l'aisselle à 25 ou 30 degrés et la tache verdâtre des parois abdominales. »

AUTRES SIGNES

Afin de dissiper les craintes que peuvent encore garder, à notre époque, où la mise en bière ne se fait environ que quarante-huit heures après le décès bien constaté, certaines gens hantés par des récits macabres de personnes enterrées vivantes (*voir* plus haut, *Mort apparente*), nous apportons d'autres moyens plus scientifiques, plus tangibles pour ainsi dire, de contrôler la cessation de la vie. Le dernier surtout, qui a pour base la putréfaction, est irrécusable.

Le premier de ces signes est celui que le Dr Ott de Lillebonne vient de remettre en mémoire. Il consiste à produire sur la peau du cadavre une *phlyctène gazeuse*, phlyctène signifie bulle, gonfle, boursouflure.

A cet effet, on prend une bougie allumée, ou une allumette-bougie, ou encore une allumette-tison que l'on enflamme. Auparavant, on a découvert, en choisissant une place sans poils, l'avant-bras de la personne morte, par exemple, « on approche la flamme sous le bras du sujet ». On fait attention à la place léchée par la flamme. « Au « bout de quelques secondes, on voit se produire subi- « tement une boursouflure de la peau qui éclate avec « un certain bruit. » En changeant de place, on peut recommencer l'expérience une fois ou deux, afin de mieux voir et de bien percevoir le bruit. Quand on examine l'endroit brûlé, on constate l'existence d'une place petite, circulaire, où l'épiderme s'est soulevé. Sur les bords de cette place, on remarque des débris ratatinés de l'épiderme ; mais aucun liquide, aucun exsudat.

Pareille opération sur une personne vivante produirait une phlyctène à contenu séreux, une escarre, mais jamais une phlyctène gazeuse.

Les deux autres procédés fort ingénieux, sont dus au Dr Icard, de Marseille.

Le premier s'obtient en pratiquant à un endroit quel-

conque du corps, au bras, par exemple, une injection de
10 centimètres cubes au moins d'une solution alcaline
préparée à la fluorescéine titrée au cinquième. Si la
circulation même affaiblie persiste encore, s'il reste
une étincelle de vie, la substance injectée, inoffensive, sera vite répandue dans le corps par la circulation. Tout le corps paraîtra, pour quelques minutes,
coloré en jaune, tandis que l'œil apparaîtra coloré en
vert « comme une magnifique émeraude enchâssée dans
l'orbite ».

Le second procédé du Dr Icard est basé, comme nous
l'avons dit, sur les premières manifestations de la putréfaction dont les poumons quelques heures après la mort
sont le siège. Il s'échappe en effet des poumons, quelques heures après la mort, des gaz sulfurés, premiers indices
de décomposition. Ces gaz s'échappent par les narines.
Il suffira donc d'avoir un moyen de constater le passage
de ces gaz pour être absolument certain de la mort réelle.
Le contrôle du passage de ces gaz est obtenu par un papier, un papier buvard de préférence, imprégné de sels
de plomb ou d'argent.

On sait que ceux-ci noircissent au contact des sulfures, en d'autres termes que les sulfures de plomb ou
d'argent sont noirs. On peut tracer des traits, des
inscriptions qui sont invisibles au moment où on les
trace et qui apparaissent en noir après que le papier
retiré a séjourné quelques instants dans les fosses
nasales.

Le sel employé sera plutôt le sous-acétate *neutre* de
plomb ou extrait de saturne. Si, sur le papier blanc ordinaire ou sur le papier buvard découpé en bandes pour
être introduit facilement vous avez marqué ces mots
« *Je suis mort* », ce sera, pour se servir de l'expression

du Dr Icard, le mort lui-même qui aura donné son certificat de décès, car ces mots apparaîtront distincts après l'expérience.

Syncope.

INDICATIONS. — Le malaise que l'on désigne sous des noms variés : *évanouissement, défaillance, faiblesse, mal de cœur, lipothymie,* et mieux *syncope,* est caractérisé par une perte de connaissance, perte de la sensibilité et des mouvements volontaires, par un arrêt momentané de la respiration et des battements du cœur.

Les causes les plus diverses et les plus futiles en apparence, peuvent amener une syncope chez une personne nerveuse ou débile : les émotions vives, l'annonce subite d'un grand malheur, une douleur intense et brusque, une chute, un coup reçu, ou bien une légère contrariété, une chaleur forte, une odeur désagréable, la vue d'une plaie qui saigne.

SYMPTOMES. — Le sujet qui prend une syncope éprouve un malaise mal défini, un fort bourdonnement d'oreilles, il pâlit, il ne suit plus la conversation, répond mal, des gouttes de sueur perlent à son front, puis il tombe ou s'affaisse, là où il se trouve, insensible à tout ce qui se passe autour de lui. On ne confondra pas la syncope avec l'apoplexie, le mal caduc, l'hystérie, etc.

La syncope ou défaillance peut être brusque, subite, sans aucun prodrome, et la chute se produit aussitôt. La personne qui s'aperçoit qu'elle va prendre une défaillance fera bien de se reposer, de s'étendre pour ne pas s'exposer à une chute. Cependant si le malaise n'est pas trop fort, une volonté énergique, du courage peuvent en triompher.

Premiers soins et secours d'urgence. — Coucher
aussitôt le patient horizontalement, n'importe où, la tête
légèrement plus basse que le corps et soutenue. Aérer la
pièce ou la chambre. Desserrer les habits surtout ceux
du cou et de la poitrine. Si besoin est, desserrer les vêtements à la ceinture, et dégrafer le corset. Frapper le visage avec un linge mouillé d'eau fraîche. Mouiller les
tempes, le nez, les oreilles avec de l'eau fraîche. Chatouiller
l'intérieur des narines avec une barbe de plume, un morceau de papier roulé, ou encore projeter sur les narines
le jet d'eau d'une seringue. Appeler à haute voix le nom
de la personne malade. Faire respirer par intervalle, soit
de l'ammoniaque, soit des sels anglais, soit du vinaigre
de cuisine.

Un bon moyen consiste à soulever les jambes du patient
pour faire affluer le sang au cerveau, puisque la syncope
est une anémie passagère des centres nerveux du cerveau.

Ces moyens simples et faciles à réaliser suffisent dans
la très grande majorité des cas.

Si la syncope se prolonge, mettre en œuvre les moyens
énergiques suivants : tractions rythmées de la langue, respiration artificielle (*voir* ces mots), frictions énergiques sur
tout le corps et dans la région du cœur, avec un gant de
crin, un linge rude ou la main. Injections sous-cutanées
d'éther, d'huile camphrée, de caféine, ou encore de la
formule du Dr Lyonnet :

    Camphre................................ 2 gr. 50
    Éther.................................. 10 gr.

On devra continuer ces manœuvres plusieurs heures,
si c'est nécessaire. Dès que le malade peut avaler facilement, mais pas avant, lui faire prendre un cordial : élixir
de la Grande-Chartreuse, élixir de Garus, etc., avec un
peu d'eau.

Tétanos.

Indications. — Nous n'avons pas l'intention de donner ici le traitement du tétanos. Ce serait sortir du cadre de cet ouvrage, puisque ce traitement ne constitue pas un cas d'urgence, mais d'indiquer les moyens prophylactiques pour se préserver de cette redoutable maladie presque toujours mortelle.

Des études poursuivies depuis longtemps ont découvert le microbe qui engendre le tétanos : il a la forme de baguettes de tambour, il est appelé *microbe de Nicolaïer*.

Il est excessivement répandu. On le trouve dans la poussière des routes, dans la terre arable et plus particulièrement près des chevaux.

Tout le monde est susceptible de prendre le tétanos. Pourtant les cultivateurs paraissent être réfractaires à ce mal dans une certaine mesure.

Les animaux y sont très sujets et en périssent nombreux toutes les années. Aussi a-t-on coutume, et les hongreurs en particulier n'y manquent jamais, de pratiquer, avant toute autre opération sur les animaux, une injection de sérum antitétanique.

Le tétanos ne peut se prendre que par une porte d'entrée dans notre organisme, une piqûre, une coupure, une blessure légère ou profonde, anfractueuse ou superficielle ; mais toujours souillée par de la terre, par du crottin de cheval ou autre saleté des routes et des écuries. C'est par là que le microbe est introduit et qu'il produit l'infection tétanique. Si une plaie ainsi souillée et non soignée ne donne pas chaque fois lieu au tétanos, c'est que certains individus, comme les cultivateurs, les habitants de la campagne jouissent d'une certaine immunité à l'égard de ce mal.

Plusieurs causes favorisent l'éclosion de cette maladie si douloureuse, qui débute, chacun le sait, par le trismus ou contraction de la mâchoire inférieure. Ces causes sont le froid, l'état d'épuisement nerveux, de dépression morale ou physique de l'individu, etc.

« En matière de préservation contre le tétanos, il « n'est pas de demi-mesure. Toute érosion, même super-« ficielle, la moindre éraillure des téguments consécutive « à une chute sur les mains, sur les genoux, dit le Dr Maurice Letulle, la plus petite plaie contuse de la face, du « coude ou du pied risque de servir de porte d'entrée au « bacille tétanique répandu à profusion sur le sol des « villes aussi bien que sur les routes poudreuses. »

Il importe donc de soigner d'une façon minutieuse, attentive, toute plaie souillée de terre ou de poussière, toute plaie faite dans une écurie, dans la cour d'une écurie, en montant à cheval ou en soignant les chevaux. *Toute trace de terre ou de saleté doit être soigneusement enlevée. (Voir Pansements antiseptiques.)*

Si la plaie ou les plaies souillées comme nous venons de le dire, sont anfractueuses, profondes, difficiles à nettoyer, on n'hésitera pas à user du meilleur moyen préventif : le sérum antitétanique fabriqué au laboratoire Pasteur et vendu en tubes dans les pharmacies. Le médecin chargé de cette injection en connaît la dose (10 centimètres cubes à injecter sous la peau du ventre, une seconde injection le troisième jour, une troisième le dixième jour). On a proposé ces derniers temps de soigner toute plaie suspecte de tétanos par application sur elle de la poudre de sérum antitétanique. Ce pansement que nous trouvons commode et excellent, puisqu'il évite la pratique ennuyeuse d'une injection hypodermique, n'a pas encore fait ses preuves. Nous ne pouvons donc le conseiller.

Tourniole.

INDICATIONS. — La tourniole ou *panaris superficiel*, *mal blanc*, *mal d'aventure*, prend naissance à la suite d'une piqûre, d'une légère écorchure, d'un coup reçu. Elle se développe sous l'épiderme et, en général à la dernière phalange des doigts. L'index et le pouce sont atteints de préférence, et le plus souvent près de l'ongle.

SYMPTOMES. — La tourniole développée, comme nous l'avons dit, par une piqûre, une égratignure peut n'être qu'une irritation superficielle, une rougeur accompagnée de gonflement de la peau qui guérit après quelques lavages antiseptiques ou même sans soins.

Elle est très souvent caractérisée par une légère boursouflure de la peau qui est un peu blanchâtre, une sorte de pustule aplatie qui commence en un point et se propage en continuant à soulever l'épiderme et à contagionner les autres doigts. Si elle se développe près de l'ongle, elle ne tarde pas à en faire le tour, d'où lui vient sans doute son nom ; elle se glisse par-dessous entre la peau et l'ongle et même à la racine de celui-ci et le fait tomber. C'est ainsi que la tourniole prend le nom scientifique de *panaris sous-unguéal.*

Lorsqu'on perce cette pustule, on la trouve remplie d'un liquide blanchâtre, un peu trouble, parfois un peu crémeux, mais toujours plus ou moins purulent.

PREMIERS SOINS ET SECOURS D'URGENCE. — On a conseillé des applications de cataplasmes de farine de lin, de vaseline boriquée, des bains émollients avec mauve et guimauve. Nous ne rappelons ces moyens que pour déclarer qu'ils sont détestables et doivent être proscrits. En effet, en ramollissant la peau, en favorisant son boursoufflement par des applications humides, on aide au mal à s'étendre et à se propager.

Le procédé que nous employons est celui qui nous donne les meilleurs et les plus prompts résultats : au moyen de ciseaux désinfectés et à pointes très fines, percer la pustule ou boursouflure de la peau, couper, enlever avec soin tout l'épiderme atteint et soulevé par le mal, aller jusqu'à la peau saine, nettoyer avec une solution antiseptique sublimée, phéniquée, ou mieux avec de l'eau oxygénée. Le nettoyage ayant été pratiqué soigneusement pour ne laisser aucune trace de pus, saupoudrer avec de l'aristol.

Un seul pansement bien fait peut suffire quand tout l'épiderme soulevé et malade a été enlevé, et quand le pus ne s'est pas glissé sous l'ongle. Si le lendemain du pansement ou les jours suivants aucune gouttelette de pus ne vient à sourdre en pressant avec le doigt sur le pansement, c'est que le mal est guéri, n'y plus toucher. S'il y a trace de pus, enlever la poudre, nettoyer et poudrer de nouveau.

Lorsque la tourniole s'est glissée sous l'ongle, par des nettoyages successifs suivis d'une application de poudre, on aura raison de ce mal en quelques jours.

Vertiges.

INDICATIONS. — Le vertige est une sensation d'instabilité qu'on éprouve par rapport aux objets environnants. Une personne qui a le vertige a un sentiment de vide autour d'elle, une sorte d'entraînement ou de tournoiement. Si elle est en marche ou debout, son pied est mal assuré, hésitant, elle titube et parfois tombe à terre ; mais habituellement sans perdre connaissance. Relevée, elle peut se trouver pendant quelques instants dans un état nauséeux qui est capable parfois d'amener des vomissements.

Ce malaise ainsi expliqué ne sera pas confondu avec l'épilepsie dans sa forme ébauchée, ni avec l'hystérie, l'apoplexie, la syncope.

Les vertiges ont des causes nombreuses qui servent à les classer en :

1º Vertiges provenant de l'estomac (dyspepsie, digestions pénibles, douloureuses) ;

2º Vertiges provenant de l'anémie, de la neurasthénie, ou d'un état de convalescence ;

3º Vertiges des vieux, des vieillards. Il a pour cause l'artério-sclérose, l'albuminurie ;

4º Vertiges de Ménière ou vertige auriculaire. Le Dr Ménière a en effet démontré que l'altération des fonctions de l'oreille, de l'oreille interne ou labyrinthe spécialement donne naissance à des vertiges à mouvement giratoire. Le patient sujet à ces vertiges tombe à terre en tournoyant, il peut décrire ainsi un demi-tour sur lui-même.

Parfois des bouchons de cérumen en obstruant le conduit auditif à l'extérieur peuvent provoquer ces phénomènes.

5º Vertiges qui ne rentrent pas dans le cadre précédent et qui n'ont pas la même importance. Ceux-ci, en effet, ont des causes passagères, ces causes venant à cesser, ils disparaissent : vertige de la valse, vertige du mal de mer, vertige par la vue d'un précipice, vertige du début de la grippe, vertiges oculaires par défaut d'adaptation des facultés de l'œil à l'objet fixe, etc., etc.

PREMIERS SOINS ET SECOURS D'URGENCE. — Chaque cause de vertige sera combattue par une médication spéciale qui est du ressort du médecin.

Cependant, en présence d'un accès de vertige on devra s'empresser autour du patient, le soutenir pour lui éviter une chute, le faire reposer assis ou mieux couché quelques instants, si possible, lui interdisant toute préoccupation. Le relever lentement, lui faire prendre des boissons gazeuses et stimulantes, de préférence froides, ou du thé, du café bien chaud.

Comme médication générale appropriée aux vertiges, les remèdes suivants réussissent. En premier lieu la quinine à la dose de 30 centigrammes par jour pendant cinq ou six jours, puis l'antipyrine, 1 à 2 grammes par jour, pendant quelques jours. L'iodure de potassium ou de sodium pour les artério-scléreux.

Les calmants sont aussi chez les personnes nerveuses d'une réelle efficacité : les préparations opiacées ou belladonées, le bromure de potassium, le valérianate d'ammoniaque. Enfin, dans les affections de l'oreille, l'extrait de cimicifuga racemosa donne, suivant le cas, des résultats satisfaisants.

Vomissements.

Indications. — Le vomissement n'est pas une maladie, mais la manifestation d'un certain nombre de maladies, le symptôme d'un mauvais état de l'estomac ou d'un malaise nerveux.

C'est aussi un moyen de défense de l'organisme ; presque tous les poisons irritent l'estomac et provoquent le vomissement.

Premiers soins et secours d'urgence. — Il est bon parfois de laisser se produire les vomissements à cause de l'état de malaise de l'estomac, il est même utile parfois de les provoquer dans le cas d'empoisonnements par exemple ; mais ils fatiguent bien vite la personne malade et l'affaiblissent, il faut donc calmer après quelques vomissements les spasmes de l'estomac pour éviter le retour de nouveaux rejets très pénibles.

Le meilleur médicament à donner, est la potion de Rivière qui se compose de deux flacons : le flacon n° 1 contenant un sel alcalin, un carbonate, le flacon n° 2 renfermant un acide étendu, en général l'acide citrique. On commence par donner une cuillerée à bouche du flacon n° 1 et, aussitôt après, une cuillerée à bouche du flacon n° 2 ; on recommence un quart d'heure après à donner la potion de la même façon. Le contenu de l'un et de l'autre flacon se mélangeant dans l'estomac, donne naissance à un dégagement d'acide carbonique très propre à calmer l'irritabilité de l'estomac et à suspendre les vomissements. On peut, dans le but de rendre plus calmante la potion de Rivière, remplacer le sirop simple par du sirop de codéine.

On peut donner aussi, avec avantage de l'eau gazeuse, eau de Seltz, limonade gazeuse, des boissons glacées ou bien simplement des petits morceaux de glace qu'on fait avaler à chaque instant. (*Voir Antivomitifs*, p. 43.)

Le repos au lit, le calme complet aideront à cette médication. Le sommeil, si possible, est souvent le meilleur des calmants. Après chaque vomissement, faire rincer la bouche avec un peu d'eau fraîche additionnée d'un peu d'alcool de menthe ou d'eau dentifrice.

Pour les vomissements nerveux, comme ils se produisent souvent chez les enfants, au milieu de la nuit, la seule médication que nous conseillons et qui réussit mieux que toute autre, c'est de faire simplement rincer la bouche avec un peu d'eau aromatisée, lorsque du moins l'enfant est en âge de savoir se rincer la bouche. Cela vaut souvent mieux que toute infusion de thé ou autre. L'estomac supporte d'ailleurs difficilement toute espèce de liquide, et celui-ci suscite des vomissements nouveaux. Si l'enfant, après s'être rincé la bouche, peut s'endormir, il se réveille le matin absolument guéri.

N'oublions pas que le vomissement peut être chez les enfants comme chez les grandes personnes, le symptôme d'une maladie, et que souvent on devra y prendre garde pour consulter un médecin.

TABLE ALPHABÉTIQUE DES MATIÈRES

33

Lyon. — Imp. Emmanuel VITTE, rue de la Quarantaine, 18

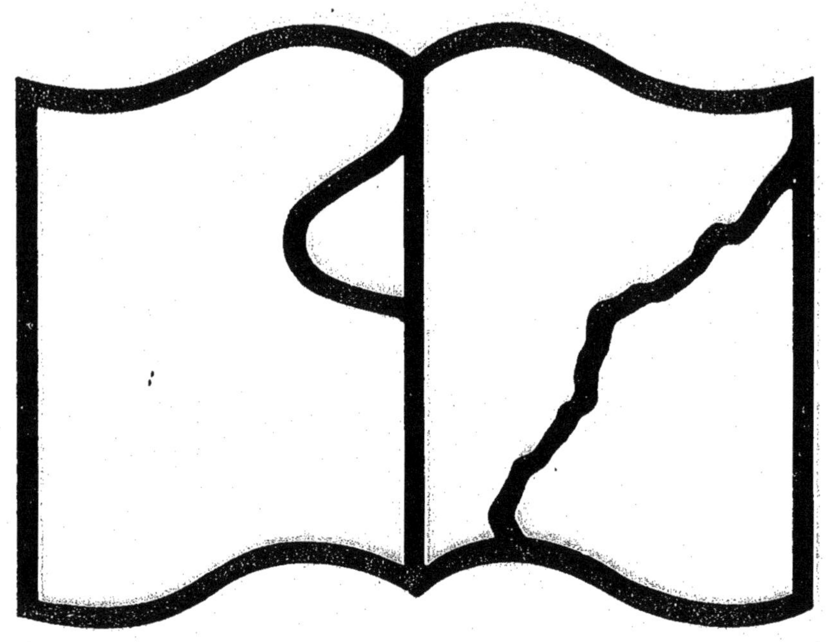

Texte détérioré — reliure défectueuse

NF Z 43-120-11

Reliure serrée